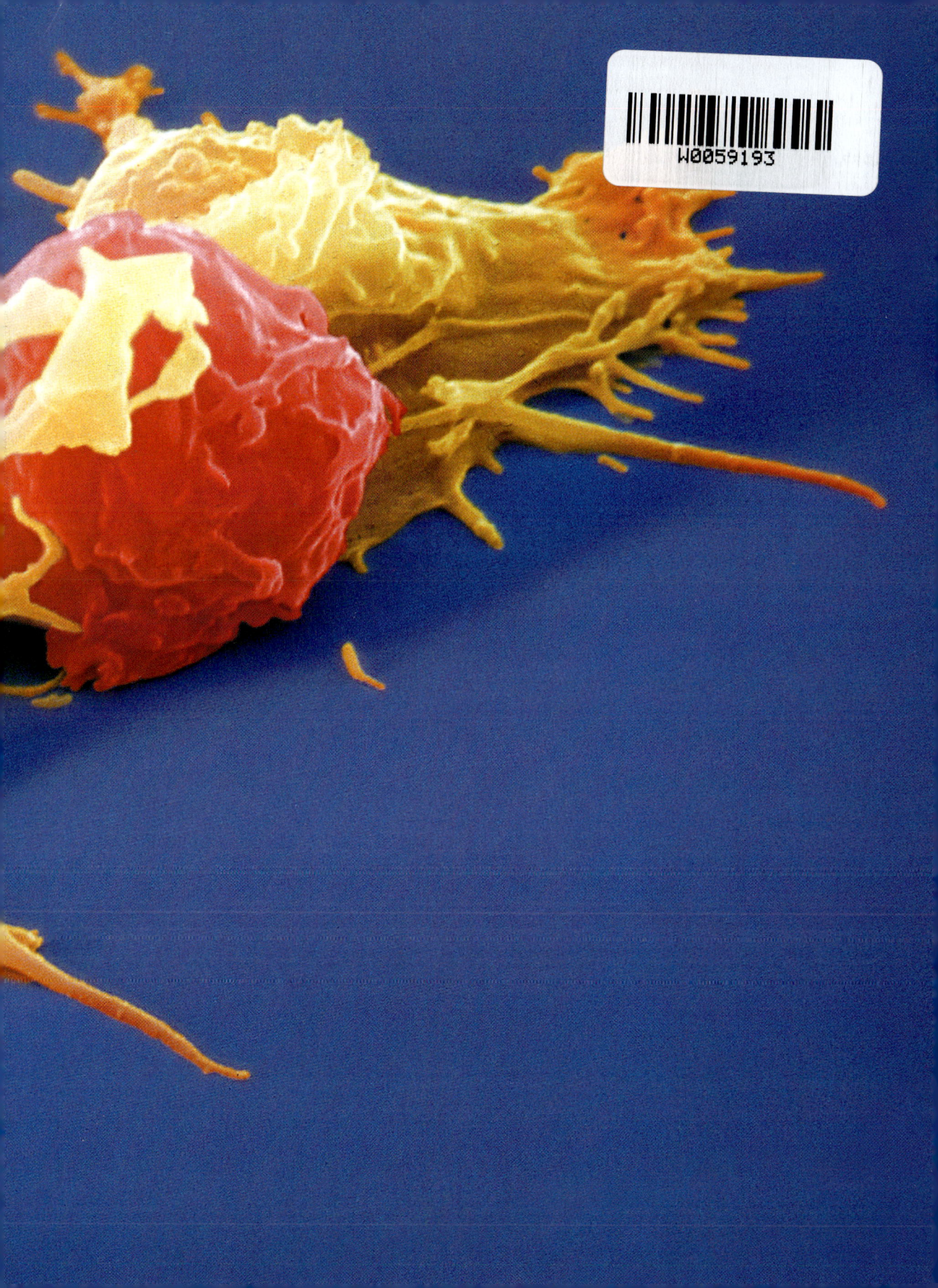

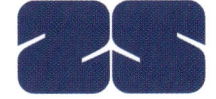

© Verlag
Zabert Sandmann GmbH
München
2. Auflage 1999
ISBN 3-932023-10-2

Redaktion	Sophie von Lenthe
Layout	Straight Edge Grafik
Umschlaggestaltung	Kaselow Design
DTP	Werner Kopp
Herstellung	Karin Mayer, Peter Karg-Kordes
Lithografie	Kruse Reproduktionen, Vreden
Druck und Bindung	Neue Stalling, Oldenburg

Gabriele Kautzmann

Krieg in unserem Körper

Wie das Immunsystem
unser Leben schützt

Herausgegeben von Gaby Miketta

Illustrationen: Siri Mills

Wissenschaftliche Beratung:
Professor Dr. Ernst Peter Rieber

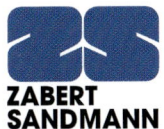

ZABERT
SANDMANN

Inhalt

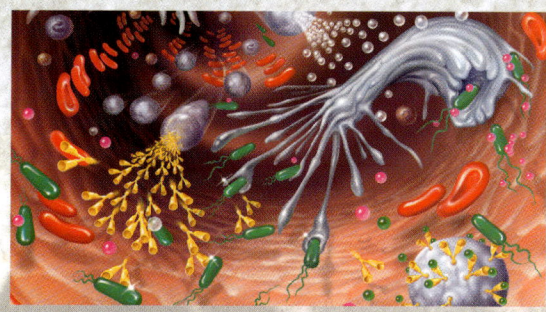

Reise ins Immunsystem

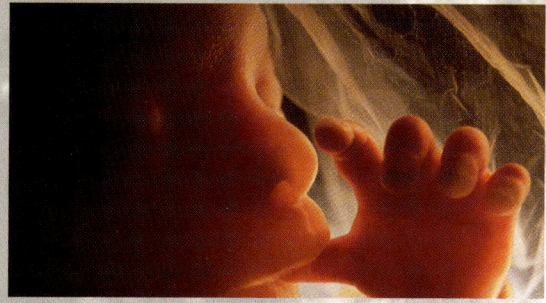

Fötus im vierten Lebensmonat

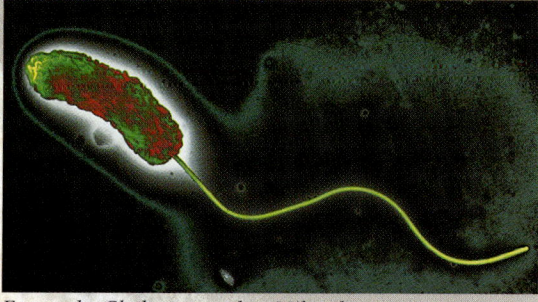

Erreger der Cholera unter dem Mikroskop

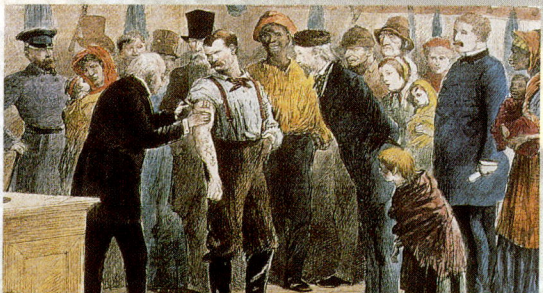

Pockenschutzimpfung um 1900

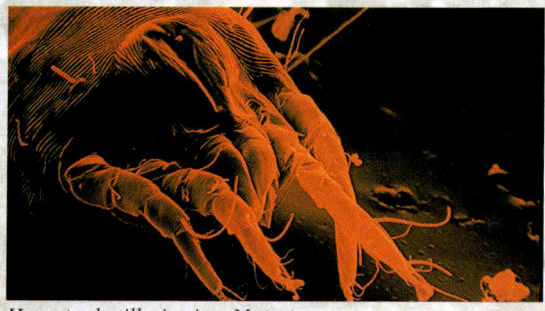

Hausstaubmilbe in einer Matratze

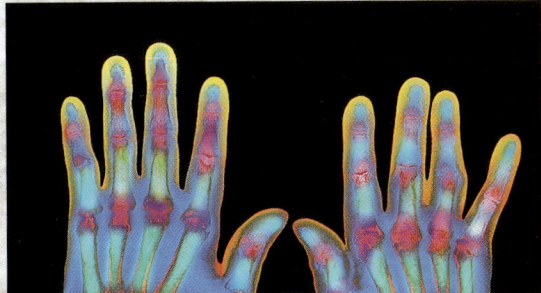

Rheumahände mit Knochendeformation

Saboteure

Bei Autoimmunerkrankungen irrt sich die Abwehr
Seite 112
Forschung und Therapie
Korrektur eines Irrtums: Neue Wege bei Rheuma,
Multipler Sklerose und Diabetes
Seite 130

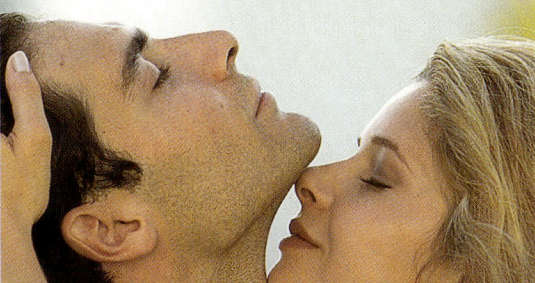

Duft der Liebe

Gefühlsverwirrung

Ein Trick der Natur macht eine Schwangerschaft
erst möglich
Seite 134
Forschung und Therapie
Wie Immunmarker unser Liebesleben beeinflussen
Seite 148

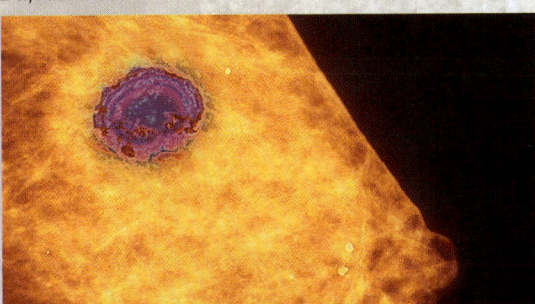

Brustkrebs: Knoten bei der Mammographie

Wachpatrouille

Der tägliche Kampf gegen die Krebszellen
Seite 150
Forschung und Therapie
Immun- und Gentherapie: Neue Strategien gegen Krebs
Seite 168

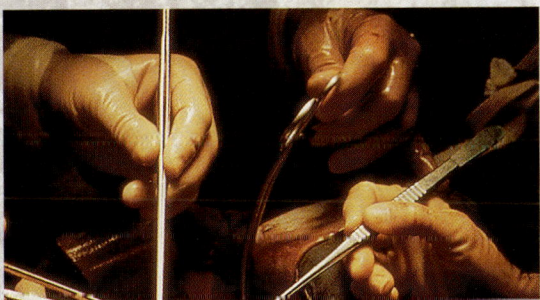

Transplantation: Immunmarker bestimmen den Erfolg

Asylantrag

Transplantierte Organe will der Körper abstoßen
Seite 174
Forschung und Therapie
Auswege aus dem Organmangel
Seite 188

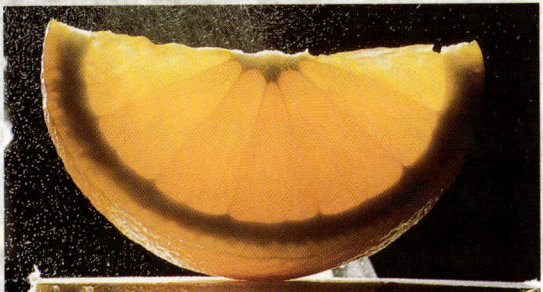

Vitamine stärken das Immunsystem

Immunpower

Die körpereigene Abwehrkraft stärken
Seite 192
Forschung und Therapie
Freude und Freunde: Vitamine für die Seele
Seite 208

Register
Seite 212

Krieg und Frieden

Alle reden über das Immunsystem. Wir erklären es. Aus gutem Grund: Das rund zwei Kilogramm schwere Netzwerk aus Organen und Zellen ist die Grundlage unserer Gesundheit. Nur eine gut funktionierende körpereigene Abwehrkraft ist ein Garant für ein gesundes langes Leben. Das wissen wir längst.

Gesundheitsbewußte Käufer geben für Präparate, die das Immunsystem stärken sollen – zum Beispiel für Vitamine und Mineralien – jährlich Milliarden aus. Psychokurse sollen ein übriges tun. Sei es die drohende Erkältung oder die Angst vor Krebs – wir versuchen, unsere Immunzellen nach Kräften zu unterstützen.

Doch welch heroische Arbeit diese unsichtbare Armee von Immunzellen im täglichen Krieg gegen Millionen von Keimen ausrichtet, können wir nur ahnen: Wie genau funktioniert unser Immunsystem eigentlich? Was geschieht in der Milz, im Thymusorgan, in einem Lymphknoten, wenn uns Viren oder Bakterien attackieren? Was leisten die Immunzellen in jeder Minute, in jeder Sekunde, um unser Leben zu schützen? Warum gibt es Zeiten, in denen wir uns alle naslang einen Schnupfen einfangen und andere, in denen wir niemals krank werden – zum Beispiel, wenn wir frisch (und glücklich!) verliebt sind.

Das Immunsystem ist eine strategisch perfekt funktionierende Friedenstruppe, immer bereit, schnell auf unliebsame Eindringlinge zu reagieren. Milliarden von Immunzellen kämpfen permanent und an jeder Stelle unseres Körpers darum, daß ein Schnupfen uns nicht umbringt, daß wir gefahrlos Salat essen oder einem anderen Menschen die Hand geben können. Jede Infektionskrankheit ist Ausdruck eines heftigen Kampfes unserer Immunzellen, und manchmal irren sie sich auch: wenn sie fälschlicherweise körpereigene Substanzen als fremd erkennen und anfangen, sie zu zerstören, wie bei den Autoimmunerkrankungen Rheuma, Multiple Sklerose oder Diabetes.

Hauptperson dieses Buches ist Vivian. Zu Beginn ist sie ein süßes neugeborenes Baby, am Ende des Buches genießt sie als lebenslustige Mittfünzigerin ihr Leben. Vivians Lebensgeschichte ist zugleich die Biographie ihres Immunsystems. Beide werden in diesem Buch erzählt. Der Leser erlebt mit, wie die kleine Vivian erste Infektionen übersteht, wie sie als Zehnjährige aufgrund eines Irrtums ihrer Immunzellen eine Katzenhaar-Allergie entwickelt, wie sie schwanger wird oder wie sie eine schwere Operation übersteht.

Aber es gibt noch mehr Akteure in diesem großen Spiel des Lebens, und auch sie kommen in diesem Buch zu Wort. Es sind die Immunzellen: zum Beispiel Tom, die Killerzelle, Myelo, die Freßzelle oder Bobo, die B-Zelle. Auch aus ihrer Sicht wird geschildert, was geschieht, wenn sie plötzlich fremde Eindringlinge – die Krankheitserreger – im Körper entdecken oder wie sie reagieren, wenn Vivian eine neue Niere transplantiert bekommt. Nur durch die perfekte Teamarbeit und die lebhafte Kommunikation der cleveren Gesundheitswächter ist es möglich, daß Vivian alle Angriffe auf ihre Gesundheit unbeschadet überlebt.

In den letzten Jahren ist das Immunsystem als eines der komplexesten und effektivsten Wunderwerke der Natur in den Mittelpunkt wissenschaftlichen Interesses gerückt. Ob Grippe, Malaria, Tuberkulose, Krebs, AIDS, Allergien – Tausende von Forschern arbeiten fieberhaft daran, die weißen Flecken auf der Landkarte unseres Immunsystems auszufüllen. Mit diesen Erkenntnissen entwickeln sie neue Therapien und Impfungen.

Gabriele Kautzmann, Biologin und erfahrene Medizinjournalistin, ist es gelungen, diese komplexen Zusammenhänge so darzustellen, daß sich *Krieg in unserem Körper* wie ein spannender Medizinkrimi liest. Siri Mills entwickelte als versierte Medizinillustratorin eindrucksvolle Grafiken, die einen einzigartigen Blick in unseren Körper ermöglichen. Mein besonderer Dank gilt einem der namhaften deutschen Immunologen: Professor Ernst Peter Rieber vom Institut für Immunologie der Technischen Universität Dresden. Seinem Wissen, seiner Detailgenauigkeit und vor allem seinem unermüdlichen Engagement haben wir es zu verdanken, daß *Krieg in unserem Körper* nicht nur fundiertes Sachbuch, kompetenter Ratgeber und spannendes Lesebuch ist, sondern außerdem den neuesten Stand der immunologischen Forschung aufzeigt.

Gaby Miketta

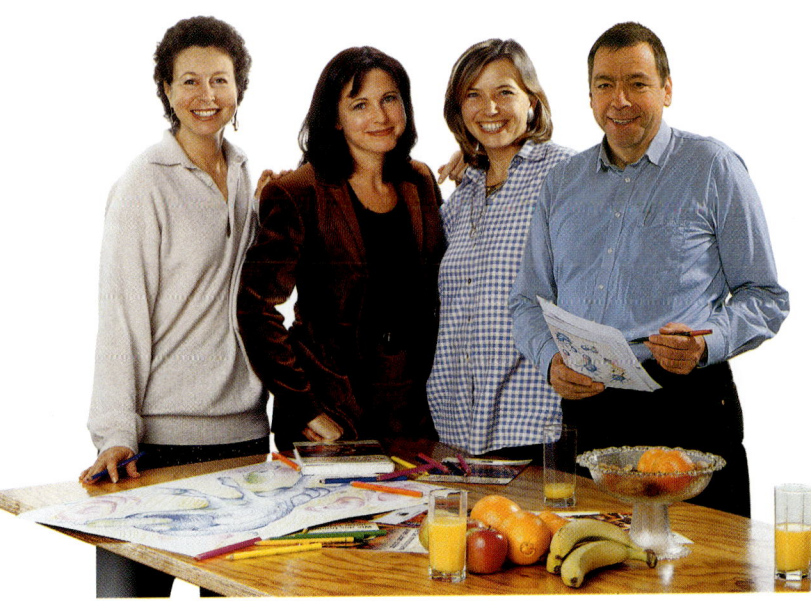

Von links:
Siri Mills
Gabriele Kautzmann
Gaby Miketta
Ernst Peter Rieber

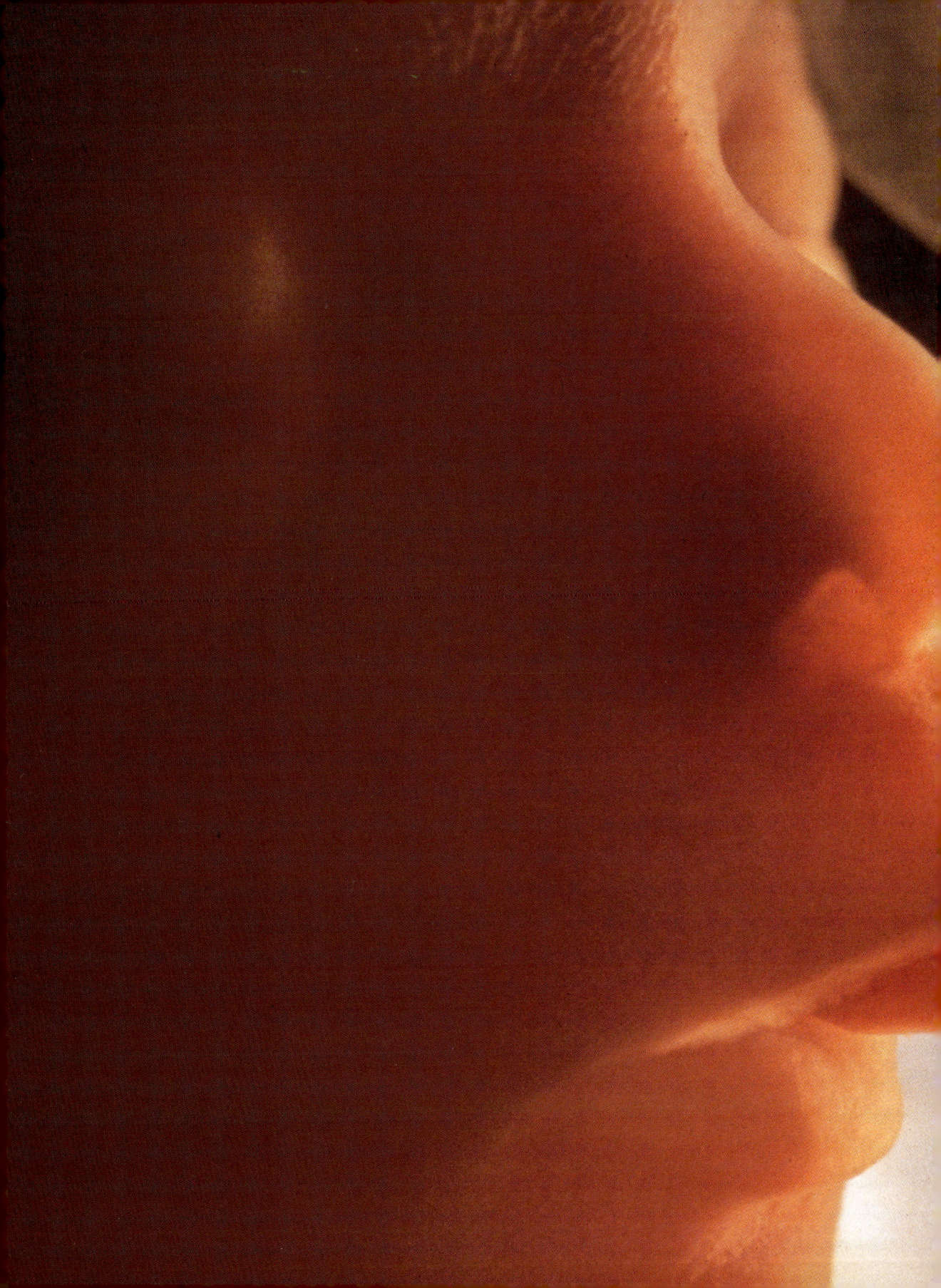

Überlebenskünstler

Milliarden Immunzellen lernen in den ersten Lebensmonaten eines Babys, fremde Keime abzuwehren. Allein dieser Reifungsprozeß läßt uns überleben und sorgt dafür, daß uns ein Schnupfen nicht umbringt.

Prolog im Knochenmark

„Kannst du schon etwas sehen?"

„Was soll ich denn sehen?"

„Da draußen, im Blut."

Bobo ist mulmig zumute. Zusammen mit all den anderen Zellen, die hier dicht an dicht sitzen, wird er bald das Knochenmark verlassen und hinaus in die große unbekannte Welt des Körpers schwimmen. Was mögen da für Gefahren lauern? Bobo hat weiche Knie.

Myelo hingegen scheint diese Vorstellung in keiner Weise zu beunruhigen, im Gegenteil:

„Hast du nicht gehört, was die großen Zellen erzählen? Da draußen geht die Post ab. Wir werden durch das Blut rauschen und durch die Lymphgänge kriechen. Vielleicht treffen wir sogar Bakterien und alle möglichen Krankheitserreger. Das wird ein Spaß!"

„Aber es soll auch gefährliche Viren geben, die es auf uns selbst abgesehen haben…"

„Na und? Die fangen wir einfach weg."

„…und Krebszellen, die alles überwuchern wollen…"

„Sei doch kein Angsthase, das bekommen wir schon in den Griff."

„Meinst du?" Bobo ist sich da nicht so sicher. Werden er und die anderen Immunzellen, die jetzt noch im Schutz ihrer Kinderstube heranwachsen, in der riesigen, weiten Körperwelt bestehen können? Und werden sie immer alles richtig machen?

„Weißt du, Bobo", beruhigt Myelo zuversichtlich seinen Freund, „ich glaube ganz fest, daß wir alles lernen können, was wir für unser Leben brauchen. Und selbst wenn einer von uns mal einen Fehler macht, dann sind da immer noch die vielen, vielen anderen, die das wieder ausbügeln können."

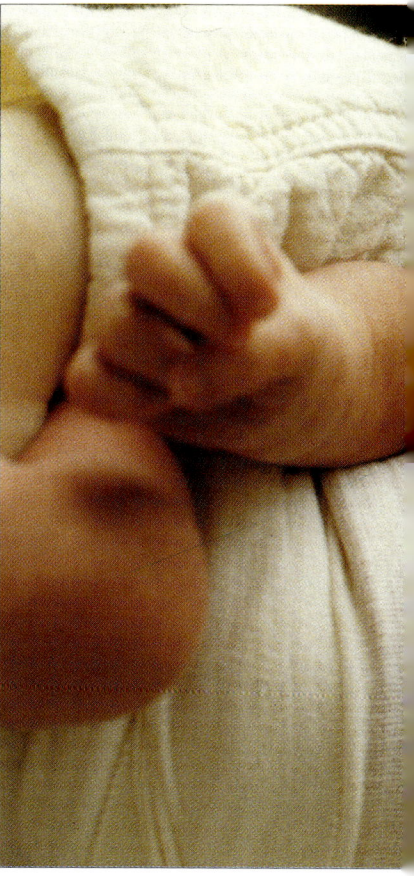

Lebenswichtig: das Organ Immunsystem

Bobo und Myelo sind zwei Körperzellen des Immunsystems. Es sind noch neugierige und ängstliche Kinder, und der Mensch, in dem sie leben, ist noch gar nicht geboren: ein Mädchen, das demnächst Vivian heißen wird, und das bald den schützenden Leib ihrer Mutter verlassen wird, um ein eigenes Leben zu führen.

Dann wird es für Vivian lebensgefährlich. Überall lauern die verschiedensten Gefahren. Vor Hunger und Kälte werden ihre Eltern sie schützen. Sie wird Milch trinken und warm eingepackt spazierenfahren, mit einer Mütze gegen den kalten Wind. Mit den Krankheitskeimen muß sie jedoch selbst fertig werden, und dabei hilft ihr das Immunsystem mit Bobo, Myelo und den vielen anderen.

Das Immunsystem ist die wichtigste Barriere des Körpers gegenüber Gefahren von außen und von innen.

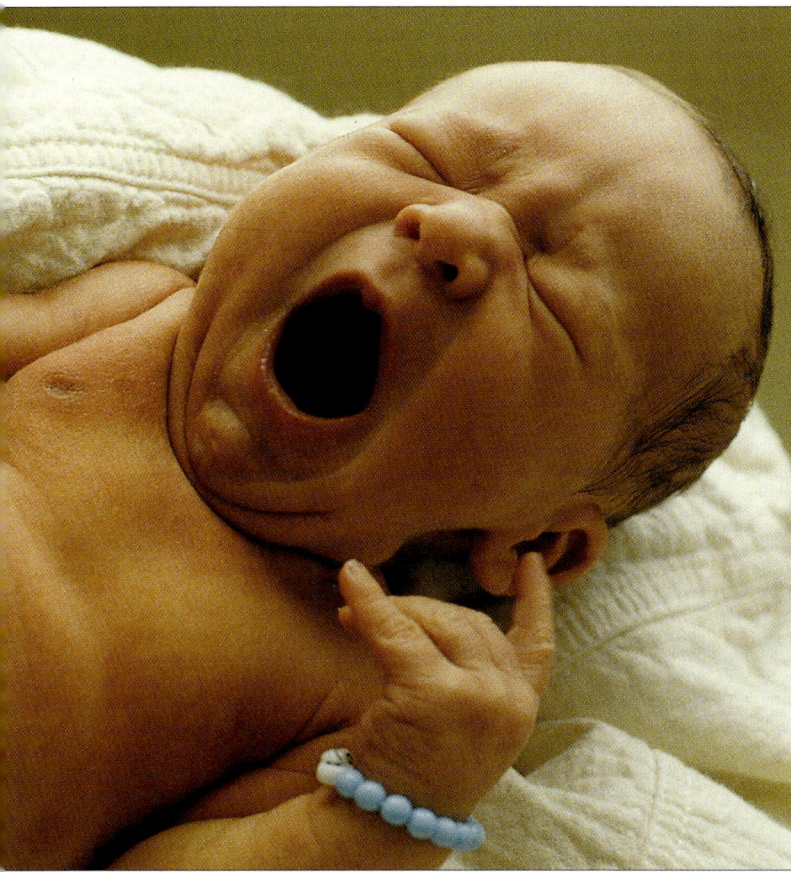

Der erste Atemzug

Sobald ein Baby geboren wird, kommt auch das Immunsystem zum ersten Mal in Kontakt mit Krankheitserregern. Zwar schwimmen in seinem Blut noch viele Schutzfaktoren der Mutter, doch seine angeborene, natürliche Abwehr ist bereits weit entwickelt:

► Millionen verschiedener Antikörper fangen Bakterien ab.
► Spezialisten unter den weißen Blutzellen (die T-Zellen) erkennen fremde und gefährliche Eindringlinge.
► Killerzellen und Freßzellen beseitigen krankmachende Mikroben.

Trotzdem stehen der neue Mensch und sein Immunsystem noch ganz am Anfang der Entwicklung. In den nächsten Wochen werden die Immunzellen lernen, welche Mikroorganismen für den kleinen Menschen harmlos oder nützlich sind und welche sich so rasant vermehren wollen, daß sie dem Kind schaden. Bald wird das Abwehrsystem zwischen Freund und Feind unterscheiden können.

Ohne Immunsystem würde ein Baby wenige Tage nach der Geburt sterben, denn durch alle Körperöffnungen dringen ständig Mikroorganismen in den menschlichen Körper ein: beim Atmen, Essen, Trinken und durch jeden Hautkratzer.

Viele sind harmlos, manche helfen ihren menschlichen Wirten sogar, etwa bei der Verdauung, aber einige würden in ihrem Bestreben, sich möglichst schnell zu vermehren, den Körper töten, der ihnen Nahrung und Lebensraum gibt. Daß uns ein Schnupfen nicht umbringt, daß wir Salat, Joghurt und Fleisch essen können, ohne krank zu werden, daß wir Verletzungen unbeschadet überstehen, das verdanken wir unserem Immunsystem.

Das Immunsystem gehört zu den größten und schwersten Organen des menschlichen Körpers: Rund zwei Kilogramm wiegt es beim erwachsenen Menschen. Man kann es freilich nicht im Ganzen nehmen und auf

Das Immunsystem eines Erwachsenen wiegt rund zwei Kilogramm.

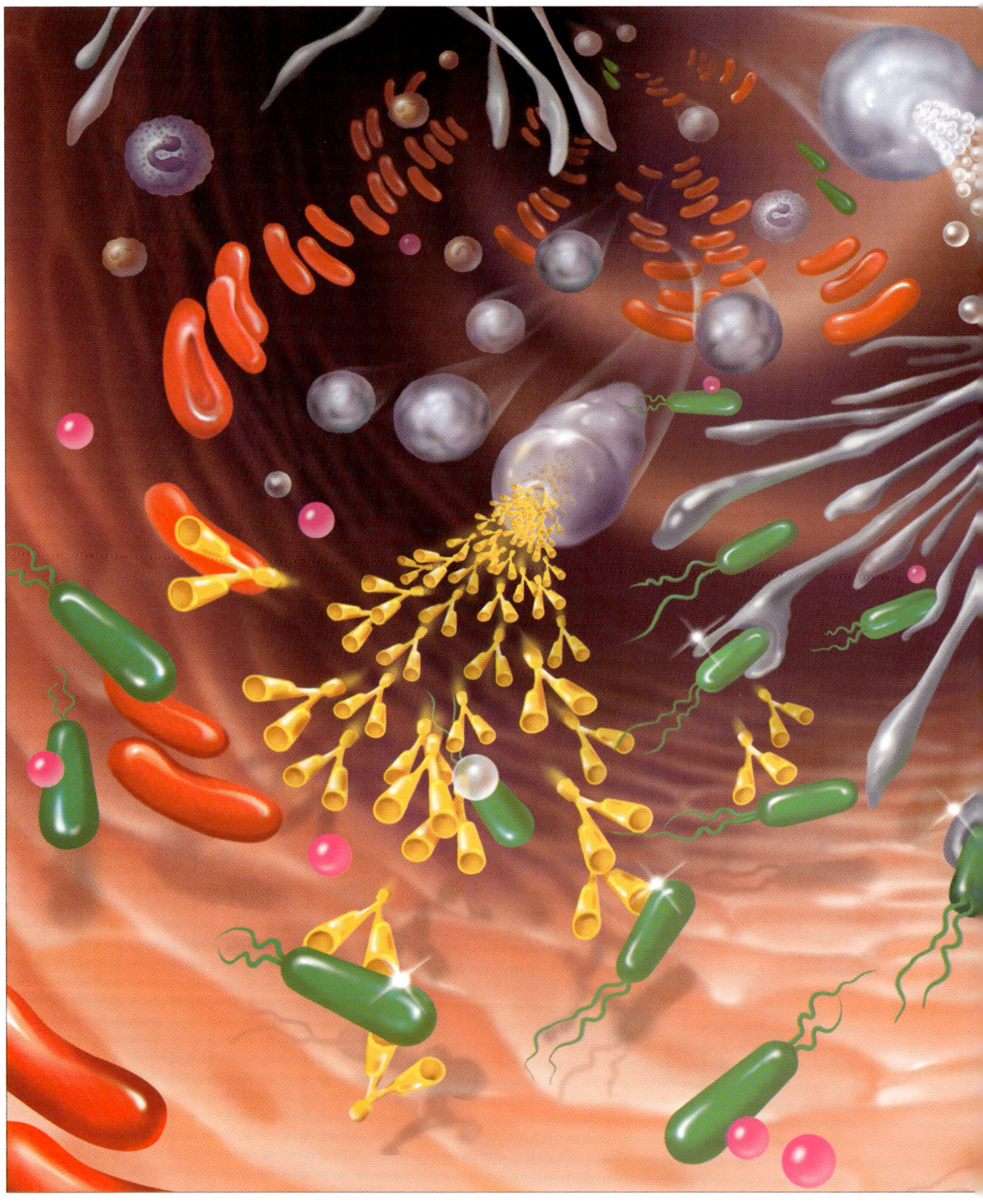

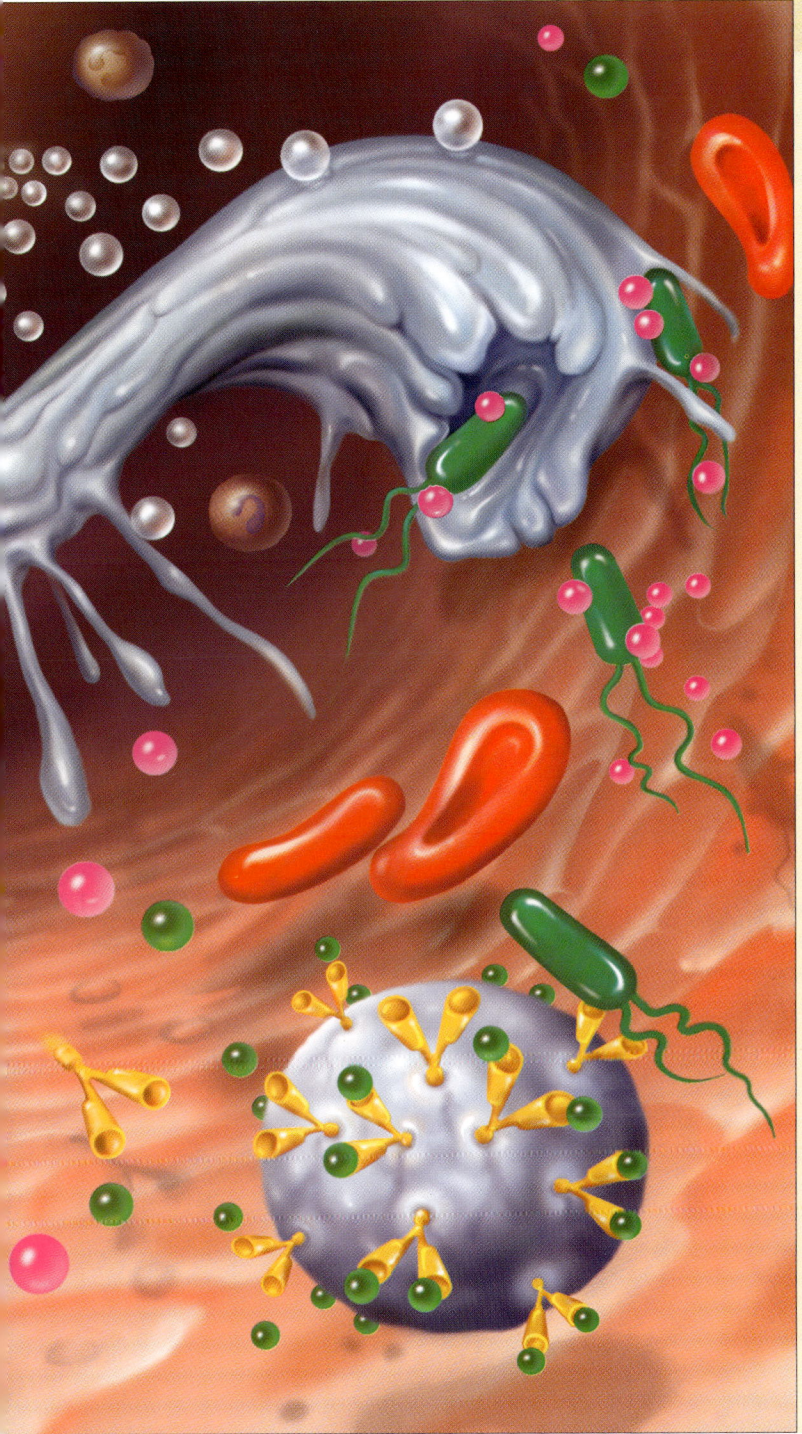

Mikrokosmos

Rund ein Dutzend verschiedene Zellen, etwa fünfzig verschiedene Botenstoffe und zahlreiche weitere Wirksubstanzen machen den Mikrokosmos des Immunsystems aus. Sie alle arbeiten in einem hochkomplexen, intelligenten Netzwerk jeweils so zusammen, daß sie den Menschen vor immer wieder anderen Gefahren schützen können.

Es ist ein Team aus flexiblen Spezialisten: **Freßzellen** (blaugrau, rechts oben) umfließen mit ihren Fortsätzen gefährliche Bakterien (grün) und nehmen sie in ihren Zell-Leib auf, um sie zu verdauen. **B-Zellen** (blaugrau, rechts unten) tragen auf ihrer Oberfläche zahlreiche gleiche, jedoch von Zelle zu Zelle verschiedene **Antikörper** (gelb).

Wird eine B-Zelle aktiviert, teilt sie sich und produziert Hundertschaften von Nachkommen. Die meisten entwickeln sich zu **Plasmazellen** (violett, Bildmitte links), die pro Sekunde rund 2000 Antikörper produzieren und in die Umgebung abgeben.

Die Antikörper schnappen sich mit ihren Erkennungsstrukturen vorbeischwimmende **Antigene** (grün). Wenn sie sich an ein Bakterium klammern, aktivieren sie immunologische Wirksubstanzen vor allem aus der Leber, sogenannte **Komplementfaktoren** (pink), die sich zusätzlich anheften. Dadurch werden die Krankheitserreger für Freßzellen besser erkennbar. Solche Freßzellen wie der große **Makrophage** oder **Granulozyten** (violett, zum Beispiel links oben), mit einer sichtbaren Struktur im Inneren der Zelle, werden auch von **T-Zellen** aktiviert (blaugrau, Mitte oben), die **Botenstoffe** (weiß) aussenden.

13

Aus Stammzellen entwickeln sich verschiedene Immunzellen, die spezifische Aufgabe

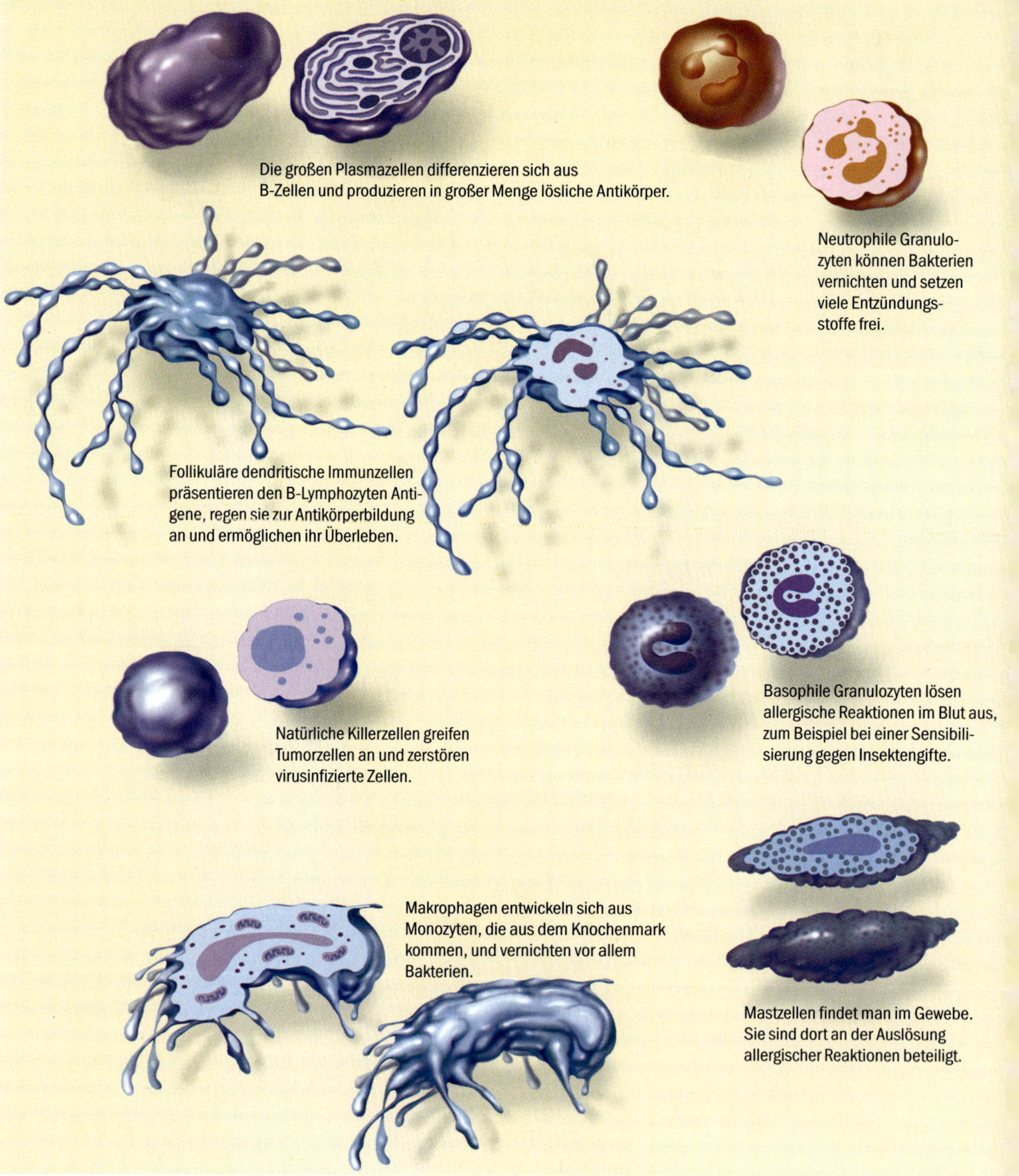

Die großen Plasmazellen differenzieren sich aus
B-Zellen und produzieren in großer Menge lösliche Antikörper.

Neutrophile Granulo-
zyten können Bakterien
vernichten und setzen
viele Entzündungs-
stoffe frei.

Follikuläre dendritische Immunzellen
präsentieren den B-Lymphozyten Antigene, regen sie zur Antikörperbildung
an und ermöglichen ihr Überleben.

Natürliche Killerzellen greifen
Tumorzellen an und zerstören
virusinfizierte Zellen.

Basophile Granulozyten lösen
allergische Reaktionen im Blut aus,
zum Beispiel bei einer Sensibilisierung gegen Insektengifte.

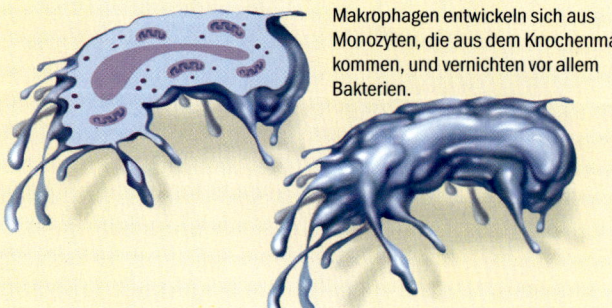

Makrophagen entwickeln sich aus
Monozyten, die aus dem Knochenmark
kommen, und vernichten vor allem
Bakterien.

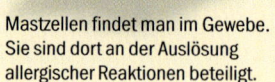

Mastzellen findet man im Gewebe.
Sie sind dort an der Auslösung
allergischer Reaktionen beteiligt.

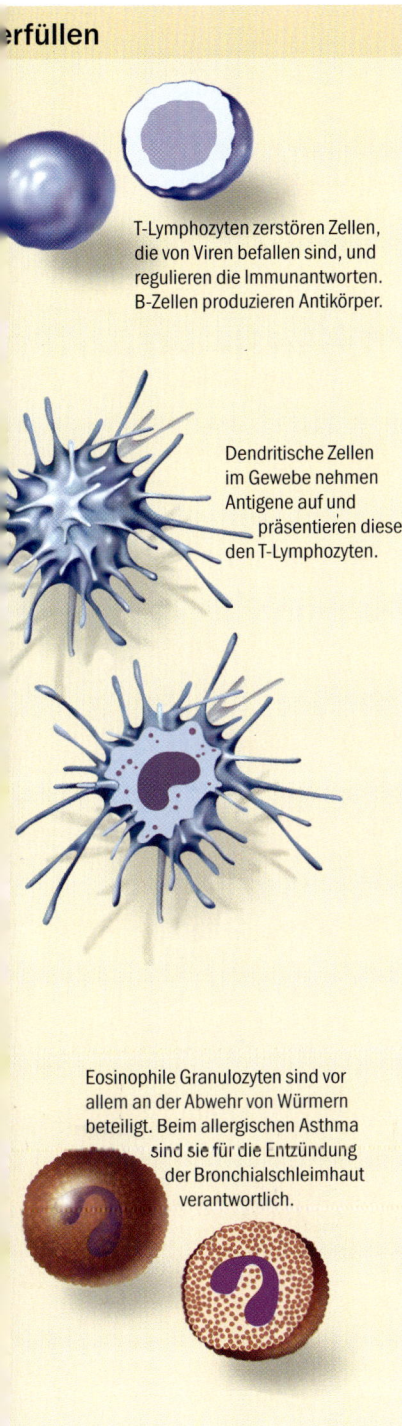

erfüllen

T-Lymphozyten zerstören Zellen, die von Viren befallen sind, und regulieren die Immunantworten. B-Zellen produzieren Antikörper.

Dendritische Zellen im Gewebe nehmen Antigene auf und präsentieren diese den T-Lymphozyten.

Eosinophile Granulozyten sind vor allem an der Abwehr von Würmern beteiligt. Beim allergischen Asthma sind sie für die Entzündung der Bronchialschleimhaut verantwortlich.

eine Waage legen, denn es hat nicht, wie die anderen Organe, einen bestimmten Platz im Körper, sondern seine Bestandteile sind überall verteilt: im Blut, im Lymphsystem, in den Organen und Geweben und auch in der Haut.

Zum Immunsystem gehören die verschiedensten Immunzellen, aber auch Eiweißstoffe, die im Blut oder in den Körperflüssigkeiten gelöst umhertreiben – darunter auch Botenstoffe, mit denen sich die vielen Milliarden von Zellen unterhalten und mit denen das Immunsystem das Gehirn informiert.

Vivians Geburt – die erste Berührung mit der Außenwelt

Noch ist Vivian nicht geboren. Noch ist ihr Körper nicht der Umwelt ausgesetzt, noch können ihre Immunzellen wachsen und reifen, bevor sie nach der Geburt den ersten Härtetest bestehen müssen. Bis jetzt wird Vivians kleiner Körper vom Immunsystem ihrer Mutter beschützt. Durch die Plazenta wandern deren Antikörper zu Vivian und passen dort auf, daß dem Fötus nichts geschieht, für den Fall, daß sich einmal ein Eindringling zu Vivian verirrt haben sollte.

Vivian ist reif für die Welt. Sie ist 50 Zentimeter groß, 3250 Gramm schwer, und alle ihre Organe arbeiten – bis auf die Lunge und das Immunsystem. Ihr Herz pocht kräftig, ihre Leber und Nieren funktionieren längst allein, sie kann schmecken, tasten, hören, sehen und kräftig treten.

Sie ist schon ein kluges Mädchen: Sie weiß, wann es Tag und wann es Nacht ist, sie weiß, wann es ihrer Mutter gutgeht und wann einmal weniger gut.

Und dann kommt der Tag für Vivian. Sie will allein leben, sie braucht die Nabelschnur nicht mehr. Mit dem ersten Schrei entfalten sich ihre Lungen, und mit dem ersten Atemzug wirbelt Luft an den Schleimhäuten der Bronchien und der Lungenbläschen vorbei. Die Luft enthält den lebensnotwendigen Sauerstoff, aber auch Mikroorganismen: zwischen 100 und 500 pro Kubikmeter. Als Neugeborenes bewegt Vivian in jeder Stunde 24 Liter Luft durch ihre Lungen, und damit rund ein Dutzend Bakterien, Viren oder Pilzsporen, darunter auch gefährliche Krankheitskeime. Darauf muß ihr Immunsystem vorbereitet sein.

Das wächst und reift beim Fötus und beim Säugling in der Leber, der Milz, im Thymus und im roten Knochenmark. Dort lernt es, wie es seine lebenswichtigen und vielfältigen Aufgaben bewältigen kann. In diesem Kindergarten des Immunsystems leben mit vielen anderen zwei Immunkinder, Bobo und Myelo.

15

Das Knochenmark:
der Kindergarten des Immunsystems

„Ich bin schon fünf, du aber erst vier!" prahlt Myelo und meint nicht Lebensjahre, sondern Stunden. Wenn er groß ist, wird er einmal eine Freßzelle sein. Er wird Vivian beschützen und immer wachsam sein, solange er lebt. Er wird eine Weile durchs Blut schwimmen, durch Vivians ganzen Körper, und da, wo er die meisten Bakterien findet, da wird er dann bleiben, in der Lunge vielleicht oder in der Leber. Jeden Tag wird er Hunderte von Bakterien fressen und in seinem Leib mit Sauerstoffradikalen bombardieren. Enzymsäckchen werden in seinem Körper wachsen und damit wird er die Bakterien einfach verdauen. 18 Mikrometer dick wird er einmal sein, da passen schon ganz schöne Brocken von Krankheitserregern hinein.

Freßzellen können täglich das Zehnfache ihres Volumens aufnehmen.

„Angeber!" beschwert sich Bobo. „Hilf mir mal lieber hier, meine Gene zu sortieren, damit ich anfangen kann, Antikörper zu bauen."

Antikörper sind Eiweißstoffe des Immunsystems, und ihr Bauplan liegt wie alle Baupläne des Lebens in Form von Genen im Zellkern verschlüsselt. Allerdings, und das ist das Besondere an den Antikörpergenen, ist der Bauplan noch nicht fertig, sondern muß von den Zellen individuell aus verschiedenen Elementen zusammengestellt werden.

„Antikörper basteln? So was Langweiliges!"

„Du wirst schon noch sehen! Ohne meine Antikörper wirst du ziemlich blind sein."

Bobo weiß wie immer alles besser. Typisch. Sitzt da und träumt von einem Zaubermantel aus Zigtausenden von gleichen Antikörpern. Später möchte er sie sogar in die Welt schicken, damit sie allen Rittern des Immunsystems zeigen, wer gut und wer böse ist, wen man durchlassen und wen man bekämpfen soll.

Der Clan der Immunzellen

Die junge B-Zelle Bobo und ihr Freund Myelo, die angehende Freßzelle, sind sehr verschiedene Freunde. Rund ein Dutzend unterschiedlicher Zelltypen hat das menschliche Immunsystem. Sie alle sind nötig, um all die Aufgaben zu bewältigen, denen sich Vivian noch stellen muß. Diese Zelltypen stammen in ihrer ganzen Vielfalt von einer Mutterzelle ab. Sie sind durch fortlaufende Teilungen aus der Stammzelle hervorgegangen und haben sich früh in zwei Familien aufgeteilt: die lymphatische Familie – zu ihr zählt Bobo – und die myeloische Familie.

Mutter Stammzelle schlichtet schon wieder. Myelo kann es nicht mehr hören. „Kinder, streitet euch nicht! Ihr seid alle gut und wichtig für Vivian, und es kommt überhaupt nicht darauf an, wer stärker oder schlauer ist.

Mutter aller Blutzellen: Stammzellen leben im Knochenmark

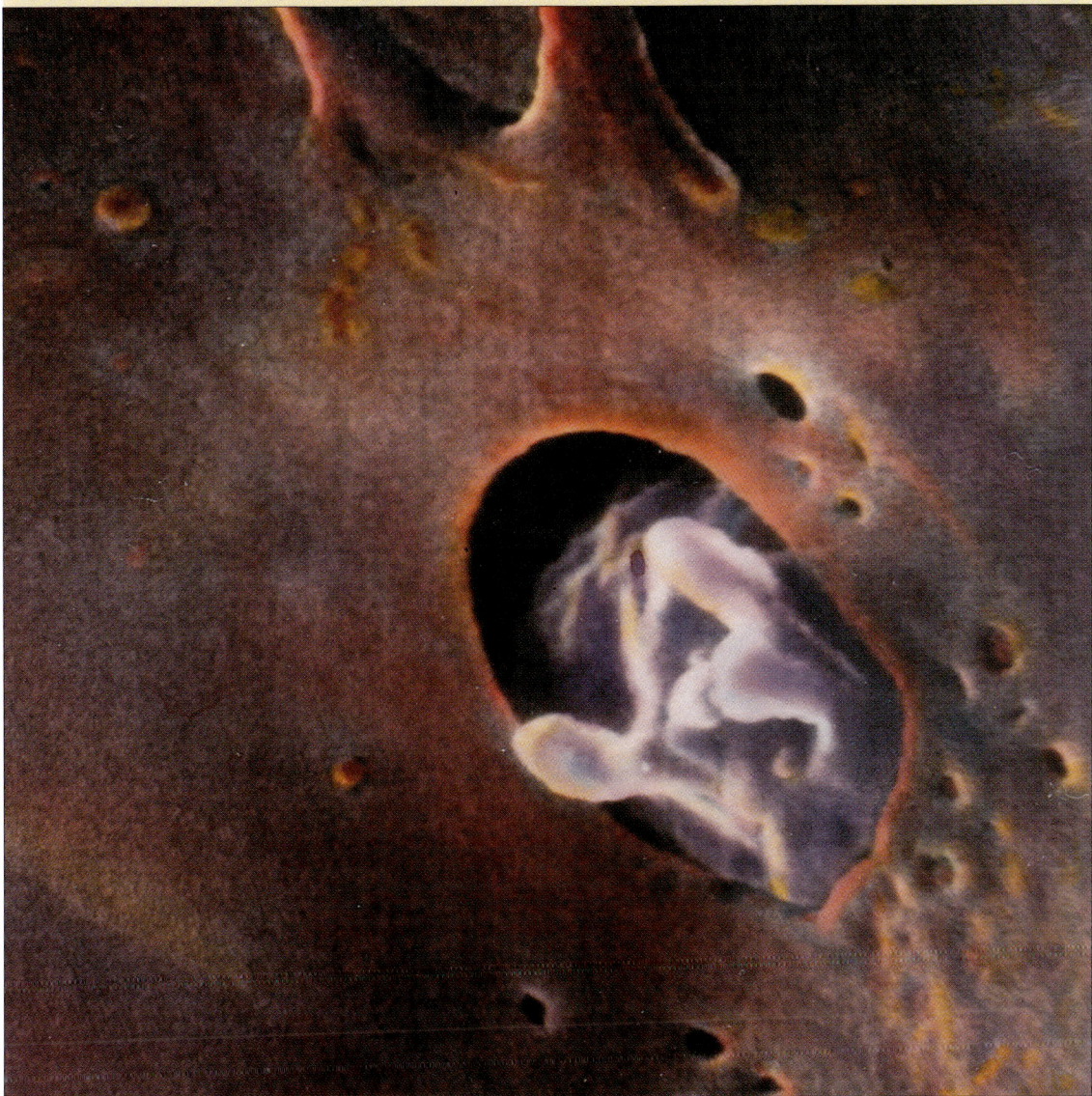

Im Inneren des Knochenmarks sitzen Urstammzellen in ihren Nestern, die als blutbildende Gebärmaschinen ihre Brut ins freie Knochenmark entlassen. Hier macht sich gerade eine ihrer Töchter, eine Blutstammzelle, auf den Weg. Aus den Stammzellen gehen im weiteren Verlauf alle Blutzellen hervor. Wenn sie sich weiter teilen, entstehen zunächst die Vorläufer der roten und weißen Blutkörperchen und der Blutplättchen, die für die Gerinnung wichtig sind.

Die weißen Blutkörperchen spalten sich in zwei Entwicklungsarme auf: im einen entstehen jene myeloischen Zellen, die für die unspezifische Abwehr zuständig sind, wie Freßzellen und antigenpräsentierende Zellen. Aus dem anderen, lymphatischen Arm entwickeln sich die Superspezialisten des Immunsystems: T- und B-Zellen.

Das Immunsystem ist ein komplexes Netzwerk aus Organen und Zellsysteme

Das Immunsystem ist zwar ein eigenes Organ, aber im ganzen Körper verteilt. Besonders viele Immunzellen patrouillieren an den Eintrittspforten in den Körper: in den Schleimhäuten von Mund und Nase, in den Atemwegen, im Darm und in der Haut.

Lymphbahnen und Lymphknoten

Das Lymphsystem zieht sich wie das Blutgefäßsystem durch den ganzen Körper. Aus jedem Organ und jedem Körperabschnitt sammelt die Lymphe die Abfallprodukte des Stoffwechsels und transportiert sie durch die Lymphbahnen, bis sie kurz vor dem Herzen in eine Vene münden. An den strategischen Stellen jedes Lymphabflußgebietes sind eine Gruppe von **Lymphknoten** als Filterstationen dazwischengeschaltet. Die bohnenförmigen Lymphknoten dienen den Spezialisten des Immunsystems, den T- und B-Zellen (Lymphozyten), als Wartehäuschen. Die **Peyerschen Plaques** im Dünndarm sind besondere Lymphknoten, die für die lokale Immunabwehr von mikrobiellen Schädlingen im Verdauungskanal wichtig sind.

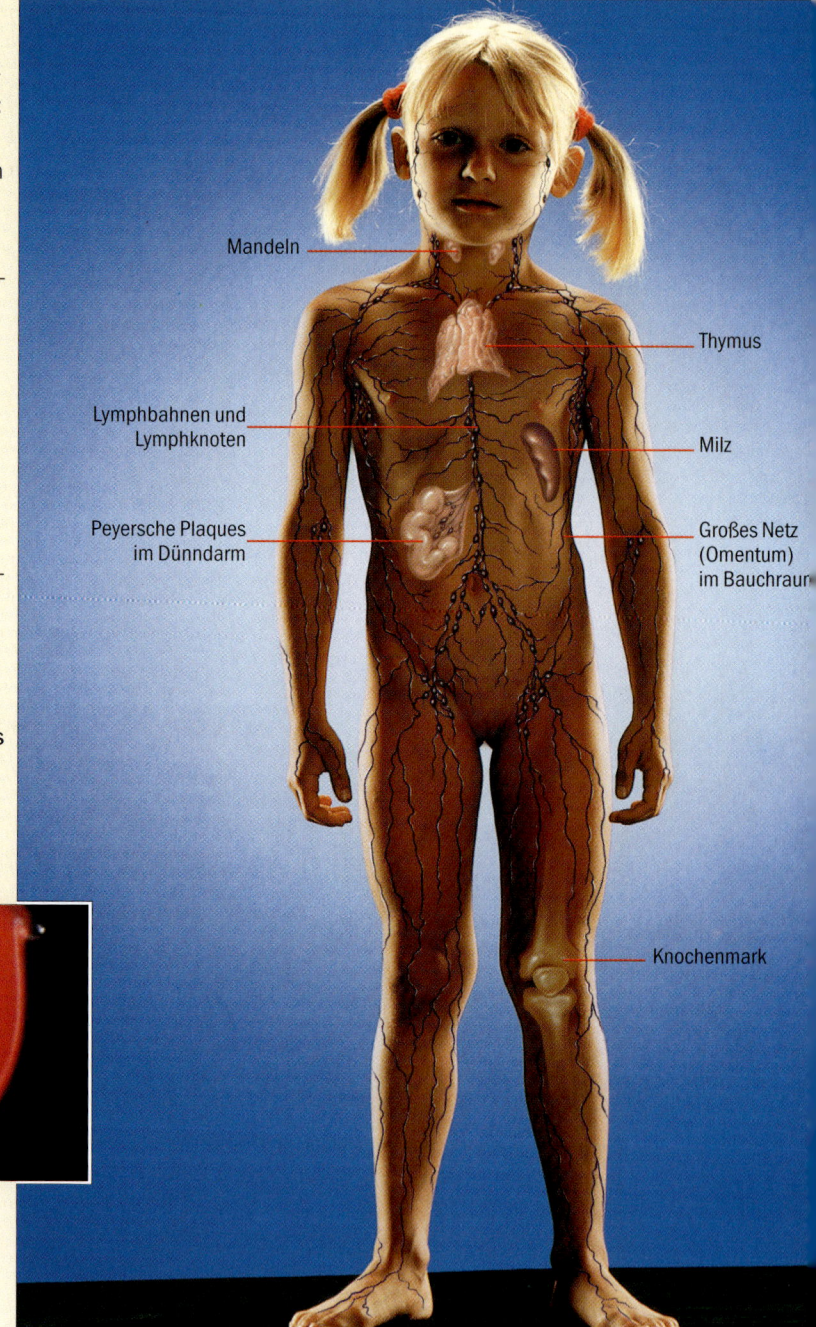

Mandeln

Thymus

Lymphbahnen und Lymphknoten

Milz

Peyersche Plaques im Dünndarm

Großes Netz (Omentum) im Bauchraum

Knochenmark

Blut

Das Blut hat für das Immunsystem vor allem die Aufgabe, die Zellen, Antikörper und löslichen Stoffe rasch dorthin zu bringen, wo sie gebraucht werden.

Großes Netz (Omentum)

Im Gegensatz zu Milz und Mandeln wird dieses weithin unbekannte Immunorgan von Chirurgen hoch geschätzt, denn dort befinden sich sehr viele Immunzellen und Immunbotenstoffe.

Mandeln

Dieser Vorposten der Abwehr fängt mit seinen Immunbestandteilen eindringende Mikroorganismen schon weit oben ab und schützt so die lebenswichtigen Körperfunktionen Atmung und Verdauung vor Schäden durch Infektionen.

Thymus

Der Thymus liegt hinter dem Brustbein über dem Herzen. Er ist die Schule der T-Zellen (weswegen sie so heißen) und bei Kindern ein lebensnotwendiges Organ. Bei Erwachsenen verkümmert er (siehe Seite 20/21).

Milz

Diese Kläranlage des Blutes liegt im linken oberen Bauchraum und galt lange Zeit als überflüssig. Inzwischen weiß man, daß die Milz ein wichtiges Reservelager für Immunzellen ist.

Knochenmark

Das rote Mark der Röhrenknochen ist die Blutfabrik des Körpers: rote und weiße Blutkörperchen (Erythrozyten und Leukozyten) und die für die Gerinnung wichtigen Blutplättchen (Thrombozyten). Hier reifen auch die B-Zellen heran, was ihnen ihren Namen gab, denn der englische Begriff für Knochenmark heißt „bone marrow". Da das blutbildende Organ alle Stammzellen enthält, kann man mit einer Knochenmarkstransplantation (siehe Kapitel 7) manchen Menschen mit einem schwerkranken Immunsystem das Leben retten.

Später, wenn ihr groß seid, werdet ihr wissen, daß nur derjenige Vivian wirklich helfen kann, der mit den anderen Zellen im Immunsystem zusammenarbeitet. Nur zusammen seid ihr stark. Merkt euch das."

Myelo hört gar nicht mehr hin. Er will der Stärkste sein. Die richtigen Helden, das sind die Freßzellen. Ein wählerischer Gourmet allerdings wird aus ihm nie werden. Bobo schon, er gehört zur Lympho-Familie. Die können ganz gezielt Eindringlinge erkennen und festhalten, jeder einen anderen, und dazu haben sie biochemische Schlüssel, die in die Schlösser von allen Krankheitskeimen der Welt passen oder fast von allen. Bobo mit ihrem Antikörper wird einmal eine B-Zelle werden.

Zur Lympho-Familie gehören auch die T-Zellen, die genauso vielfältige Schlüssel produzieren, allerdings keine einfachen Antikörper, sondern eine Art Sicherheitsschlüssel. Die geben sie im Gegensatz zu den Antikörpern der B-Zellen nie aus der Hand, sondern tragen sie immer bei sich.

Mit den Augen der Antikörper

Antikörper sehen im Grunde alle gleich aus, nämlich wie der Buchstabe Ypsilon. Sieht man aber genauer hin, erkennt man Millionen und Milliarden verschiedener Antikörper. Wie alle Menschen zwei Beine, zwei Arme und einen Kopf haben und doch verschieden aussehen, so produziert jede B-Zelle einen etwas anderen Antikörper. Schließlich sind die dazu da, alle möglichen Krankheitskeime der Welt zu erkennen, und da gibt es unglaublich viele verschiedene: all die unterschiedlichen Bakterien, die vielen Viren, einzellige Amöben mit einem Zellkern, kleine Würmer und Pilze.

Den ganzen Zoo der Mikroorganismen und der größeren Schädlinge sollen die fertigen B-Zellen mit ihren Antikörpern kennen, ohne ihn je gesehen zu haben.

Das ist keine leichte Aufgabe, und dafür rüsten sich Vorläufer-B-Zellen wie Bobo im Knochenmark. Daher haben sie auch ihren Namen, denn Knochenmark heißt auf englisch „bone marrow". Das meiste rote Knochenmark liegt in den großen Röhrenknochen, in den Schaufeln des Beckenkammes und in den Wirbelkörpern. Die Bauanleitung für die Antikörper steckt im Zellkern jeder B-Zelle in Form von Genen.

Der Immunbaukasten

Bobo sucht seine Genschere.

„Welche Schere?"

„Na, die, die das Gen hier vorne abschneiden kann. Siehst du sie? Ah, da ist sie ja."

„Was machst du denn da?"

„Ich mische meine Antikörpergene. Paß auf, ich erkläre es dir."

Bobo hält einen Moment inne. Myelo hat natürlich keine Ahnung von Antikörpern, wie könnte er auch, als angehende Freßzelle?

Freßzellen bauen keine Antikörper. Sie haben zwar auch den entsprechenden Bauplan in ihrem Zellkern, aber die Botenstoffe des Immunsystems haben den Geheimcode nicht vorbeigebracht, um diese Gene zu knacken. Freßzellen kennen dafür den Code für ihre vielen Verdauungsenzyme.

„Was ist jetzt mit deinem Antikörper? Kann ich ihn mal sehen?" Myelo wird ungeduldig.

„Mit ein wenig Phantasie schon. Fertig ist er natürlich noch lange nicht, aber die Pläne sind schon ziemlich weit. Hier, halt mal fest. Das ist wie bei einem Haus: Zuerst zeichnen die Architekten die Pläne, und dann wird gebaut. Schon mal was von Modulbau gehört?"

Gen-Lotto

Diese Kombinationstaktik ist eine der genialsten Problemlösungen in der Natur. Das Problem ist: Hätte Vivian in all ihren Körperzellen für jedes Erkennungsschloß auf allen nur möglichen Krankheitskeimen ein eigenes Antikörpergen, sie bräuchte mindestens zehn Millionen verschiedene Gene. Die Menschen besitzen aber insgesamt nur rund 100 000 Gene, also hundertmal weniger. Das wäre so, als wollte man jede nur mögliche Lottozahlen-Kombination auf eine Kugel schreiben und all diese Kugeln in die Trommel füllen. Unmöglich. Die Lösung lautet: Wenige Genteile werden wie die Lottozahlen immer wieder neu zusammengestellt. Jede B-Zelle stellt ihren individuellen Antikörper zusammen und produziert ihn in vielfacher Kopie.

„Hilf mir mal, das Ding aufzusetzen. Die beiden Enden des Ypsilons schön hoch nach außen, so. Die sind nämlich das Einzigartige daran. Und das untere Fußteil... halt! Reiß es nicht ab! Der Antikörper muß doch gut sitzen. Später, draußen im Blut, werde ich dann das Fußteil noch ein wenig verändern, so daß der Klebstoff sich löst und die Antikörper davonschwimmen und sich später vielleicht woanders festhalten können."

„*Die* Antikörper? Baust du denn noch mehr?"

„Sicher, jede Menge! Sie werden alle gleich aussehen, so wie dieser hier. Den Plan habe ich ja jetzt. Aber bevor die Fabrik so richtig loslegen kann, brauche ich einen Auftrag. Dazu muß ich einen Fremden in Vivians Blut treffen, der genau zu meinem Antikörper paßt. Hast du Lust, mitzukommen?"

„Ins Blut?" Myelo macht einen Luftsprung. „Ich komme! Endlich!"

Schule Thymus

Im Thymus reifen die T-Zellen heran, die zusammen mit den B-Zellen und ihren Antikörpern Krankheitserreger spezifisch abwehren. Das hinter dem Brustbein gelegene Organ ist deswegen eine der wichtigsten Abwehrstrukturen von Kindern und bei ihnen noch etwa handtellergroß. Wenn die körperliche Entwicklung eines Menschen abgeschlossen ist, schrumpft der Thymus bis auf einen kleinen Rest zusammen, weswegen man früher annahm, es gäbe ihn beim Erwachsenen gar nicht mehr.

Bei Kälbern heißt das Jugendorgan übrigens „Kalbsbries", und seine kurze Lebensdauer erklärt, weswegen es zwar ein Kalbsbries, jedoch kein Rinderbries gibt.

Eine der wichtigsten Aufgaben der fertigen T-Zellen ist das Unterscheiden zwischen gefährlichen Krankheitserregern und harmlosen Körperzellen. Reife T-Zellen besitzen daher eine Andockstelle (Rezeptor) für Strukturen auf den Oberflächen anderer Zellen – jede T-Zelle für eine andere. Die Vielfalt dieser T-Zell-Rezeptoren kommt auf ähnliche Weise zustande wie die Vielfalt der Antikörper: durch Genkombination (siehe Seite 25).

Reisefieber

Als Freßzelle des Blutes und später im Körpergewebe benötigt Myelo außer seiner Verdauungswerkstatt im Zellinneren auch einige Strukturen auf der Zelloberfläche, um seine Aufgaben richtig zu lösen.

Erstens muß er sich wie alle Zellen als Vivian-Zelle ausweisen. Dazu hißt er sozusagen eine weiße Eiweißfahne auf seiner Zelloberfläche. Ohne diese „Fahne" bestünde die Gefahr, daß er von seinen eigenen

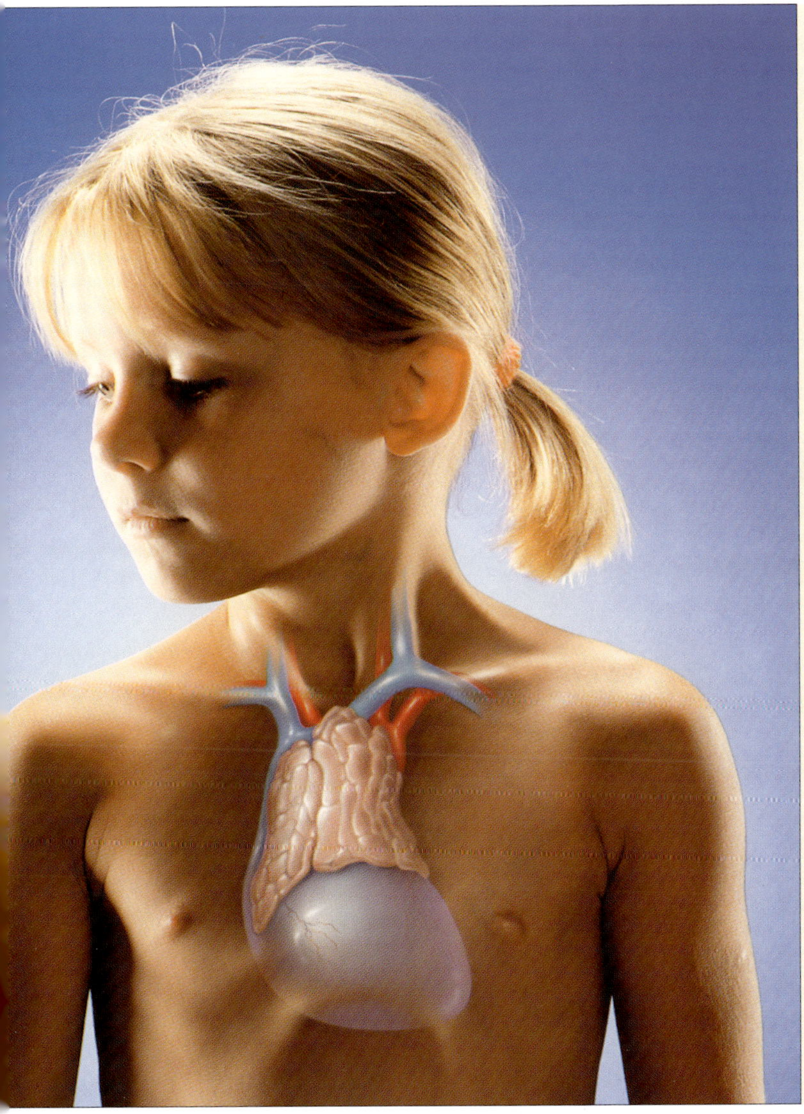

Es entstehen jedoch bei diesem Prozeß auch T-Zellen mit Rezeptoren, die körpereigene Strukturen erkennen, und es wäre fatal, wenn solche T-Zellen heranreifen würden, denn sie würden das eigene Körpergewebe angreifen (wie bei Autoimmunerkrankungen, siehe Seite 174–191). Deswegen wandern die Vorläufer-T-Zellen zuerst in den Thymus, wo sie sich weiterentwickeln. Dort werden durch Kontrollzellen die schlechten von den guten T-Zellen getrennt – die guten wandern weiter in die Lymphknoten, die schlechten sterben noch im Thymus.

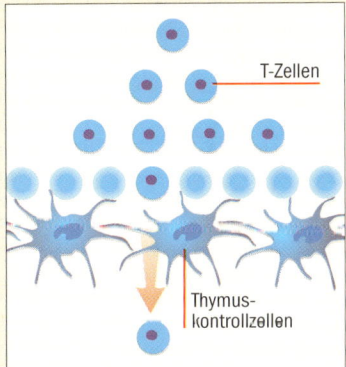

Filter im Thymus
Auf ihrem Weg in das Innere des Thymus teilt sich die T-Zelle viele Male. Alle ihre Kinder müssen eine harte Prüfung durch die Kontrollzellen im Thymus durchlaufen. Nur wenige bestehen sie, die meisten fallen durch und sterben.

Verwandten als Eindringling angesehen und auch so behandelt wird. Dieses Risiko möchte er lieber nicht eingehen.

Zweitens trägt Myelo Landungsstellen für Immunboten auf seiner Oberfläche, die ihm Informationen über Vivians Abwehrsituation übermitteln. Und schließlich kann Myelo auch Bobos Antikörper festhalten. Bobo und Myelo sind nun fit für das Leben als Immunzellen in Vivians kleinem Leib. Bobo und die anderen B-Zellen erkennen mit ihren Antikörpern fremde Moleküle und Zellen, und Myelo und die übrigen Freßzellen schlucken und verdauen sie.

Doch das reicht Vivian nicht, um all den Gefahren zu begegnen. Zu ihrem Immunsystem gehört noch eine weitere wichtige Gruppe von Zellen, spezialisiert wie Bobo und kräftig wie Myelo: die T-Zellen. Wenn sie im Thymus-Organ (daher der Name) erst einmal fertig ausgebildet sind, sind manche dieser Lymphozyten so gefährlich, daß man sie Killerzellen nennt.

„Halt", ruft Bobo, „wir haben noch etwas vergessen!"

„Etwas Wichtiges?"

Jede B-Zelle produziert ihren individuellen Antikörper.

Meisterwerke der Natur: Antikörper als spezifische Erkennungsmoleküle

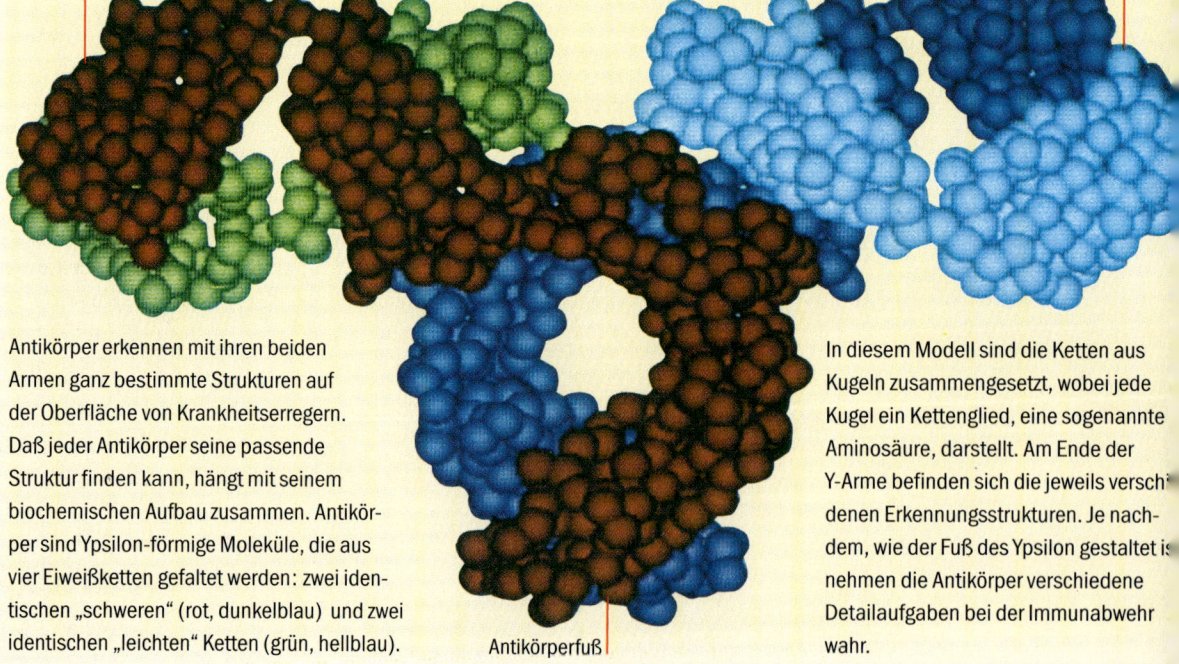

Erkennungsstruktur

Erkennungsstr[uktur]

Antikörper erkennen mit ihren beiden Armen ganz bestimmte Strukturen auf der Oberfläche von Krankheitserregern. Daß jeder Antikörper seine passende Struktur finden kann, hängt mit seinem biochemischen Aufbau zusammen. Antikörper sind Ypsilon-förmige Moleküle, die aus vier Eiweißketten gefaltet werden: zwei identischen „schweren" (rot, dunkelblau) und zwei identischen „leichten" Ketten (grün, hellblau).

Antikörperfuß

In diesem Modell sind die Ketten aus Kugeln zusammengesetzt, wobei jede Kugel ein Kettenglied, eine sogenannte Aminosäure, darstellt. Am Ende der Y-Arme befinden sich die jeweils versch[ie]denen Erkennungsstrukturen. Je nachdem, wie der Fuß des Ypsilon gestaltet is[t] nehmen die Antikörper verschiedene Detailaufgaben bei der Immunabwehr wahr.

„Meinen kleinen Bruder! Der wollte doch unbedingt mit uns schwimmen. Titus will mal eine T-Zelle werden, und er hat ein wenig Angst vor der Schule. Deswegen möchte er, daß wir ihn dorthin begleiten."
„Wohin?"
„Zum Thymus."
„Was ist das?"
„Eine Schule für T-Zellen oberhalb von Vivians Herz. Beeile dich, Titus, es geht los."

Ein besonderer Saft

Die roten Blutzellen transportieren Sauerstoff und Kohlendioxid, die weißen Blutzellen sind für die Immunabwehr zuständig.

In den Blutbahnen, durch die die B-Zelle Bobo, das T-Zell-Kind Titus und die Freßzelle Myelo nun reisen, geht es zu wie auf einem Großflughafen am Montagmorgen. Tausende von Blutzellen strömen dahin, scheinbar wirr durcheinander, und doch gibt das Ganze einen Sinn, und jeder hat sein Ziel. Massen von roten Blutkörperchen schleppen Sauerstoff hin und Kohlendioxid her, tausendmal so viele wie die weißen Blutzellen. Blutplättchen patrouillieren umher und stopfen jedes Leck, aus dem Vivian nach innen oder nach außen bluten könnte.
„Myelo, jetzt bleib doch nicht an jedem Molekül stehen! Komm endlich", drängelt Bobo. Aber Myelo ist beschäftigt.
„Geht ihr ruhig allein weiter. Ich bleibe hier. Also, wirklich köstlich, was man hier im Blut finden kann: ab und zu ein Bakterium mit süßer Fucose und Mannose, Zellwände mit Lipopolysacchariden, und da, eine Zelle von Vivian, die von einem Virus infiziert ist. Die arme Zelle wird auch nicht mehr lange leben."
Myelo ist jetzt ein richtiger Monozyt, und er schluckt in sich hinein, was immer Vivian nicht brauchen kann: alte Zellen, die in Vivians jungem Leben schon ausgedient haben, und jede Menge körperfremdes Material, das aus unerfindlichen Gründen bis hierher vorgedrungen ist. Andere weiße Blutkörperchen aus Myelos Familie haben den Bauch voller kleiner Körnchen, die Granula. Sie heißen deswegen Granulozyten. Sie wandern umher, bis sie irgendwo ein Alarmsignal sehen, bis sie eine Entzündung riechen. Dann schlüpfen sie ins Gewebe, um den Brand zu löschen.
Titus schaut sich mit großen Augen um. Es gibt so viel zu sehen, er weiß gar nicht, wo er zuerst hinschauen soll.
„Sieh mal, da! Was machen die denn da?"
„Das sind B-Zellen, so wie ich. Sie suchen nach ihrem passenden Antigen. Guck, sie halten ihre Antikörper an alles, was ihnen begegnet und probieren, ob er nicht irgendwo draufpaßt. Und das da sind T-Zellen. So eine wirst du mal werden, wenn du mit der Schule fertig bist. Siehst du die T-Zell-Rezeptoren, die sie wie ein Diadem vor sich hertragen? Mit denen suchen sie ebenfalls nach dem richtigen, also passenden Antigen."

Fische und Angler

„Ich versteh' überhaupt nichts mehr", stöhnt Titus. „Was für ein Gen ist denn eigentlich ein Antigen?"

„Ein Antigen ist überhaupt kein Gen", klärt Bobo seinen kleinen Bruder auf, „es heißt nur zufällig so ähnlich. Und es gibt auch nicht nur ein Antigen, sondern unendlich viele verschiedene. Antigene sind alles, was zu uns Immunzellen paßt, also alle Schlösser, in die wir unsere Schlüssel stecken können. Mein Antikörper paßt zum Beispiel nur zu ganz wenigen Antigenen auf der Welt."

„Aber in ein Schloß paßt immer nur ein Schlüssel."

„Stimmt. Also stell dir vor, die Antigene sind Fische, und meine Antikörper sind die Angelhaken, um sie zu fangen. Es beißt ja auch nicht jeder Fisch in jeden Angelhaken, sondern für jede Fischsorte gibt es Spezialhaken."

„Kann ich auch einmal Fische fangen?"

„Bestimmt, Titus, wenn du erst einen richtigen T-Zell-Rezeptor, also den passenden Angelhaken, hast, mußt du sicher nicht mehr lange warten."

Der T-Zell-Rezeptor, also der Angelhaken, ist ein Tausendsassa-Molekül auf der Oberfläche der T-Zellen. Er kann mehrere Dinge gleichzeitig erkennen und festhalten: „sein" passendes Antigen – darin ähnelt er den Antikörpern der B-Zellen – und Moleküle, die Vivians Körperzellen von denen anderer Menschen und generell anderer Lebewesen unterscheiden, die „weißen Fahnen". Mit seinem einzigartigen Angelhaken wird Titus also später nur gefährliche Fische angeln, die ungefährlichen Zellen aber in Ruhe lassen. Die Doppelfunktion ist notwendig, damit die Immunabwehr zum Beispiel virusinfizierte Zellen aus Vivians Körper entsorgen kann.

„Bei mir beißt aber keiner an!" beschwert sich Titus.

„Da fehlt ja auch noch der Haken. Oder hast du schon mal gesehen, daß ein Fisch sich freiwillig an die Angelleine knotet?" stichelt Bobo.

„Aber den Haken wirst du in der Thymus-Schule bekommen."

„Ist es noch weit?"

„Laß uns einen kleinen Umweg machen", schlägt Bobo vor. „Ich möchte mir ganz gerne mal ansehen, wo all die anderen Immunzellen sind, die vor uns den Kindergarten im roten Knochenmark verlassen haben."

Immunorgane

„Schwimmen wir durch einen Lymphknoten?" freut sich Titus.

„Wenn du groß bist", vertröstet ihn Bobo. „Kleine Jungs wie du können die Blutbahn noch nicht verlassen. Dazu müssen wir nämlich durch die

Antigene sind Moleküle, die das Immunsystem erkennen kann. Sie sitzen z. B. auf Bakterien, Viren oder Blütenpollen.

rick hilft dem Körper, Millionen körperfremder Stoffe zu erkennen

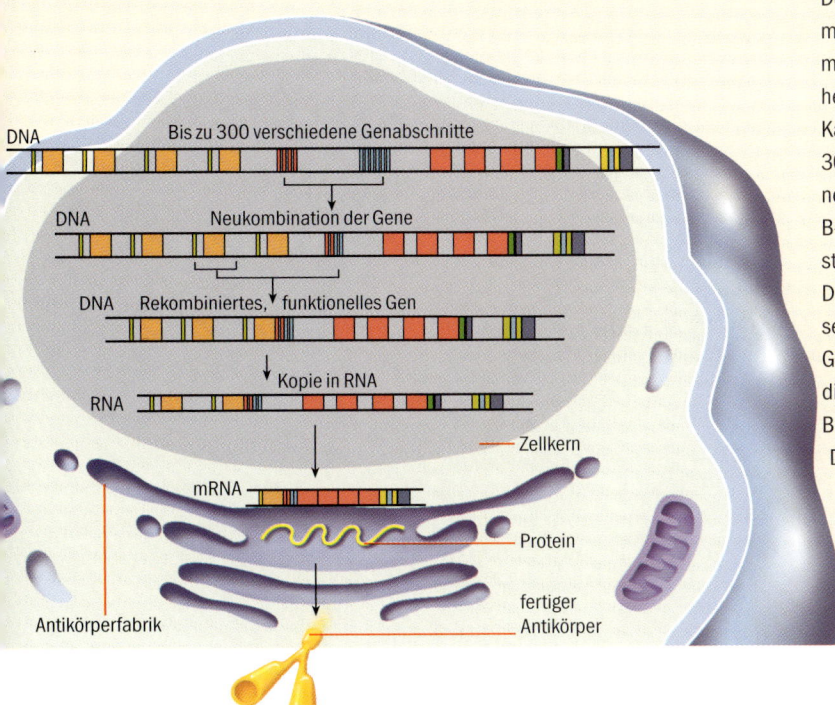

DNA

Bis zu 300 verschiedene Genabschnitte

DNA

Neukombination der Gene

DNA Rekombiniertes, funktionelles Gen

Kopie in RNA

RNA

Zellkern

mRNA

Protein

Antikörperfabrik

fertiger
Antikörper

Der Trick des Immunsystems, um mit einem Minimum an Genen ein Maximum an verschiedenen Antikörpern hervorzubringen, ist ein genetisches Kartenspiel. Es besteht aus etwa 300 Genabschnitten, die immer wieder neu gemischt werden, wobei in jeder B-Zelle ein anderes Antikörpergen entsteht.

Die Neukombination findet in der DNA selbst statt. Von dem neugebildeten Gen wird eine RNA-Kopie hergestellt, die der Antikörperfabrik der B-Zelle als Bauvorlage dient.

Die Zahl der Kombinationsmöglichkeiten ist auf diese Weise nahezu unbegrenzt, und das muß sie auch sein, denn auch die Krankheitserreger arbeiten mit zahlreichen Verwandlungstricks (siehe Seite 34–65).

Wand ins Gewebe schlüpfen, um dann zur Lymphbahn oder in den Lymphknoten zu kommen. Und die Wand öffnet sich nur für Immunzellen mit Schulabschlußzeugnis."

Für Titus ist die Welt so groß, und doch sieht er nur einen kleinen Ausschnitt. Er ahnt gerade einmal, daß sich in Vivians ganzem Körper Immunzellen aufhalten, denn an jeder Stelle können sich Krankheitskeime breit machen, überall werden ständig neue Zellen geboren und alte sterben, die dann entsorgt werden müssen, damit Vivian nicht zum lebenden Zell-Friedhof wird.

Es gibt auch Organe im Körper, in denen sehr viele Immunzellen versammelt sind und dort warten, daß sie gebraucht werden. Diese Organe sind vor allem das Lymphsystem mit den Lymphknoten und die Milz. In Vivians kleinem Körper haben sich schon einige hundert Lymphknoten gebildet. Sie sehen aus wie winzig kleine Bohnen und sitzen in kleinen oder größeren Gruppen an den strategischen Stellen, wo die Abfälle der Körperregionen abtransportiert werden: im Hals, unter den Achseln, im unteren Brustraum, im Bauch und in den Leistenbeugen. Von den Organen her und aus den Körpergeweben führen die Lymphgefäße Abfallstoffe herbei, die in den Lymphknoten gefiltert werden.

Die Milz ist die Kläranlage des Blutes.

Dort warten Freßzellen auf Nahrung und Lymphozyten auf Antigene. Normalerweise ist ein Lymphknoten bei einem Kind so klein wie ein Stecknadelkopf und bei Erwachsenen wie eine Erbse. Wenn aber die Immunzellen ordentlich zu tun bekommen, machen sie den Abfluß aus dem Lymphknoten erst einmal dicht, damit ihnen kein Krankheitserreger davonschwimmt. Durch den Lymphstau kann der Lymphknoten bei Erwachsenen bis zur Größe einer Bohne anschwellen.

Links oben in Vivians Bauch liegt ein Filter- und Reserveorgan für Blutzellen, das lange Zeit als völlig überflüssig galt: die Milz. Kleine Arterien sind dort von Lymphkörperchen umgeben, im Lymphgewebe der Milz warten schön geordnet T-Zellen, B-Zellen und Freßzellen auf Arbeit.

„Kann ich da auch hin?" fragt Titus neugierig.

„Du gehst jetzt erst mal schön in die Schule. Da lernst du, Antigene und Vivians Körperzellen zu erkennen, und wenn du die Prüfung bestanden hast, sehen wir weiter", beschließt Bobo.

Und dann stehen die beiden schließlich vor dem Eingang zum Thymus.

„Kommst du mit rein, Bobo?" Titus klingt plötzlich ganz verängstigt.

„Nein, der Thymus ist nichts für B-Zellen. Ich muß weiter zu einem Lymphknoten, mein Antigen suchen. Aber ich winke dir noch, bis du drinnen bist." Bobo bleibt noch eine Weile vor dem Thymus stehen. Er weiß nicht, ob er Titus in Vivians Körper jemals wieder begegnen wird. Dieser muß nun allein zurechtkommen.

> Der Thymus ist die Schule der T-Zellen.

Das Thymus-Internat

„Ich kann das nicht!" stöhnt Titus verzweifelt.

„Doch, doch, du lernst das schon", beruhigt ihn sein Lehrer. „Also noch mal: Wie heißt dieses Molekül?"

„Weiß ich nicht."

„Gehört es zu Vivian oder nicht?

„Zu Vivian. Es ist eine weiße Fahne."

„Gut! Siehst du, es geht schon. Dieses Molekül heißt MHC-2."

Titus ist schon ganz wirr im Kopf. In jeder Stunde bekommen sie massenhaft Moleküle vorgehalten, und sie sollen alle kennen! Aber er wird es lernen. Titus hat seine Rezeptorgene kombiniert, genau so, wie Bobo es ihm erklärt hat. Daraus hat er in seiner Proteinfabrik die beiden Eiweißketten gebaut, wie Bobo seinen Antikörper, und die sitzen jetzt auf seiner Zelloberfläche und üben Moleküle erkennen.

„Und was haben wir hier?"

„Keine Ahnung."

„Gottseidank. Außer den MHC-Molekülen dürft ihr nämlich keine anderen Moleküle von Vivians Zellhüllen erkennen, damit ihr sie nicht aus Versehen an den Haken nehmt."

Die Reifeprüfung

Titus' Klasse ist schon recht weit. Von außen nach innen wandern die jungen T-Zellen immer tiefer hinein in den Thymus. Dabei teilen sie sich ständig, so daß aus Titus und seinen Klassenkameraden nun schon eine ganze Menge Helferzellen geworden sind, die alle einen etwas anderen Rezeptor bauen.

„Die Prüfung bestanden haben: Titus…"

„Ich hab's geschafft", jubelt Titus und zeigt seinem Freund das Abschlußzeugnis: Helferfunktion sehr gut, MHC-Erkennung sehr gut, Antigenerkennung sehr gut, Botenstoffproduktion sehr gut, Bremsfunktion…

„…nicht so toll, eine vier, und hier: Killerfunktion ungenügend. Aber das ist mir egal. Ich gehe als Helferzelle auf Wanderschaft", beschließt Titus, „und du?"

„Das ist mir zu öde. Und mit den Botenstoffen kenne ich mich auch nicht so gut aus. Ich gehe als Killerzelle."

> Die Zellen, die den Thymus verlassen, werden Helferzellen, Killerzellen oder Suppressorzellen.

Der Weg hinaus

„Nicht so eilig, junge Herrschaften!" Ein Türsteher stellt sich Titus und seinen Freunden in den Weg zur Blutbahn. Er kontrolliert genau. Ist ihr Rezeptor so gebaut, daß er gleichzeitig MHC-Moleküle und fremde Eiweißstoffe erkennen und sie einfangen kann? Heftet er sich nicht etwa an Vivians gesunde Zellen? Der Kontrolleur scheint zufrieden und tritt beiseite.

„Was wäre eigentlich, wenn mein Rezeptor-Angelhaken nicht so gut gelungen wäre?" fragt Titus.

„Dann müßtest du für immer hierbleiben. Du würdest ein Zeichen erhalten, dich selbst zu töten."

„Was?"

„Es wäre eine Ehre für dich, denn auch dadurch könntest du Vivian helfen. Das ist ein wesentlicher Bestandteil unserer Zellkultur: Wer Schaden anrichten kann, wird entweder ruhiggestellt oder erhält den Auftrag zum Selbstmord. Dadurch rettet er das Ganze."

„O Gott, nichts wie weg hier! Kommt, Freunde, auf zum Lymphknoten. Da treffen wir bestimmt Bobo wieder."

Schon seit Vivian ein zehn Wochen alter Fötus war, nimmt das Thymus-Internat T-Zell-Kinder zur Ausbildung auf. In der Zwischenzeit – Vivians Geburt liegt schon einige Wochen zurück – haben einige Milliarden reifer T-Zellen die Schule mit dem T-Zell-Abitur verlassen. Sie sind Helferzellen, Killerzellen oder Supressorzellen geworden und warten zunächst in einem Lymphknoten auf den großen Moment, in dem „ihr" Antigen das Zeichen zum Handeln gibt. Dann endlich

> Nur 5% der im Thymus ausgebildeten Zellen verlassen das Organ. 95% erreichen das Ausbildungsziel nicht und gehen wieder zugrunde.

Schützende Muttermilch

Muttermilch ist die beste Nahrung für den Säugling. Sie ist auch Nahrung für die noch unreife Abwehr, denn sie enthält:

► Antikörper,
► Immunbotenstoffe und sogar
► Freßzellen,

die dem Säugling helfen, in den ersten Wochen mit Krankheitserregern in seiner Umgebung fertig zu werden. Die Antikörper, die die Mutter ihrem Kind so auch nach der Geburt weitergibt, sind genau an die Umwelt angepaßt, in der beide leben, und schützen das Neugeborene vor genau den Risiken, die es am meisten bedrohen können. Die Muttermilch ist ein individueller Cocktail.

Gestillte Kinder

► haben seltener Infektionskrankheiten und ausgedehnte Entzündungen,
► entwickeln seltener Allergien und
► reagieren effizienter auf Impfungen.

Wie diese statistischen Beobachtungen genau zu erklären sind, wie Muttermilch das Zusammenspiel der einzelnen Abwehrkomponenten optimiert, das ist wissenschaftlich nicht im Detail geklärt.

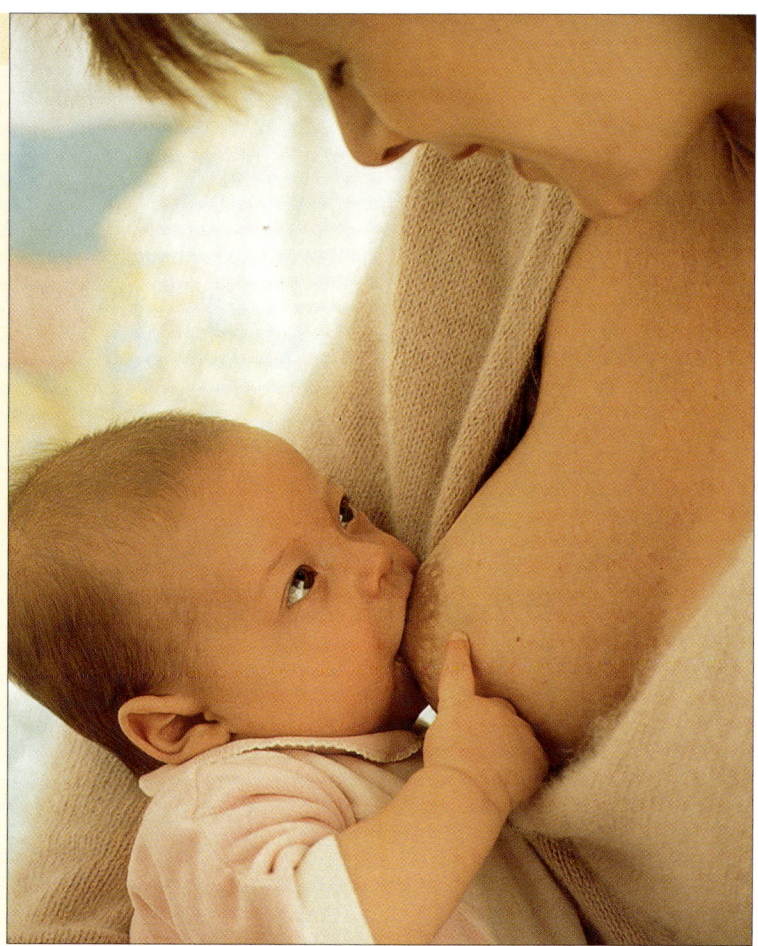

können sie ihrer Lebensaufgabe nachkommen. Das Thymus-Internat wird nicht ein Leben lang T-Zellen produzieren. Schon jetzt, da Vivian noch nicht einmal sitzen kann, hat das Organ (den meisten Menschen nur als Bries von Kälbern bekannt) den Großteil seiner Arbeit erledigt. Wenn Vivian in die Pubertät kommt, wird der Thymus in Pension gehen. Bis dahin wird er langsam schrumpfen und schließlich fast ganz verschwinden. Dann wird Vivian mit dem Großteil der Krankheitserreger, derer sich ihr Immunsystem überhaupt erwehren kann, in Kontakt gekommen sein. Das Wissen über die Krankheitserreger wird ihr Immunsystem in Form von Gedächtniszellen (T- oder B-Zellen) ein Leben lang behalten, denn dann wird jede Zelle mit einem anderen Rezeptor ausgestattet sein, um „ihr" spezielles Antigen zu erkennen.

Immunquelle Muttermilch

„Bäääähhhhh…"

Vivian hat Hunger. Die letzte Mahlzeit hat sie vor drei Stunden bekommen und nun macht sich wieder dieses überwältigende Gefühl breit, das alles andere übertönt. Ihr Schrei verfehlt seine Wirkung nicht. Sie hört Schritte, hört, wie ihre Mutter beruhigend auf sie einredet, sie spürt die Wärme des anderen Körpers. Vivian findet die Milchquelle und saugt gierig.

Mit der Muttermilch strömt nicht nur Nahrung und Flüssigkeit in Vivians kleinen Körper, sondern auch der perfekte Immunschutz. Obwohl die Blutproduktion im Knochenmark und der Thymus auf Hochtouren arbeiten, ist das junge Immunsystem noch lange nicht genug ausgebildet, um den Mikroorganismen in Vivians Umwelt optimal zu begegnen. Überleben würde Vivian auch ohne Muttermilch, als Flaschenkind. Aber die normale industrielle Flaschenmilch hat zwei Nachteile: Die fremden Kuhproteine könnten ihr noch unreifes Immunsystem verwirren und das Allergierisiko erhöhen, und, schwerwiegender, es fehlt die mütterliche Immununterstützung.

Das Immunsystem von Vivians Mutter kennt ziemlich alle Antigene in ihrer gemeinsamen Umwelt, und es hatte in ihrem verhältnismäßig langen Leben viel Zeit, einen Schutz dagegen aufzubauen. Diesen Schutz gibt die Mutter mit der Milch an Vivian weiter, in Form von Antikörpern, Immunbotenstoffen, die die Entwicklung von Vivians eigenem Immunsystem stärken, und Freßzellen. Die Zellen gelangen zwar nur bis zum Magen oder Darm, können aber dort schon mithelfen, Bakterien zu bekämpfen, mit denen das kindliche Immunsystem noch nicht selbst fertig wird. Das erklärt, weshalb gestillte Kinder weniger Infektionen haben als Flaschenkinder. Erst nach rund drei Monaten, wenn Vivians eigenes Immunsystem stark genug ist und selbst Bekanntschaft mit den ersten Erregern gemacht hat, wenn Bobo und die anderen B-Zellen nach einem Kontakt mit Krankheitskeimen Antikörper ins Blut abgegeben haben, erst dann ist es stark genug, auf eigenen Beinen zu stehen.

Muttermilch enthält Antikörper, Immunbotenstoffe und Freßzellen.

Im Alter von drei Monaten hat das Immunsystem eines Babys seine wichtigsten Aufgaben gelernt.

Vor dem Ansturm

„Wann kommen die denn endlich?"

„Wer?"

„Die Keime, die Krankheitserreger, die Bakterien! Ich habe gedacht, es gibt bei Kindern viel zu tun, und jetzt dieses Warten! Es macht mich ganz krank", beschwert sich Myelo ungeduldig.

„Nur keine Hektik. Schließlich bist du gerade erst seit fünf Minuten hier. Die Bakterien werden schon noch kommen. Mehr, als dir lieb sind."

FORSCHUNG UND THERAPIE

Angeborene Immunschwäche – Leben unter Verschluß

Ohne intaktes Immunsystem kann kein Mensch überleben. Er würde schon als Baby den vielen Bakterien oder Viren erliegen, die ständig in der Umwelt vorkommen. Für Kinder, die mit einem genetisch bedingten Immundefekt auf die Welt kommen, sind alle banalen Infektionen eine tödliche Gefahr.

Manchen fehlen die wichtigen IgA-Antikörper, die als einzige Antikörper nicht nur im Körperinneren stabil sind, sondern auch auf der Körperoberfläche funktionstüchtig sind, zum Beispiel in den Schleimhäuten. Dort bilden sie die erste Abwehrfront des Immunsystems, indem sie sich an Viren oder Bakterien heften, sie verkleben und so etwa das Andocken von Viren oder das Eindringen von Bakterien in die Zellen verhindern. Fehlen sie, oder hat ein Kind zu wenige davon, leidet es vermehrt unter Entzündungen der Schleimhäute. Im Zuge des internationalen Programmes zur Entschlüsselung des menschlichen Genoms, der Gesamtheit aller Gene, wurden auch einige Erbanlagen entdeckt, die für die Entstehung von angeborenen

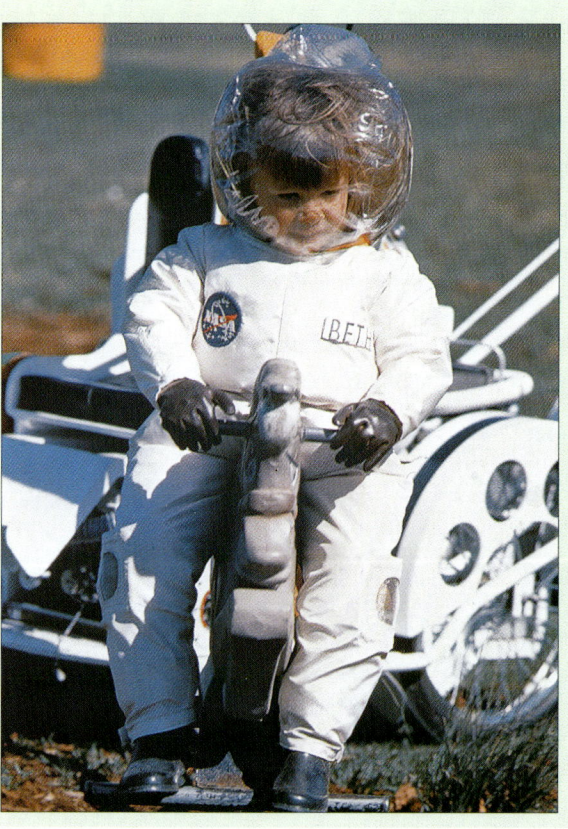

Der „bubble-boy" David konnte nur mit einem NASA-Schutzanzug in den Park. Der SCID-Junge starb mit zwölf Jahren.

Immunschwächekrankheiten verantwortlich oder mitverantwortlich sind. Ein defektes Gen allein macht allerdings noch keine Immunschwäche. Die bisher bekannten Erkrankungen dieser Art werden rezessiv vererbt, das heißt, sie prägen sich nur dann aus, wenn das Kind von Vater und Mutter jeweils das gleiche defekte Gen geerbt hat. Das ist auch der Grund, warum diese schweren Erkrankungen gottlob so selten sind.

Noch in den siebziger Jahren war die einzige Überlebenschance schwer immunkranker Kinder ein Glaskasten oder „life island", wie die Kliniker die Isolierkammern nennen: ein abgeteilter Raum in einem Krankenhaus, den niemand sonst betreten darf. Berührungen sind nur mit Plastikhandschuhen in einer Schleuse möglich. Kein Fenster darf geöffnet werden, denn mit der Luft könnten tödliche Keime eindringen. Statt dessen bläst eine Klimaanlage sterile Luft in den Raum.

Auch heute noch müssen kleine und große Patienten in manchen Fällen die leidvolle Erfahrung des Daseins in totaler Quarantäne machen: wenn zum Beispiel eine Krebserkrankung so schwer ist, daß allein eine extrem hohe Dosis an Strahlen oder Medikamenten die Krebszellen noch töten kann. Sie zerstört auch das Knochenmark, aus dem die

Immunzellen stammen, und das bestehende Immunsystem wird an seiner Funktion gehindert, weil sich die Immunzellen nicht mehr teilen können. Das Leben dieser Patienten kann deswegen nur gerettet werden, wenn ihnen neues, gesundes Knochenmark transplantiert wird, doch bis es „angewachsen" ist, in den ersten Tagen bis Wochen, muß der Körper innen und außen von allen Mikroorganismen „befreit" werden, und eine sterile Isolation muß den ganzen Menschen vor Krankheitserregern schützen. Es bleibt nur der Trost, daß diese schlimme Zeit vorübergehen wird, daß am Ende des Tales in den allermeisten Fällen wieder ein Weg hinausführt.

Die Knochenmark- oder Stammzelltransplantation ist heute auch die Standardbehandlung beim schweren kombinierten Immundefekt SCID. Bei dieser Erkrankung ist das Gen für einen Teil eines Rezeptormoleküls defekt, das normalerweise in der Membran von T-Zellen sitzt. Dort empfängt es Immunbotenstoffe und leitet das entsprechende Signal ins Innere der Zelle, so daß sie darauf reagieren kann. Ist der Rezeptor defekt, können diese Signale nicht mehr übertragen werden, die T-Zellen können sich nicht auf ein Signal hin teilen und deswegen keine Immunantwort ausführen.

Ein Fehler in einem einzigen Gen ist auch die Ursache für die seltene „ADA-Mangel-Krankheit". ADA steht für Adenosindesaminase, ein Enzym, das das Zellgift Adenosin abbaut. Fehlt dieses Enzym, dann trifft der Schaden vor allem die Zellen des Immunsystems. Als Folge werden die Lymphozyten der Kinder vergiftet, also alle Immunzellen, die Krankheitserreger spezifisch erkennen und bekämpfen können. Sinkt ihre Zahl unter eine kritische Schwelle, erliegen die kleinen Patienten sehr wahrscheinlich der nächsten Erkältung.

Bei einem solchen „ADA-Mädchen" wurde im Jahr 1990 der erste klinische Versuch einer Gentherapie am Menschen begonnen (siehe Seite 33).

Dabei versucht man, die doppelt defekten Gene therapeutisch durch gesunde Gene zu ersetzen, die aus den

Fehler im Abwehrsystem

Angeborene Immunschwächekrankheiten sind sehr selten: sie kommen in weniger als einem von zehntausend Fällen vor. Häufiger ist nur der „selektive IgA-Mangel". Weil diese Erkrankungen so selten sind, haben sie auch keine umgangssprachlichen, sondern nur wissenschaftliche Namen.

Selektiver IgA-Mangel
Diesen Kindern fehlt eine wichtige Klasse von Antikörpern (Immunglobuline A, IgA), die die erste Abwehr von Bakterien oder Viren in den Schleimhäuten gewährleisten. Häufigkeit: bis zu drei von tausend Kindern.

SCID (schwerer kombinierter Immundefekt)
Kinder mit diesem Immundefekt (siehe Seite 30) haben ohne Behandlung nur in völliger steriler Isolation eine Überlebenschance. Die Andock-Moleküle für wichtige Immunbotenstoffe (Interleukine) auf ihren Immunzellen sind genetisch defekt, dadurch sind die Immunzellen blind gegenüber aktivierenden Signalen. Der Fehler liegt auf dem X-Chromosom, das Männer einfach und Frauen doppelt besitzen.

ADA-Mangel
Durch ein defektes Gen stellen die weißen Blutzellen das Enzym Adenosindesaminase (ADA) nicht in ausreichender Menge her, das normalerweise ein giftiges Stoffwechselprodukt abbaut. Die Lymphozyten werden durch das Gift zerstört (siehe Seite 33).

Bruton-Krankheit (Agammaglobulinämie)
Genetischer Defekt eines Enzyms der Tyrosinkinase-Familie, das die B-Zellen für ihre Entwicklung brauchen. Die Kombination der Antikörpergene ist gestört (siehe Seite 25), und damit die Voraussetzung für das Erkennen vieler verschiedener Krankheitserreger.

Septische Granulomatose
Dieser Gendefekt wirkt sich auf ein Enzym in den Energiezentralen der Zelle aus. Das hat zur Folge, daß die wichtigsten Freßzellen des Blutes, die Ganulozyten, Bakterien nicht mehr wirkungsvoll abtöten können. Bei Entzündungsreaktionen können sich tödliche Herde bilden (Sepsis).

FORSCHUNG UND THERAPIE

Zellen anderer Menschen stammen. Mit verschiedenen biologischen Vehikeln soll das gesunde Gen in die kranken Zellen hineingebracht werden, damit es dort seine Arbeit aufnimmt und das funktionsfähige Enzymprodukt erzeugt, das zum Beispiel das Abwehrsystem für seine Arbeit braucht. Allerdings steckt die Entwicklung solcher Gentherapien noch in den Kinderschuhen. Manche Forscher sagen gar, sie sei selbst noch ein Embryo. Bis sie zum medizinischen Standard gehören, werden noch viele Jahre, wenn nicht Jahrzehnte der Forschung und Entwicklung ins Land gehen.

Mitunter geben dabei überraschende neue Beobachtungen Impulse, so wie der erstaunliche Fall von genetischer Selbstheilung, von dem amerikanische Wissenschaftler im Jahr 1996 berichteten. Bei einem zweijährigen Jungen, der an ständiger Lungenentzündung, Pilzinfektionen und vielen anderen Anzeichen für einen Immundefekt litt, wurde ein ADA-Mangel diagnostiziert. Einer seiner älteren Brüder mit denselben Symptomen war schon vor seinem zweiten Geburtstag gestorben. Doch bei dem Kleinen verbesserten sich zum großen Erstaunen seiner Ärzte die Symptome. Im Lauf der nächsten elf Jahre genas er völlig von seiner Erkrankung. Obwohl er ein defektes Gen von beiden Eltern geerbt hatte, war später eines davon völlig in Ordnung, stellten Genanalytiker überrascht fest. Daß zuvor eine Fehldiagnose vorlag und der Junge gar keinen echten ADA-Mangel hatte, schließen die Wissenschaftler nach vielen Untersuchungen aus. Nun diskutieren sie darüber, was der Auslöser für die rettende Veränderung gewesen sein könnte: eine zufällige spontane Rück-Mutation in einem der defekten Gene, was höchstens so wahrscheinlich wie ein Millionengewinn im Lotto ist, oder eine zielgerichtete Veränderung des Gens, möglicherweise hervorgerufen durch einen bisher unbekannten Mechanismus. Die Aufklärung solcher Fälle kann wesentliche Impulse für die Entwicklung einer neuen Therapie geben.

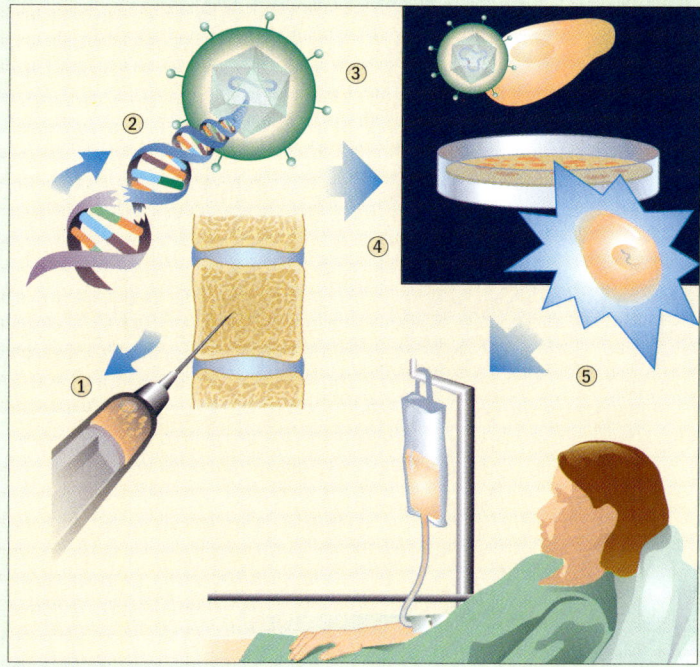

① *Der Arzt entnimmt der Patientin mit dem ADA-Defekt unreife Immunzellen aus dem Knochenmark.*

② *ADA-Gen wird in ein Virus eingebaut.*

③ *Virus mit ADA-Gen.*

④ *Die gentechnisch aufgerüsteten Viren infizieren die entnommenen Immunzellen im Labor.*
Jetzt produzieren diese Stammzellen das fehlende Enzym Adenosindesaminase (ADA).

⑤ *Die Patientin erhält die Stammzellen mit dem ADA-Gen.*
Der Enzymmangel ist damit behoben.

Zwei Mädchen geben Hoffnung auf die Zukunft

Als die kleine Ashanti im Jahr 1986 in den USA geboren wurde, war schnell klar, daß sie an einer schweren Erbkrankheit litt: Ihre Blutzellen konnten das Enzym Adenosindesaminase (ADA) nicht in ausreichender Menge herstellen. Die Ursache ist ein Gendefekt, die Folge eine angeborene Immunschwäche. Kinder mit ADA-Mangel sterben unbehandelt früh an banalen Infektionen.

Nun aber wagten sich die Mediziner Michael Blaese und French Anderson vom Nationalen Gesundheitsinstitut der USA in Bethesda, Maryland, an ein Experiment. Am 14. September 1990 erhielt die damals vierjährige Ashanti die erste Gentherapie der Welt, die von der zuständigen Behörde genehmigt worden war.

Die Ärzte hatten Ashanti vorher Blutzellen entnommen und die Kopie eines intakten Gens eingesetzt. Die Blutzellen bekam sie nun nach und nach in mehreren Infusionen zurück, immer wieder im Abstand von Wochen bis Monaten. Zusätzlich erhielt sie auch ein künstlich hergestelltes ADA-Enzym, als Absicherung, falls das neue Gen nicht arbeiten würde.

Im Jahr darauf behandelten die Genforscher die neunjährige Cindy, auch ein „ADA-Mädchen", nach derselben Methode.

Die Behandlung war bei beiden Mädchen ein voller Erfolg. Ob er der Gentherapie oder dem zusätzlichen Medikament zu verdanken ist und wie lange er anhalten wird, wissen die Forscher noch nicht. Bei Cindy jedenfalls konnte das Enzym nach zwei Jahren abgesetzt werden, seither funktioniert das neue Gen allein. Heute gehen beide Mädchen zur Schule, sie treiben Sport und haben Haustiere, ohne die ursprüngliche Gefahr, harmlosen Mikroorganismen zum Opfer zu fallen.

Die Therapie wurde inzwischen weiterentwickelt: Nun versuchen die Ärzte, Blutstammzellen aus dem Nabelschnurblut zu entnehmen und nicht mehr fertige weiße Blutkörperchen. Die Gentherapie soll damit mehr Zellen erreichen und wirkungsvoller werden. Außerdem ist der Anteil des Enzymersatzes im Laufe der Studien immer weiter reduziert worden, bis auf die Hälfte der Ausgangsdosis. Das nächste Ziel ist, ganz ohne synthetisches ADA auszukommen. Wenn das gelingt, wäre es der erste Beweis, daß eine Gentherapie eine Erbkrankheit dauerhaft heilen kann.

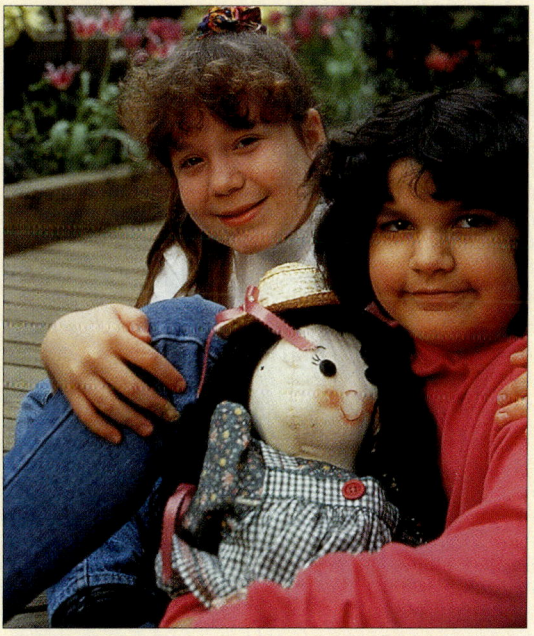

*Cynthia (links) und Ashanti (rechts)
waren schwer krank.
Dank der Gentherapie können sie
heute normal leben und spielen.*

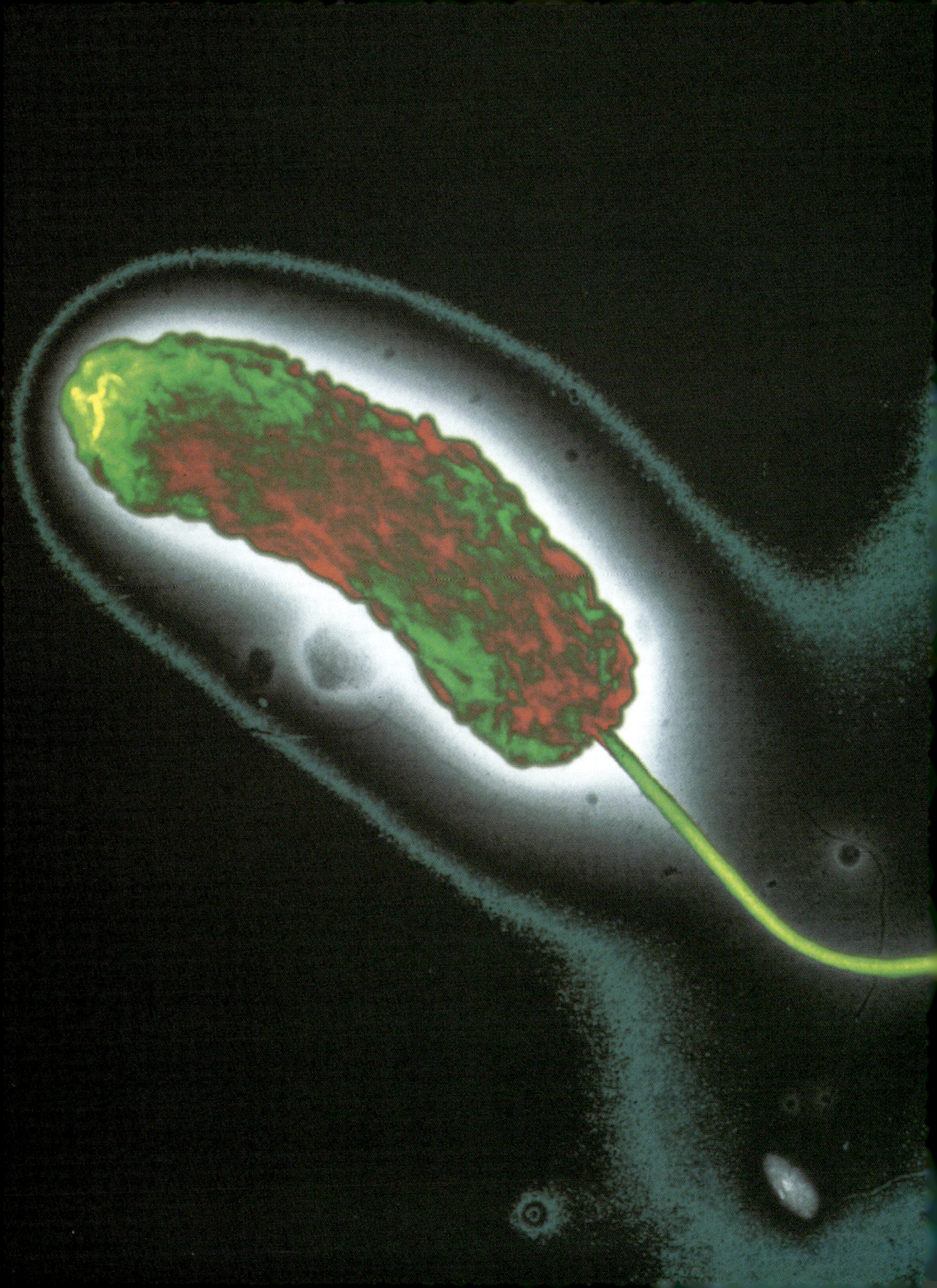

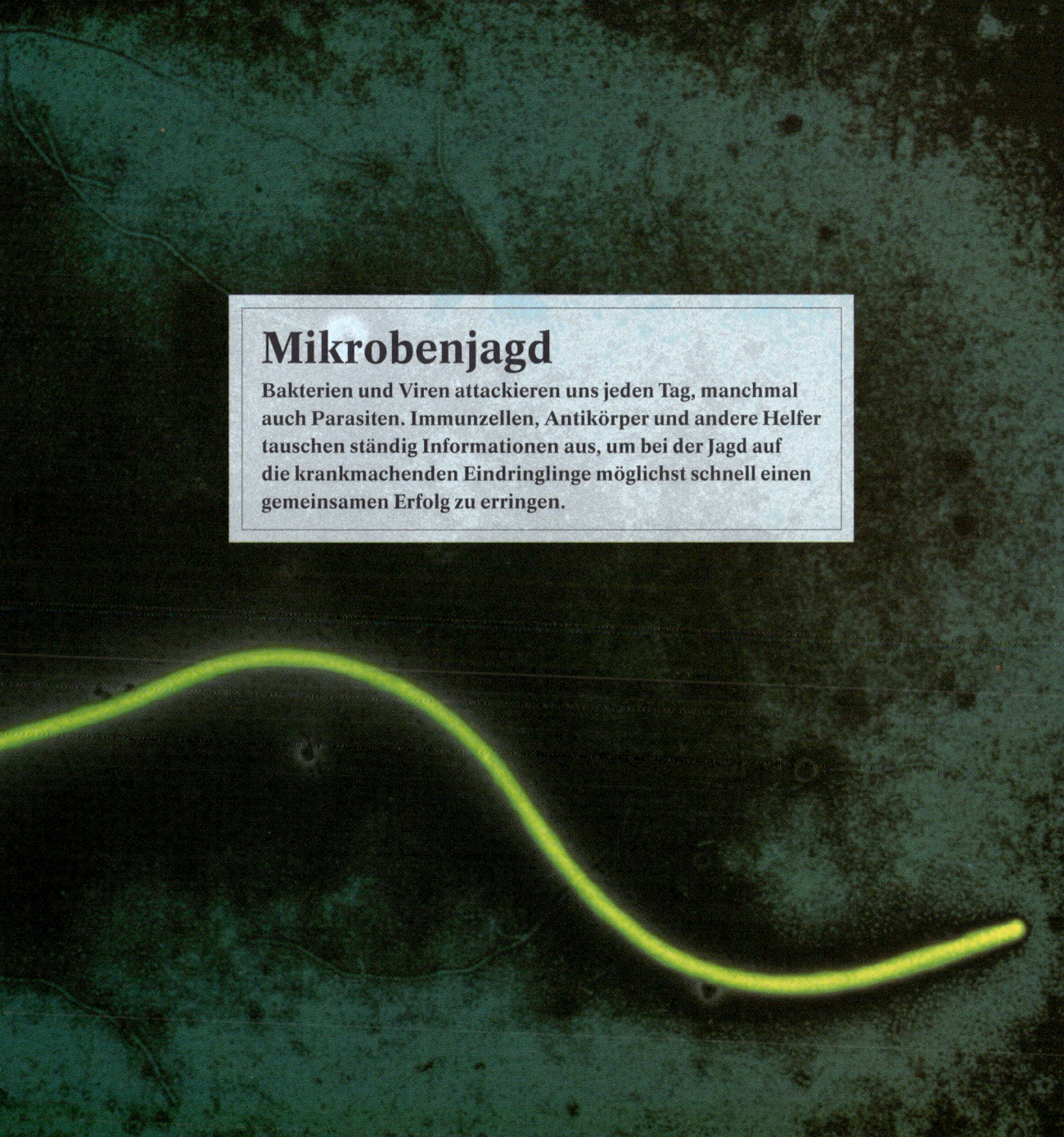

Mikrobenjagd

Bakterien und Viren attackieren uns jeden Tag, manchmal auch Parasiten. Immunzellen, Antikörper und andere Helfer tauschen ständig Informationen aus, um bei der Jagd auf die krankmachenden Eindringlinge möglichst schnell einen gemeinsamen Erfolg zu erringen.

Ein Tor zum Körper

Seit Vivian krabbeln kann, erkundet sie die Welt. Es ist Frühling, und ihre Eltern haben im Garten einen Sandkasten für sie gefüllt. Den Weg dahin kennt sie schon: über die Terrasse und den Kiesweg, ein Stück durchs Gras mit den Gänseblümchen, an den Rosen vorbei… Etwas kratzt an ihrem Daumen. Sie hält inne und sieht auf ihre kleine rechte Hand. Es blutet.

Weinend streckt Vivian ihren Daumen in die Höhe. Die Mutter eilt herbei und nachdem die Tränen getrocknet sind, bekommt sie ein Pflaster. Wenig später ist der kleine Zwischenfall vergessen und Vivian setzt ihre Erkundungsreise durch den Garten fort. Doch in der Wunde ist ein winziges Stückchen vom Rosendorn steckengeblieben. Bis zum Abend bildet sich an ihrem Daumen eine rote und auch ein wenig schmerzhafte Entzündung.

In der Gartenerde wohnen zahlreiche unsichtbare Mikroorganismen – in einem Fingerhut voll Erde sind es Millionen. Die meisten sind völlig harmlos, doch einige können Krankheiten verursachen, wie zum Beispiel Salmonellen und Colibakterien (aus den Exkrementen von Tieren), Tetanusbakterien, Staphylokokken oder Streptokokken. Normalerweise können sie Vivian nichts anhaben, denn durch die Zellen der Oberhaut, die dort dicht an dicht sitzen, kann kein Bakterium eindringen. Doch wenn die Haut verletzt wird, und sei es nur durch eine winzige, fast nicht sichtbare Wunde, dann ist das Tor zum Körper geöffnet. Die Mikroorganismen, die sich vorher harmlos auf Vivians Haut getummelt hatten, dringen nun durch die Wunde tiefer ein, auch die kleinen Staphylokokken. Weil es hier angenehm warm ist und der Stoffwechsel der Bakterien richtig in Gang kommt, teilen sie sich etwa alle 20 Minuten und verdoppeln dabei ihre Zahl. Ohne Gegenwehr wäre Vivians Daumen bald überschwemmt von Bakterien, doch die meisten kommen nicht weit.

Die Haut ist ein aktives und bedeutendes Organ der Immunabwehr. Freßzellen wie Myelo, die aus dem Blut in die Gewebe gewandert sind, und vor allem die nach ihrem Entdecker benannten Langerhanszellen warten auf fremde Beute. Diese gehören zur Familie der sogenannten dendritischen Zellen, die wegen ihrer astartigen Fortsätze diesen Namen tragen (Dendron, griech. = der Baum) und in jedem Organ zu finden sind.

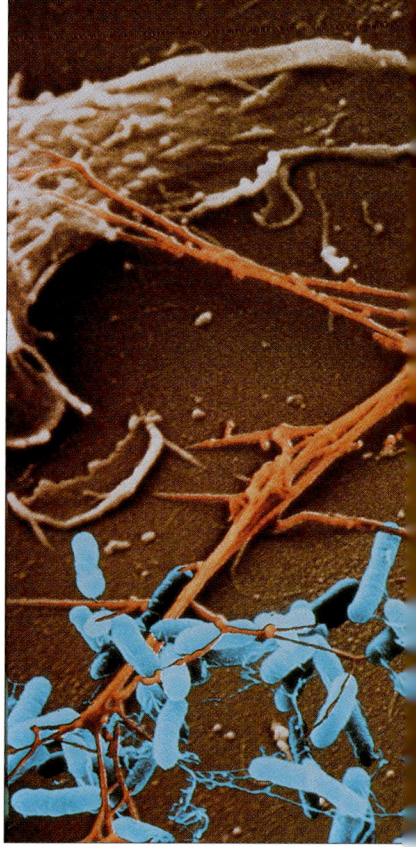

Das große Fressen

Mit vollen Backen sitzt Myelo da und kaut. So viele leckere Bakterien hat er noch nie in seinem Leben gesehen. Mit seinen Armen greift er nach jedem Bakterium, das ihn berührt, umschlingt und schluckt es. Am besten schmecken die, an denen schon bestimmte Eiweißpartikel aus Vivians Blut klebengeblieben sind: Antikörper, die in Fünfergruppen durch die Gegend schwimmen und sich recht unentschlossen an das Bakterium geheftet haben. Das aber hat andere Eiweiße, die Komplementstoffe, aufmerksam gemacht, die sich auch dazu begeben haben, aus Myelos Sicht das Tüpfelchen auf dem kulinarischen i.

Nach einem vielgängigen Menü ist er schon längst beim mindestens zehnten Dessert angelangt, und doch nimmt die Zahl der Bakterien nicht ab, im Gegenteil. Wie um ihn auszulachen, spritzen diese frechen Winzlinge mit Giftstoffen herum.

„Hilf mir doch mal", bittet Myelo den langen Hans, „ich schaffe das nicht alleine."

Der lange Hans erwacht träge aus seinem Mittagsschlaf. Er gähnt und reckt seine vielen Arme: „Du konntest ja den Teller nicht voll genug

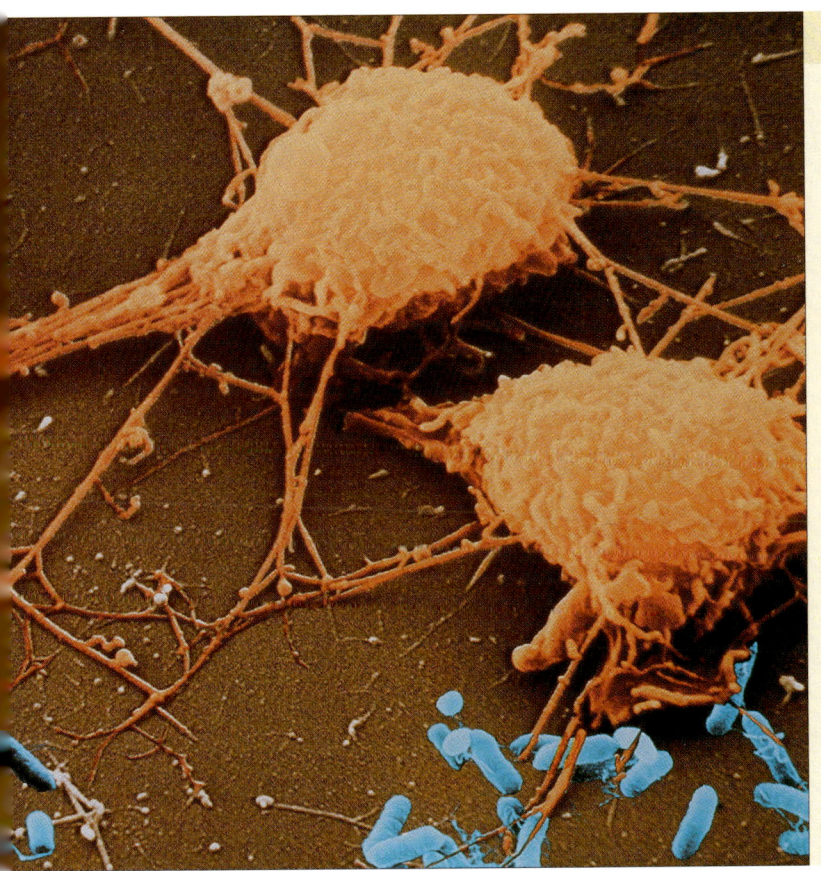

Bakterienfänger

Freßzellen (Makrophagen, orange) gegen Darmbakterien (E.coli, blaugrün): eine Szene, wie sie sich täglich in unseren Körpergeweben abspielt. Makrophagen sind darauf aus, alle Bakterien, die mit ihrer Oberfläche in Berührung kommen, mit ihrem Zelleib zu umfließen und sich einzuverleiben. Oft bilden sie dabei spinnenbeinartige Fortsätze. Sie erkennen die Bakterien an besonderen Zuckermolekülen, die nur diese auf ihrer Oberfläche tragen.

Besonders schmackhaft sind solche Bakterien für Makrophagen dann, wenn sie schon von Antikörpern oder Komplementfaktoren „gewürzt" wurden, für die Makrophagen spezielle Rezeptoren besitzen.

Beim Verdauen der Bakterien geben die Makrophagen Botenstoffe in ihre Umgebung ab, die weitere Freßzellen anlocken. Sie zeigen auch Beutestücke auf ihrer Oberfläche, die dann von den T-Zellen erkannt werden können.

bekommen. Ich habe dir ja gleich gesagt, daß es nicht das reine Vergnügen ist. Jetzt siehst du mal, wie das ist. Laß dir den Appetit nicht verderben!"

„Aber es werden ja immer mehr!"

„Keine Panik, junger Freund. Aber schön, ein kleiner Imbiß wird mir guttun. Ich nehme auch ein paar."

Myelo futtert nach Kräften, aber die Mikroorganismen vermehren sich schneller, als es den beiden lieb ist.

„Ich sehe schon", sagt der lange Hans nach einer Weile resigniert, „es hilft wohl nichts. Ich werde zum nächsten Lymphknoten schwimmen und die Lymphos aktivieren müssen. Die können uns zwar nicht beim

Lymphknoten: Klärwerke für Bakterienmüll

Lymphknoten (hier im Längsschnitt) sind schwammartige kleine Gebilde in Kapseln, die zu Hunderten überall dort im Körper liegen, wo Abfallprodukte aus den Organen und Geweben mit der Lymphe abtransportiert werden. Mit dem Gewebemüll werden auch ganze Bakterien in diese Klärwerke geschwemmt. Immunzellen, die draußen im Körper Bakterien abgefangen haben, zum Beispiel Makrophagen oder Langerhanszellen der Haut, bringen ihre Beute durch die zuführenden Lymphgefäße hierher.

In den Rindenarealen der Lymphknoten warten T- und B-Zellen auf Arbeit:

In den Follikeln wimmelt es von B-Zellen und ihren Zulieferern, den follikulären dendritischen Zellen. Sobald eine der B-Zellen mit ihrem einzigartigen Antikörper ein Antigen erkennt, und von einer T-Helferzelle eine Art Auftragsbestätigung erhält, beginnt sie sich zu teilen. Die Tochterzellen verwandeln sich in Antikörperfabriken und wandern aus ins Knochenmark. Im Paracortex warten die jungen T-Zellen auf ihre Zulieferer, die Makrophagen oder dendritischen Zellen. Sobald sie mit ihren T-Zell-Rezeptoren ein passendes Antigen finden, werden sie aktiv und stimulieren weitere Teile des Immunsystems zur Abwehr des eingedrungenen Krankheitserregers. Durch das wegführende Lymphgefäß wandern sie in den Körper.

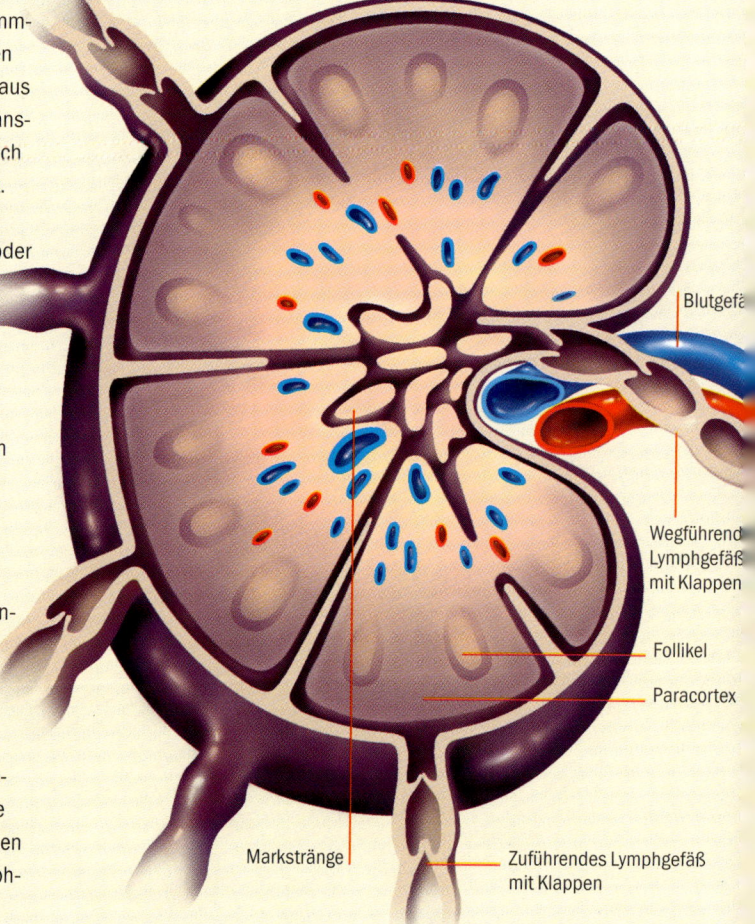

Blutgefäß

Wegführendes Lymphgefäß mit Klappen

Follikel

Paracortex

Markstränge

Zuführendes Lymphgefäß mit Klappen

Essen helfen, aber jede Menge genau passender Angelhaken produzieren, die die Bakterien endgültig wegfangen."

„Bobo und Titus? Bis die auf Touren sind, dauert es doch Tage. Bis dahin haben diese Bakterien schon längst alles überschwemmt!"

Was kann er noch tun? Myelo ist in Bedrängnis. Es wird höchste Zeit, Verstärkung herbeizurufen. Aber wen? Der lange Hans ist weg, schon auf dem Weg zum Lymphknoten. Und die anderen Freßzellen in der Haut sind auch über und über mit Bakterien eingedeckt, so weit er sehen kann. Wer könnte helfen, Bakterien zu fressen? Es muß doch noch andere Immunzellen geben!

Die Granulos! Myelo kennt sie aus dem Blut, durch das er hierher geschwommen ist. Da waren viele und Myelo erinnert sich, daß auch sie gerne Bakterien fressen. Die Granulos müssen her. Myelo schickt seine Boten los, um sie herbeizurufen: Eiweißstoffe wie TNF und Interleukin-1.

Die Granulozyten des Blutes sind bei einer Infektion am schnellsten am Tatort. Sie fressen einen Großteil der eingedrungenen Krankheitserreger.

Entzündung

Vivian weint und hält ihren Finger in die Höhe. „Was ist denn, Vivi? Bist du müde? Tut dir etwas weh?" fragt die Mama besorgt. Den ganzen Tag über waren beide draußen an der Frühlingsluft. Vivian hat gespielt bis zur Erschöpfung. Jetzt, am Abend, merkt sie, daß ihr Finger, den sie sich am Morgen verletzt hat, wieder schmerzt. Die Mutter inspiziert den kleinen Daumen und stellt fest, daß die Stelle ganz rot und geschwollen ist. In der Mitte hat sich ein kleiner Eiterherd gebildet.

Während die Langerhans-Zelle unterwegs ist, um den im nächsten Lymphknoten wartenden Lymphozyten Teile des Bakteriums als Antigen anzubieten, entzündet sich Vivians Daumen. Die meisten dieser Vorgänge werden den Menschen nicht bewußt. Täglich dringen durch die kleinsten Hautverletzungen Mikroorganismen in den Körper ein, die von der ersten Abwehrreihe des Immunsystems, den Freßzellen wie Makrophagen und Granulozyten unschädlich gemacht werden.

Wenn die lange ahnungslosen Menschen von einer Entzündungsreaktion etwas bemerken, hat die Immunreaktion schon größere Ausmaße angenommen. Sichtbar wird eine Rötung und Schwellung, fühlbar werden Wärme und Schmerz.

Rötung und Wärme kommen dadurch zustande, daß die Blutkapillaren sich erweitern. Dafür sind die Immunbotenstoffe verantwortlich, die sogenannten Zytokine, und Komplementfaktoren. Als Komplementfaktoren bezeichnet man rund 20 verschiedene Eiweißstoffe in Blut und Gewebe. Elf davon werden während einer Immunreaktion nacheinander aktiv, ähnlich einem Schneeballsystem. Das aktivierte Komplementsystem kann eingedrungene Krankheitskeime direkt auflösen, indem es Löcher in deren Hüllmembran bohrt und sie so zum Abster-

Entzündungen und Fieber sind Ausdruck dafür, daß die unspezifische Immunabwehr aktiv ist.

39

ben bringt, oder auch mit den übrigen Bestandteilen des Immunsystems zusammenarbeiten. Die übrigen Bestandteile des Komplementsystems sind regulierende Faktoren, die das System auf jeder Stufe des Schneeballsystems kontrollieren.

Durch die Botenstoffe, die die Freßzellen bei einer Entzündung freisetzen, werden Nervenzellen in der Haut aufmerksam, die einen Schmerzreiz ins Gehirn schicken und Vivian warnen, daß in ihrem Finger etwas nicht in Ordnung ist.

„Wo bleibt ihr denn nur?" Myelo wartet sehnsüchtig auf die Granulos. Es kommt ihm wie eine Ewigkeit vor, dabei sind gerade einige Minuten vergangen, seit er die Botenstoffe losgeschickt hat.

Die haben ihre Nachricht mittlerweile an die Zellen in der Wand der winzigen, feinen Blutkapillaren weitergegeben, die durch die Haut verlaufen und in denen die Granulos umhergespült werden. Die Wandzellen strecken daraufhin Klebemoleküle ins Blut, um die vorbeischwimmenden Granulos festzuhalten. Sobald ein Granulo in Kontakt mit diesen Klebern kommt, wird er abgebremst, rollt noch ein wenig weiter an der Wand entlang, um schließlich festzuhaften und ganz stillzustehen. Das ist für ihn das Zeichen, sich dünn zu machen und zwischen den Wandzellen hindurchzuschlüpfen, die dabei einen kleinen Spalt weit auseinanderweichen (siehe Graphik, Seite 46).

„Endlich!" seufzt Myelo erleichtert, als er die ersten Granulos aus der Kapillarwand schlüpfen sieht. Schnell werden es mehr, und bald ist das ganze Gewebe angefüllt mit den Zellen, die sich massenhaft über die Bakterien hermachen. So viele, daß sie dem bloßem Auge als Eiter sichtbar werden.

Hans on the road

Hans ist mittlerweile auf dem Weg zum nächsten Lymphknoten. Hier im Lymphgefäßsystem geht es nicht so schnell vorwärts wie im Blut, denn anders als Arterien haben die Lymphgefäße keine eigene Wandmuskulatur, die die Flüssigkeit vorantreibt. Aber die Bewegung der Muskeln und der Blutgefäße überträgt sich auf die Lymphbahnen.

Er zieht den Kopf ein. Wieder eine Klappe. Diese Ventile sind ungefähr im Zentimeterabstand in die Lymphbahnen eingelassen, um zu verhindern, daß die Lymphflüssigkeit wieder zurück fließt. Seine vielen Arme hat Hans vorsorglich eingeholt, um nicht überall anzuecken.

Währenddessen bereitet er sich darauf vor, den Lymphozyten im Lymphknoten die Reste seiner Mahlzeit zu zeigen, damit sie sehen, welche von ihnen aufgerufen sind, bei der Abwehr der eingedrungenen Bakterien zu helfen. Die Bakterien oder besser das, was noch von ihnen übrig ist, trägt er in kleinen Membransäckchen in seinem Zellinneren. Diese

Zellen, die ein Antigen präsentieren, bringen einen Teil des Krankheitserregers in die Lymphknoten, um die Zellen der spezifischen Abwehr zu alarmieren.

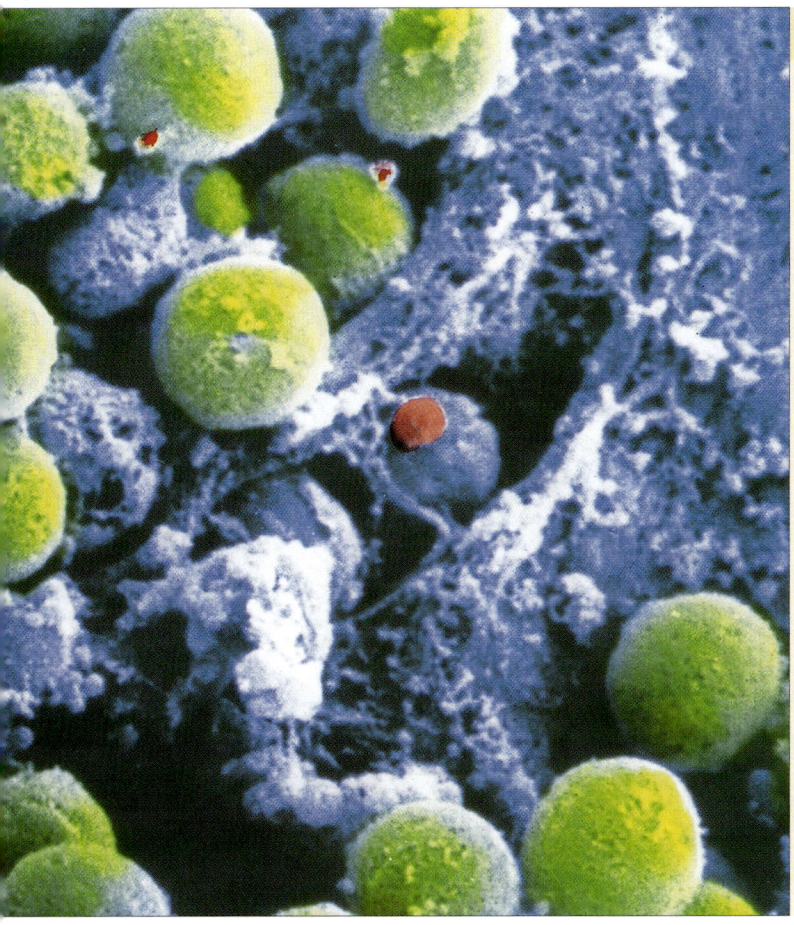

Wandernde T-Zellen

Junge T-Lymphozyten wandern durch den Thymus. Am Ende ihres Weges wird jede reife T-Zelle ihre speziellen Rezeptoren tragen, und jede wird damit ein anderes fremdes Antigen erkennen können.

Damit werden sie in die Lymphknoten wandern und dort darauf warten, daß sie mit „ihrem" Antigen in Kontakt kommen. Anders als B-Zellen können sie allerdings mit frei schwimmenden Antigenen nichts anfangen. Sie sind auf Zulieferzellen angewiesen.

T-Zellen haben Helfer- oder Killerfunktion. Die T-Killerzellen können zum Beispiel mit ihren Perforinen die Wände anderer Zellen durchlöchern. So oder mit Befehlen zum programmierten Selbstmord töten sie ihre Ziele, und das sind hauptsächlich virusinfizierte Körperzellen.

Die T-Helferzellen sind die Manager des Immunsystems. Ohne sie würden alle anderen mehr oder weniger unkoordiniert durcheinander laufen, eine effiziente Zusammenarbeit wäre nicht möglich.

Membransäckchen (Phagosomen) sind entstanden, als er die Bakterienstücke geschluckt hat. Sie sind daraufhin mit anderen Säcken verschmolzen, in denen Verdauungsenzyme schwimmen. Sobald die Verdauungsenzyme mit den Bakterienstücken zusammentreffen, werden diese in ihre Bestandteile zerlegt: in Zucker, Fette und kleine Eiweißstücke. So ein kleines Eiweißstück muß Hans nun im Lymphknoten außen auf seiner Zelloberfläche präsentieren, um die Immunantwort bei den richtigen Lymphos auszulösen.

Wenn er aber einfach Bakterienschrott auf seiner Zelloberfläche herumtrüge, würden die T-Zellen das nicht erkennen, bedenkt Hans. Er kramt in seinen Zellsäckchen. Da, eine weiße Fahne mit der Aufschrift „Vivian". Genau das, was er braucht. In diese Fahne wird er ein Bakterienteil verpacken, gerade so, daß es noch ein klein wenig herausragt, und dann beides zusammen vorzeigen. So wird er es machen.

Gut und böse

Die „weiße Fahne" besteht wie fast alle Funktionsträger im Körper aus Proteinen, also aus Eiweiß. Wissenschaftler haben sie entdeckt, als sie begannen, kranken Menschen Organe zu transplantieren. Dabei kam es wegen der Unverträglichkeit der Gewebe zwischen Spender und Empfänger häufig zu dramatischen Abstoßungsreaktionen, und die Gene der dafür verantwortlichen Moleküle auf der Oberfläche der Körperzellen nannte man – englisch – „major histocompatibility complex", – auf deutsch Haupt-Gewebeverträglichkeits-Komplex – und kürzte sie mit MHC ab.

> Die MHC-Moleküle auf der Oberfläche jeder Zelle sind der biochemische Personalausweis jedes Menschen.

Inzwischen ist klar geworden, welche bedeutenden Aufgaben die MHC-Moleküle bei der Immunabwehr haben. Sie sind es, die die Antigene für T-Zellen erst erkennbar machen.

Jede Körperzelle trägt bis zu einer halben Million dieser MHC-Moleküle – den „Fahnen" also – auf ihrer Außenhaut. Die gewöhnlichen, auf fast allen kernhaltigen Körperzellen vorhandenen MHC-Fahnen werden mit der Ziffer 1 bezeichnet – es gibt also auch MHC-2-Fahnen. Langerhanszellen und die übrigen dendritischen Zellen, die

Der Ganges in Indien: eine ideale Brutstätte für Seuchen

Wo zu viele Menschen auf einem Fleck leben, wo das Wasser verschmutzt und die Temperaturen hoch sind, finden Bakterien und andere Krankheitserreger ideale Lebensbedingungen, und es können sich Seuchen entwickeln. Besonders gefährlich wird es dann, wenn blutsaugende oder beißende Tiere mit Bakterien gemeinsame Sache machen: die Zecke, die den bakteriellen Erreger der Lyme-Borreliose überträgt, oder der Rattenfloh, der den Erreger der Pest weitergibt.

Damit die T-Zellen fremde Eindringlinge im Körper erkennen können, müssen sie ihnen präsentiert werden.

Dafür sind zum Beispiel Makrophagen zuständig: Sie verleiben sich ein Bakterium ein, verdauen es und präsentieren Bruchstücke (Anti-gene) davon auf ihrer Oberfläche, allerdings in einem speziellen Molekül verpackt, dem MHC-Molekül.

Wie diese Bindung eines Antigens (hier rot dargestellt) in ein MHC-1-Molekül (blau) erfolgt, ist in der immunologischen Forschung eine der aufregendsten Erkenntnisse der letzten Jahre und ermöglicht die Entwicklung von neuen Medikamenten gegen unterschiedlichste Krankheiten.

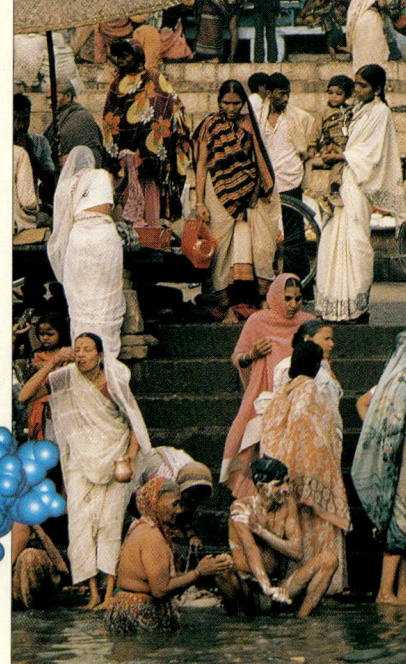

astartige Zellfortsätze tragen, die Makrophagen der Gewebe und die Monozyten des Blutes, also Zellen wie Myelo, und schließlich B-Zellen, sie tragen zusätzlich MHC-2-Fahnen. Da hinein verpacken sie bei Bedarf ein fremdes Antigen, das von ihrer Bakterien-Nahrung stammt, und präsentieren es den T-Zellen, die es spezifisch erkennen und dadurch aktiviert werden.

Die aktivierten T-Zellen können dann die verschiedenen Untersysteme der Abwehr gezielt gegen das Antigen einsetzen. Erst die spezifische Abwehr, wie sie Bobo und Titus leisten, macht das Immunsystem lernfähig.

Alarm im Lymphknoten

„Alarm! Alarm!"

Hans ist ganz außer Puste. So schnell er konnte, ist er von Vivians Daumen bis hinauf zum Ellbogen geschwommen, bis zum nächsten Lymphknoten. Dabei mußte er genau aufpassen, daß er das Antigen nicht verliert, seine Botschaft an die T-Zellen des Lymphknotens. Am Eingang zum Lymphknoten bleibt er stehen, um sich zu orientieren. Links geht es in das Reich der B-Zellen, in die Follikel, geradeaus zu den T-Zellen, tiefer hinein in die Rinde. Dorthin trägt Hans das Antigenstück eines Bakteriums.

„T-Zellen! Titus!" Hans ist ganz aufgeregt. „Wer von euch kennt dieses Antigen? Da draußen macht sich gerade ein Bakterium breit. Eine Menge verschiedener Zellen sind schon bei der Arbeit. Wir brauchen einen Manager. Bist du eine Helferzelle?"

„Sieh her. Auf meiner Oberfläche steht ein CD4-Eiweiß."

„Gottseidank, eine T-Helfer-Zelle. Kennst du dieses Antigen?"

Titus greift mit seinem T-Zell-Rezeptor nach dem Antigen in der MHC-Fahne. Es paßt gut.

„Dann muß ich wohl eingreifen. Was steht denn an?"

„Hier, die Auftragsmoleküle."

„Hm. Ich werde mal sehen, was ich tun kann."

Titus wandert hinüber zu den Follikeln, wo die B-Zellen gerade begonnen haben, sich zu teilen. Er sieht sich die Szenerie an und findet, daß die Arbeit zu träge vonstatten geht. Den Faulpelzen wird er Beine machen. Er verteilt Botenstoffe, Zytokine, die die B-Zellen zu schnellerer Arbeit anspornen. Wo es nötig ist, bindet er über eine Landungsbrücke auch mal direkt an eine B-Zelle und nimmt sie sich persönlich vor.

„Jungs, ich möchte kein Antigen mehr hier sehen. Raus mit euch, damit diese Bakterien endlich verschwinden."

„Ja, ja, wir gehen ja schon."

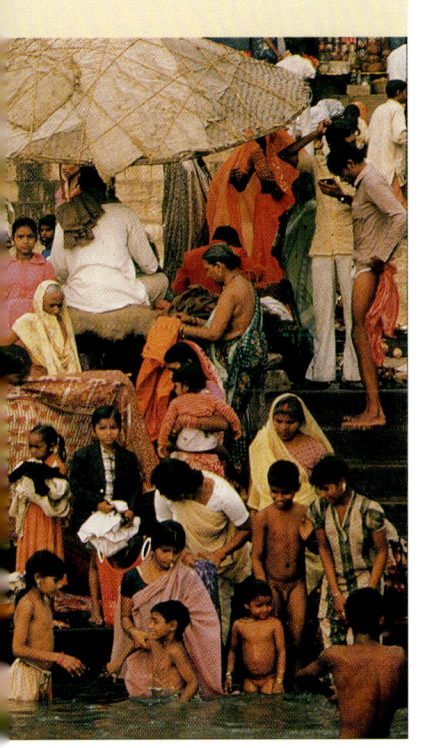

„Ich werde hier bleiben und warten. Und erst, wenn keine antigenpräsentierende Zelle mehr mit diesem Schrott hier hereinkommt, werde
ich das Spiel abpfeifen. Keine Sekunde früher."
„Hast du das gehört? Spiel sagt er. Dabei ist es blutiger Ernst."
„Quatsch nicht. Ab jetzt mit euch."

Bobos Verwandlung

Zur gleichen Zeit wimmelt es in den Follikeln des Lymphknotens von
B-Zellen wie in einem Ameisenhaufen. Wie elektrisiert halten sie eine
nach der anderen ihre Antikörper an das große Antigen, das unverdaut
auf der Oberfläche einer follikulären dendritischen Zelle klebt. Sie
heißt Folko und ihr Job ist es, im Lymphknoten zu sitzen und vorbei-
treibende Antigene festzuhalten, auf denen schon Antikörper oder
Komplementfaktoren sitzen.
Bei manchen B-Zellen paßt Folkos Antigenbeute gar nicht, bei ande-
ren nur ein wenig, so daß sie es gleich wieder loslassen. Nun kommt
Bobo an die Reihe.
„Paßt genau", stellt er fest, „was soll ich jetzt tun?"
„Hier ist dein Auftrag", befiehlt Folko, „teile dich so schnell und so oft
du kannst, und schalte deine Fabrik ein."
Zum Beweis zeigt Folko Eiweißstoffe neben dem Antigen vor, die
Bobo Gewißheit geben, daß dieses wirklich ein Auftrag ist.
„Okay, dann mal los."
Nun kommt es darauf an, möglichst schnell möglichst viele passende
Antikörper ins Blut zu entlassen, damit sie die Bakterien unschädlich
machen. Sie werden sich auf die Antigene stürzen und sich ganz fest an
sie klammern. Damit machen sie die Granulos, die Makrophagen und
Monozyten im Blut noch gefräßiger, und sie aktivieren die Moleküle
des Komplementsystems, jene im Blut gelösten Eiweißstoffe, die was-
serfallartig eines nach dem anderen aktiv werden und schließlich
Löcher in die Bakterien bohren.
Noch sitzen die B-Zellen, die die Bakterien bekämpfen werden, im
Lymphknoten. Die Antikörper müssen aber ins Blut.
„Aufstellen zum Abmarsch!" befiehlt Bobo. „Wir wandern zuerst ins
Knochenmark."
„Zurück in den Kindergarten?"
„Das Knochenmark ist die Quelle des Blutes. Wenn wir dort sitzen
und unsere Antikörper ausschütten, gelangen sie ganz einfach über-
allhin."
Das passende Antigen und die Auftragsmoleküle wirken auf Bobo wie
ein Zaubersignal. Er beginnt sich zu teilen, und es entstehen Hunderte
von neuen Bobos, die sich gleichen wie ein Ei dem anderen. Ein ganzer

echanismen geht unser Immunsystem gegen Angina oder Scharlach vor

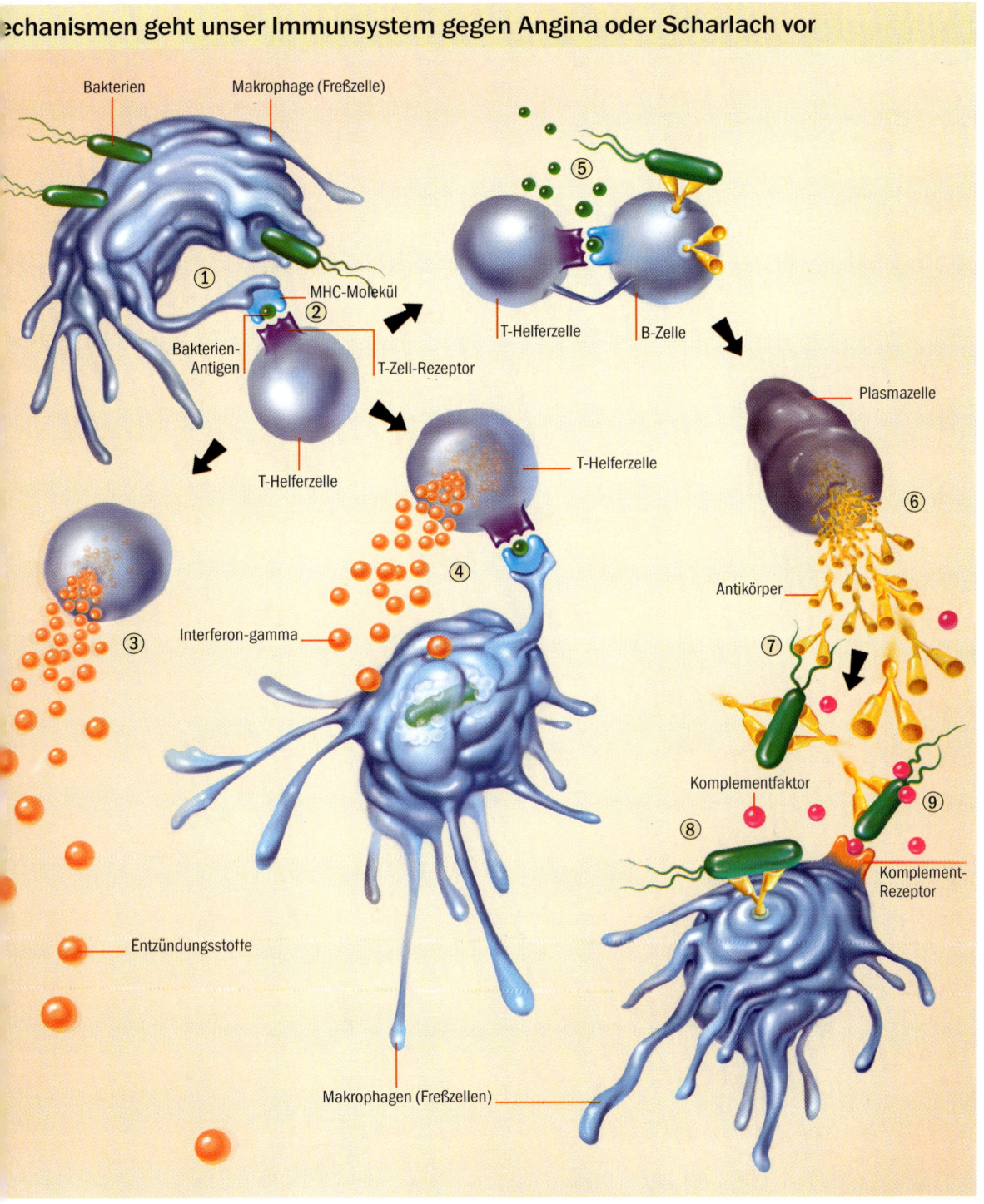

Bakterien

Makrophage (Freßzelle)

① ②

MHC-Molekül

Bakterien-Antigen

T-Zell-Rezeptor

T-Helferzelle

③

Interferon-gamma

④

T-Helferzelle

T-Helferzelle

B-Zelle

⑤

Plasmazelle

⑥

Antikörper

⑦

Komplementfaktor

⑧

⑨

Komplement-Rezeptor

Entzündungsstoffe

Makrophagen (Freßzellen)

Entzündungszellen auf dem Weg zum Einsatzort

Mit dem Blut schwimmen ständig Entzündungszellen (Granulozyten) durch die Gefäße.

Wie werden sie auf Bakterien im Gewebe außerhalb des Blutgefäßes aufmerksam?

① Die Bakterien geben Giftstoffe ab (Endotoxine). Die Wandzellen des Blutgefäßes strecken daraufhin Fühler (Selektine) ins Blut hinein aus.

② Die Selektine bremsen die vorbeischwimmenden Entzündungszellen zunächst ab.

③ Gleichzeitig geben Freßzellen im Gewebe (Makrophagen), die schon mit der Abwehr der Bakterien befaßt sind, Lockstoffe ab (Chemokine). Die Chemokine wandern durch die Wand des Blutgefäßes und bleiben innen an langen Fäden kleben.

④ Die Entzündungszellen im Blut sehen die Chemokine und aktivieren Greifarme (Integrine).

⑤ Mit den Integrinen halten sich die Entzündungszellen an bestimmten Wandmolekülen fest (ICAM-1). Den offenbar vielfältigen Funktionen der Zellanker-Moleküle sind die Forscher zur Zeit auf der Spur.

⑥ Durch die Wand schlüpfen die Entzündungszellen ins Gewebe, um dort Bakterien zu fressen.

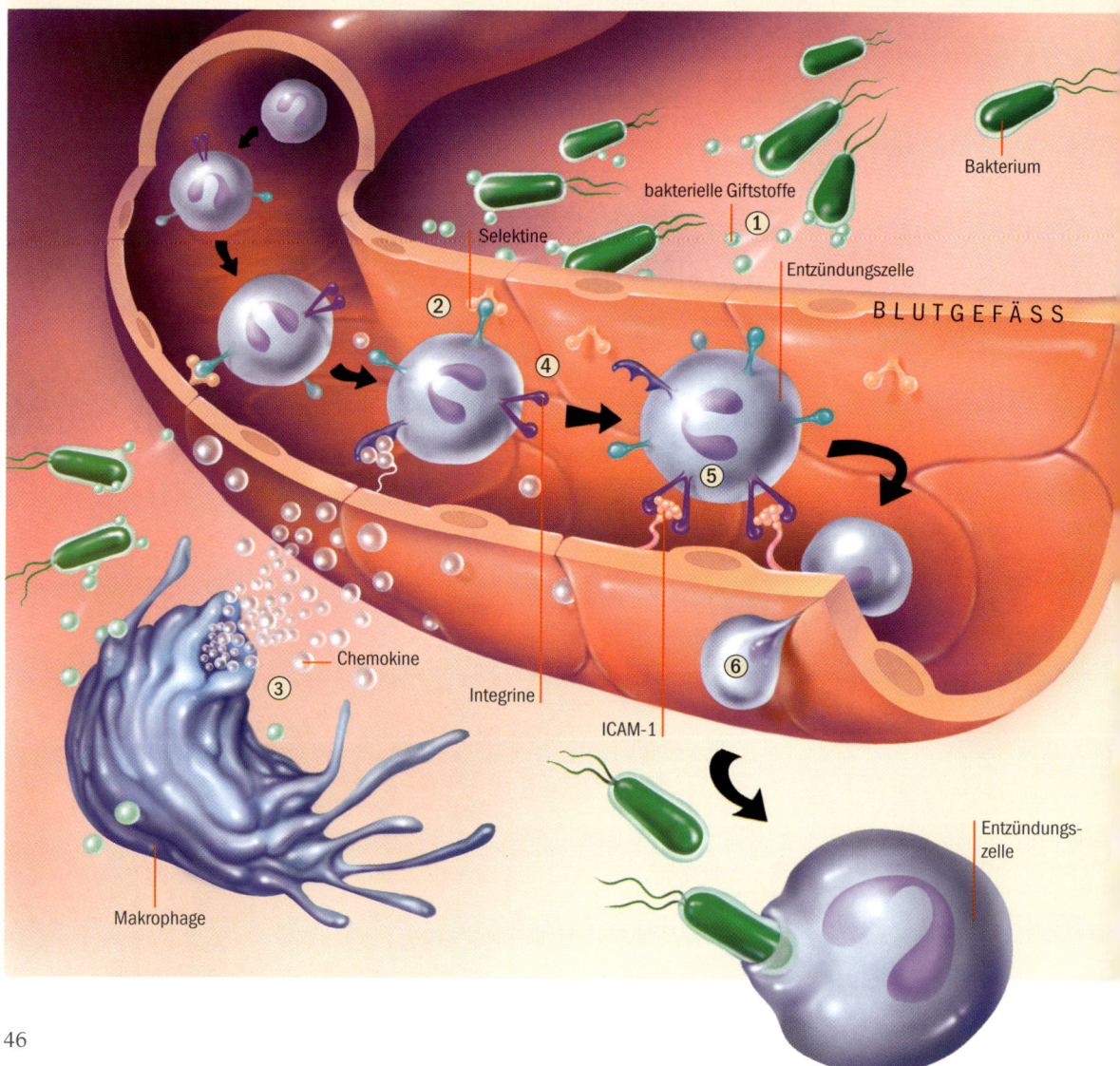

Bakterium

bakterielle Giftstoffe

Selektine

Entzündungszelle

BLUTGEFÄSS

Chemokine

Integrine

ICAM-1

Entzündungszelle

Makrophage

Bobo-Klon entsteht. Die neuen Bobos verändern ihre Gestalt und bauen in ihrem Zelleib zahlreiche Fließbandstraßen für die Antikörperproduktion, jede eine riesige Fabrik. Die Baupläne für den Fußteil verändern sie so, daß die neuen Antikörper nicht mehr fest auf ihrer Zelloberfläche kleben, sondern in Schwärmen freigesetzt werden. Die B-Zellen ähneln nun gar nicht mehr ihren noch wartenden Verwandten. Sie sind fülliger und zu richtigen Plasmazellen geworden.

Bobo ist nicht allein. Andere B-Zellen erkennen mit ihren Antikörpern andere Teile der Bakterien, und auch bei ihnen läuft nach dem Antigenkontakt die gleiche Verwandlung ab. So entstehen gleichzeitig mehrere Klone von Plasmazellen, die alle gegen denselben Erreger gerichtet sind. Auch gegen die Giftstoffe, die manche Bakterien in den Körper abgeben, werden die passenden B-Zellen mit ihren Antikörpern aktiv.

Eine Plasmazelle produziert pro Sekunde einige tausend Antikörper und setzt sie schwarmweise frei.

Heilung

Zwei Tage später erwacht Vivian von einem Sonnenstrahl, der durch das Fenster auf ihr Bettchen fällt. Sie sieht ihm eine Weile zu, wie er über die Decke wandert, und dabei seine Farben ändert. Dann stellt sie fest, daß sie hungrig ist. Außerdem klebt die nasse Windel zwischen ihren Beinen. Sie ruft nach ihrer Mutter.

„Guten Morgen, Vivi. Hast du gut geschlafen?"

Vivian streckt die Arme nach der Mutter aus, damit sie sie aus dem Bettchen hebt.

„Was macht denn dein Daumen? Zeig mal. Kein Eiter mehr zu sehen, und er ist auch schon fast gar nicht mehr rot. Bis heute abend wird alles vorbei sein."

Eine Immunreaktion dauert so lange, bis die steuernden Zellen keine Antigene mehr präsentiert bekommen.

Das Gedächtnis des Immunsystems

Vivians Immunsystem hat gute Arbeit geleistet. Und nicht nur das, es hat auch dazugelernt. Während sich Bobo fortlaufend geteilt und einen wimmelnden Klon von Plasmazellen hervorgebracht hat, haben sich einige Zellen seiner Nachkommenschaft vor dem Weg ins Blut gedrückt. In den Nischen des Lymphknoten-Follikels haben sie sich versteckt, und sind so ihrem Schicksal als Plasmazelle entronnen. Plasmazellen werden so lange produziert, bis die jeweiligen Krankheitskeime erfolgreich abgewehrt sind. Eine Plasmazelle geht nach etwa zwei Tagen zugrunde. Die Drückeberger sind dennoch nicht nutzlos: Sie bleiben mit dem Wissen über die Antigenstruktur des Erregers in den Lymphknoten. Sie können als Gedächtniszellen eine Zeitlang überdauern, für den wahrscheinlichen Fall, daß derselbe Krankheitserreger wieder in Vivians Körper eindringt.

Auch Titus hat sich den Erregertyp genau gemerkt. Er wird nun den Lymphknoten verlassen und als T-Gedächtniszelle durch Vivians Blut wandern. Mit einigen seiner vielen Fühler wird er „riechen", wo die Bakterien ihr Unwesen getrieben haben. Denn die Wände der Blutkapillaren strecken genau dort, wo das zu Titus passende Bakterium in den Körper eingedrungen war, Klebfäden aus, die speziell zu Titus' Fühlern passen. Dort bleibt er hängen, wird abgebremst, rollt aus und sobald er angehalten hat, weichen die Wandzellen auseinander und machen gerade so viel Platz, daß Titus durch die Kapillarwand hindurch in sein Heimatgewebe zurückschlüpfen kann. Hier ist sein Revier, hier wird er auf seiner ruhelosen Wanderschaft immer wieder vorbeikommen, und falls es die Bakterien eines Tages wieder wagen sollten, da hineinzukommen, dann wird er schon da sein.

Dann nämlich, beim zweiten oder mehrfachen Kontakt, ist Vivian gut vorbereitet. Sie muß nicht erst abwarten, bis Hans sich wieder bequemt, Verstärkung in einem Lymphknoten zu holen. Der Manager ist dann schon vor Ort, die T-Gedächtniszelle kann ihr Antigen wiedererkennen, und Titus kann in seinem Team der Immunzellen sofort die nötigen Aufgaben verteilen. Auch die B-Gedächtniszellen sind dann schon trainiert und ihre erneute Verwandlung verläuft sehr viel schneller und routinierter. Antikörper sind rasch produziert, um die Krankheitserreger abzuwehren.

> B- und T-Zellen, die nach einer Auseinandersetzung mit einem Erreger übrigbleiben, sind das Gedächtnis des Immunsystems.

Die Tricks der Erreger

So einfach hat es das Immunsystem nicht immer. Einige Bakterien wie die Tuberkelbazillen, Salmonellen, Pneumokokken, Listerien oder die Erreger der Lepra und auch Protozoen, winzige tierische Einzeller mit den Eigenschaften tierischer Zellen wie Toxoplasmen oder die Erreger der Malaria, der Schlafkrankheit und der Leishmaniose haben raffinierte Tricks auf Lager, um dem starken Immunteam zu entwischen.

Malariaparasiten dringen in die roten Blutkörperchen ein und verstecken sich darin. Damit entgehen sie der Entdeckung durch Immunzellen und Antikörper. Manche Parasiten besitzen die Fähigkeit, ihre Antigene auf der Oberfläche so schnell zu verändern, daß das Immunsystem nicht hinterherkommt und den Wettlauf gegen die Infektionserreger verliert.

Pneumokokken, die bakteriellen Erreger der Lungenentzündung, tragen auf ihrer Oberfläche glitschige Zuckermoleküle, so daß die weißen Blutkörperchen sie nicht zu fassen bekommen. Allerdings kann der Körper Griffe an den Bakterien befestigen, sogenannte Opsonine, wie

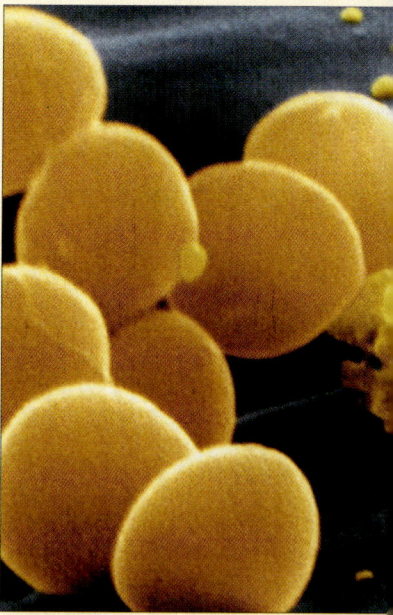

Krankheitserreger: Bakterie

Eitrige Entzündungen: Staphylococcus aureu

etwa Antikörper oder Komplementfaktoren, über die sie die Freßzellen festhalten können. Manche Parasiten und Würmer verkleiden sich so, daß sie wie menschliche Zellen aussehen. Ihre Kostüme aus Oberflächenmolekülen sind zum Teil so gut, daß die Immunzellen Probleme haben, sie von Körperzellen zu unterscheiden.

Tuberkelbazillen und Listerien zum Beispiel leben, nachdem sie von Freßzellen verschluckt worden sind, munter weiter. Sie haben im Laufe der gemeinsamen Lebensgeschichte von Mikroorganismen und Menschen Tricks entwickelt, um der Verdauung in den Freßzellen zu entgehen. Sie verhindern durch die Abgabe bestimmter Eiweißstoffe zum Beispiel, daß die Säckchen, in denen sie verschluckt wurden, mit jenen Säckchen verschmelzen, die die Magensäfte der Freßzellen enthalten. Oder sie stellen die Produktion dieser Magensäfte einfach ab. Außerdem entziehen sich diese Krankheitserreger, sobald sie einmal in einer Körperzelle sind, damit dem Zugriff der Antikörper und des Komplementsystems.

Zu den Krankheitserregern, die ihr Werk im Inneren von Zellen verrichten, gehören auch die Viren. Gegen sie können Myelo und die Granulos, Bobo und Titus allein nicht viel ausrichten. Um eine Chance zu haben, auch mit ihnen fertig zu werden, braucht Vivian einen weiteren Mitspielertyp im Immunteam: Tom, die Killerzelle.

> Krankheitserreger haben zahlreiche Tricks auf Lager, um der Immunabwehr zu entkommen.

ommen im Elektronenmikroskop groß raus

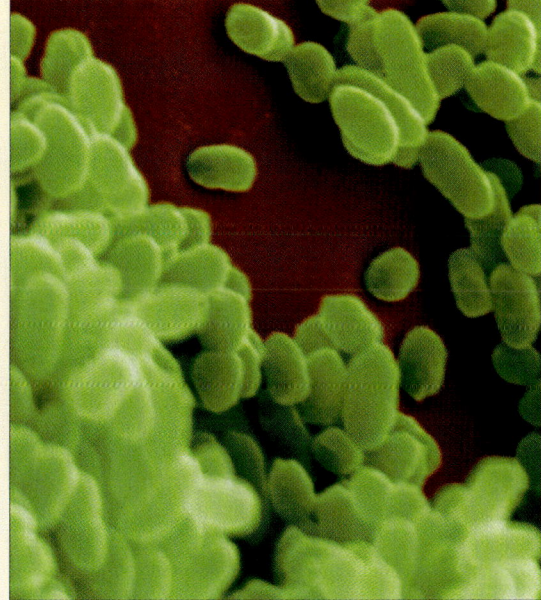

Lungen- und Gehirnhautentzündung: Haemophilus influenzae

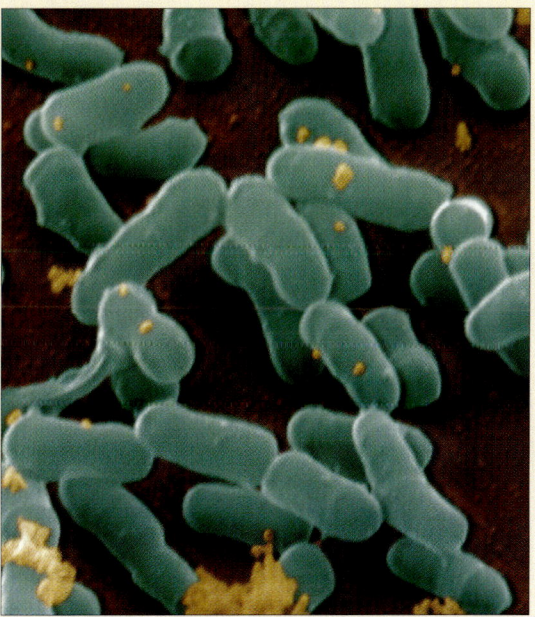

Diphtherie: Corynebacterium diphtheriae

Schnupfen

„Tschi", niest Vivian. Und noch einmal: „Tschi".

Gestern hat es geregnet. Das heißt, zuerst war das Wetter schön und sie ist mit ihrer Mutter auf dem Fahrrad gefahren. Da hat sie jetzt einen Sitz zwischen den Armen von Mama, sehr hoch oben, und sie kann alles sehen, was da vorbeifliegt. Sie sind zu einem Haus geradelt, in dem ein kleiner Junge wohnt, der ständig niesen mußte. Sie haben gespielt und später sind sie wieder nach Hause gefahren. Und da hat es geregnet. Plitschnaß sind beide geworden, und Vivian hat ganz kalte Hände bekommen. Zu Hause hat Mama ihr all die nassen Sachen ausgezogen, sie abgetrocknet und in eine warme Decke gewickelt, aber da war es schon zu spät.

Jetzt hat sie einen Schnupfen. Ihre Nasenschleimhäute sind geschwollen, so daß sie nur noch durch den Mund Luft bekommt, und ständig

Viren: gefährliche Schmarotzer

Viren sind Zellschmarotzer. Anders als Bakterien haben sie keinen eigenen Stoffwechsel, sondern benötigen Körperzellen, um sich zu vermehren. Dabei bevorzugt jedes Virus spezifische Körperzellen: HIV befällt T-Helferzellen, Herpes simplex sucht Zellen der Lippen und Mundschleimhaut oder der Genitalien, und Rhinoviren mögen Nasenschleimhautzellen. Viren bestehen normalerweise nur aus Erbsubstanz und einer Eiweißkapsel, manchmal zusätzlich eingehüllt in Membranstücke, die sie beim Verlassen der Zelle als Mantel mitgenommen haben.

Im oberen Bild ist ein Herpes simplex Virus gerade dabei, sich auf einer Körperzelle (orange) niederzulassen, um sie zu befallen.

Das Bild unten zeigt AIDS-Viren (grün/rot), die gerade eine T-Zelle (gelb) verlassen. Sie zerstören die Zellmembran (rot), indem jedes ein Stückchen davon ausreißt und mitnimmt.

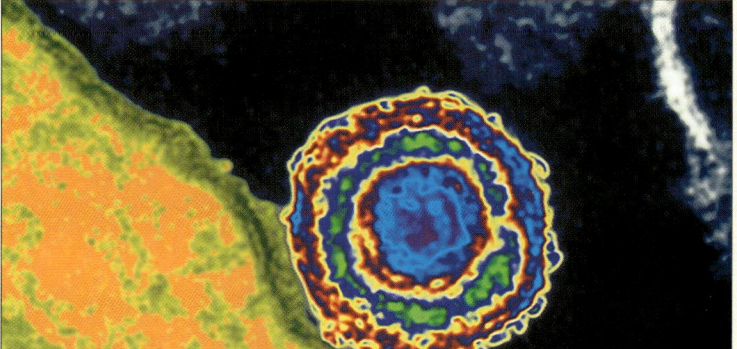

Fieberbläschen: Herpes simplex

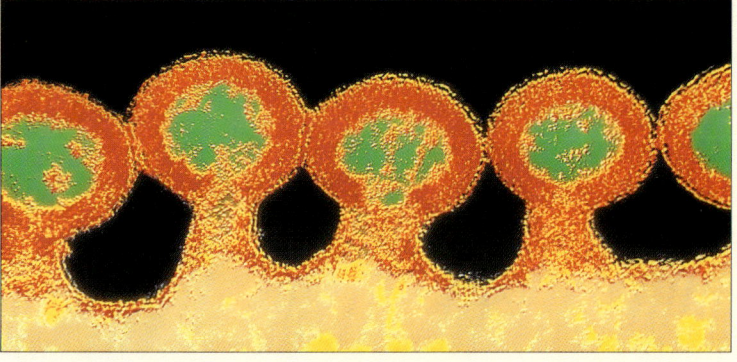

AIDS: Human immunodeficiency virus (HIV)

läuft Schleim aus der Nase. Sie fühlt sich nicht gut. Das Spielen macht keine rechte Freude, sie mag nichts essen, am liebsten würde sie nur auf Mamas Arm sitzen und herumgetragen werden.

Viren: Schmarotzer der Zellen

Für Vivians Schnupfen verantwortlich sind Rhinoviren, Nasenviren also. Sie haben ihre Nasenschleimhaut seit gestern in eine Mondlandschaft verwandelt.

Viren sind winzige Parasiten, die streng genommen gar keine Lebewesen sind, weil sie im Gegensatz zu anderen Mikroorganismen, wie Bakterien, Protozoen oder auch Pilzen, keine Nährstoffe aufnehmen und verarbeiten können, also gar keinen Stoffwechsel besitzen. Sie sind nichts als nackte Erbsubstanz mit einer Eiweißhülle, manchmal noch mit einem zusätzlichen Mantel aus Zellhülle, im Grunde aber ein reines Informationspaket, das befallene Zellen so umprogrammieren kann, daß diese Hunderte von neuen Viren produzieren und sich damit selbst töten.

Viren sind Parasiten, die zum Überleben auf Körperzellen angewiesen sind.

Viren dringen in Körperzellen ein, indem sie sich mit ihren Hüllen an Molekülen auf der Oberfläche ihrer Ziele festhalten. Diese Haltegriffe haben normalerweise wichtige biologische Aufgaben: Sie binden Hormone, Immunbotenstoffe oder andere Informationsmoleküle und übertragen Signale in das Zellinnere hinein. Die Viren verschmelzen mit der Zellmembran, sobald sie angedockt haben, werden in das Zellinnere aufgenommen und setzen dort ihre Erbsubstanz frei.

Nun vollzieht sich eine wundersame Verwandlung: Der ganze Apparat im Zellinneren benimmt sich plötzlich, als gäbe es nichts Dringlicheres, als die Erbsubstanz der Viren zu vermehren, neue Hüllproteine zu produzieren und die Viren zu verpacken, um sie nach der vielfachen Vermehrung in die Umgebung zu entlassen, auf daß sie die nächste Zelle befallen können.

Krankheitserreger, die sich in Zellen verstecken, wie z.B. Viren, sind für das Immunsystem schwerer zu fassen.

Aufgabe des Immunsystems ist es nun, solche verrückt gewordenen Zellen zu erkennen und die eigene Körperzelle zu töten – ein hoher Preis, aber der Gewinn ist Vivians Gesundheit.

Ein Opfer für Vivian

Das Alarmsystem hat wieder einmal funktioniert. Gerade kommt ein langer Hans in den Lymphknoten im Hals geeilt, mal wieder ein Antigen unter dem Arm. Allerdings nicht in die MHC-2-Fahne gewickelt wie üblich, wenn er Bakterien gefressen hat, sondern in die MHC-1-Fahne. Die holt Hans immer dann hervor, wenn er kein fremdes Antigen vorzuzeigen hat, sondern eines, das er selbst produziert hat. Heute hat Hans eines dieser Schnupfenviren geschluckt, und kaum war das geschehen, fing er an, Eiweißmoleküle nach Anweisung der Viren zu bauen. Ein kleines Stück davon brachte er nach außen und packte es in die MHC-1-Fahne.

Im Lymphknoten nimmt Hans den direkten Weg zu den T-Zellen. Titus will ihm schon zu Hilfe eilen, aber heute braucht Hans den starken Tom. Titus kann schon mal helfen, aber bei einer Virusinfektion muß auch Tom ran, die Killerzelle.

Abwehr von Viren: Wie das Immunsystem eine infizierte Körperzelle tötet

T-Killerzellen spielen bei der Virusabwehr eine wichtige Rolle:

① Ein Virus bindet mit einem seiner Hüllproteine an Rezeptoren auf der Oberfläche einer Körperzelle. Seine Hüllmembran verschmilzt mit der Zellmembran. Das Virus wird so in die Zelle eingeschleust.

② Seine Erbsubstanz (Virus-DNA) wird frei und bringt die Zelle dazu, nicht mehr nur ihre eigenen Eiweißstoffe, sondern auch Virusproteine herzustellen. Das Virus manipuliert und mißbraucht also den Stoffwechsel der Körperzelle für seine eigenen Zwecke.

③ Teile der Virusproteine erscheinen (wie die zelleigenen Eiweißstücke) in MHC-Molekülen auf der Oberfläche der Körperzelle und sind dann erkennbare Virusantigene. Eine T-Zelle mit dem passenden T-Zell-Rezeptor erkennt ein Virusantigen und wird dadurch zur tödlichen T-Killerzelle, denn nun schickt sie Waffen und Signale auf den Weg:

④ Lymphotoxine binden an entsprechende Rezeptoren auf der infizierten Zelle. Diese Bindung gibt der Zelle ein Signal zum programmierten Selbstmord.

⑤ Perforine dringen in die Membran der infizierten Körperzelle ein und öffnen Kanäle, durch die Salze und Wasser in die Zelle eindringen und sie so zum Platzen bringen können.

So tötet die T-Killerzelle eine Zelle desselben Körpers, desselben Menschen – eigentlich ein Brudermord, aber sie verhindert dadurch, daß sich das Virus in dieser Zelle weiter vermehren und mit seinen Tochterviren noch gesunde Körperzellen befallen kann.

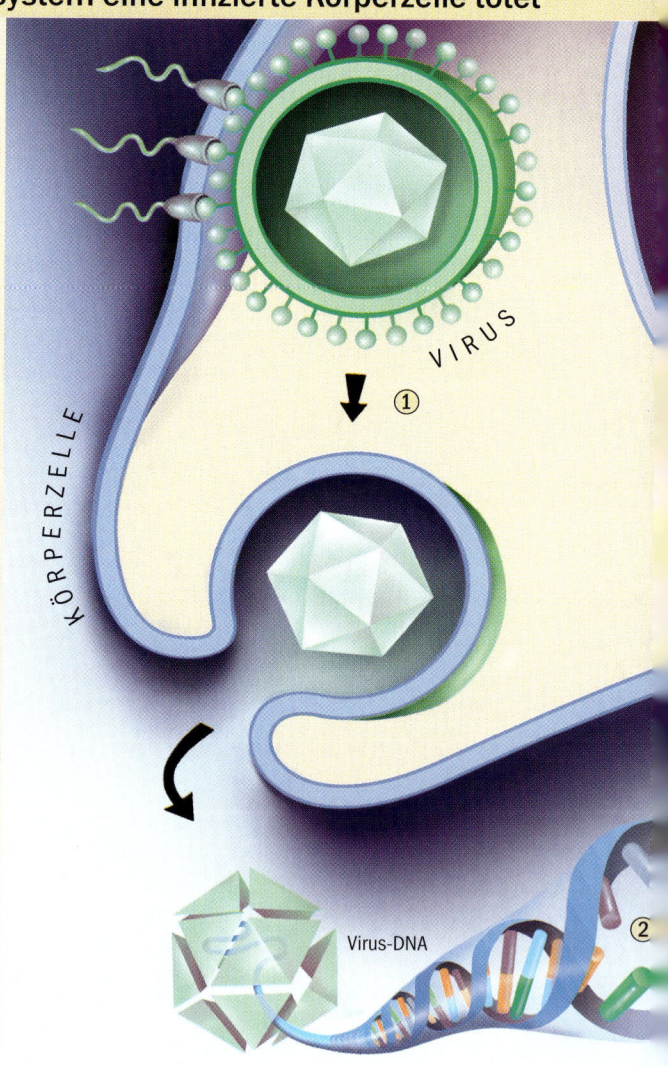

KÖRPERZELLE

VIRUS

①

②

Virus-DNA

Der springt gleich auf das Signal an und spurtet los, in Richtung Nase. Schon von weitem hört er Hilferufe: „Hierher! Hierher!" winkt die Nasenschleimhautzelle. „Zelle in Not!"

Tom eilt herbei. Überrascht stellt er fest, daß er nicht der erste Sanitäter vor Ort ist. Jemand hat sich bereits ans Werk gemacht: Niko, eine natürliche Killerzelle. Die beiden Killerzellen sind grundverschieden: Während die T-Killerzelle wie alle T-Zellen ein Spezialist ist, der mit seinem T-Zell-Rezeptor nur ein bestimmtes Antigen erkennen und auch nur gegen dieses eine Antigen vorgehen kann, kann die natür-

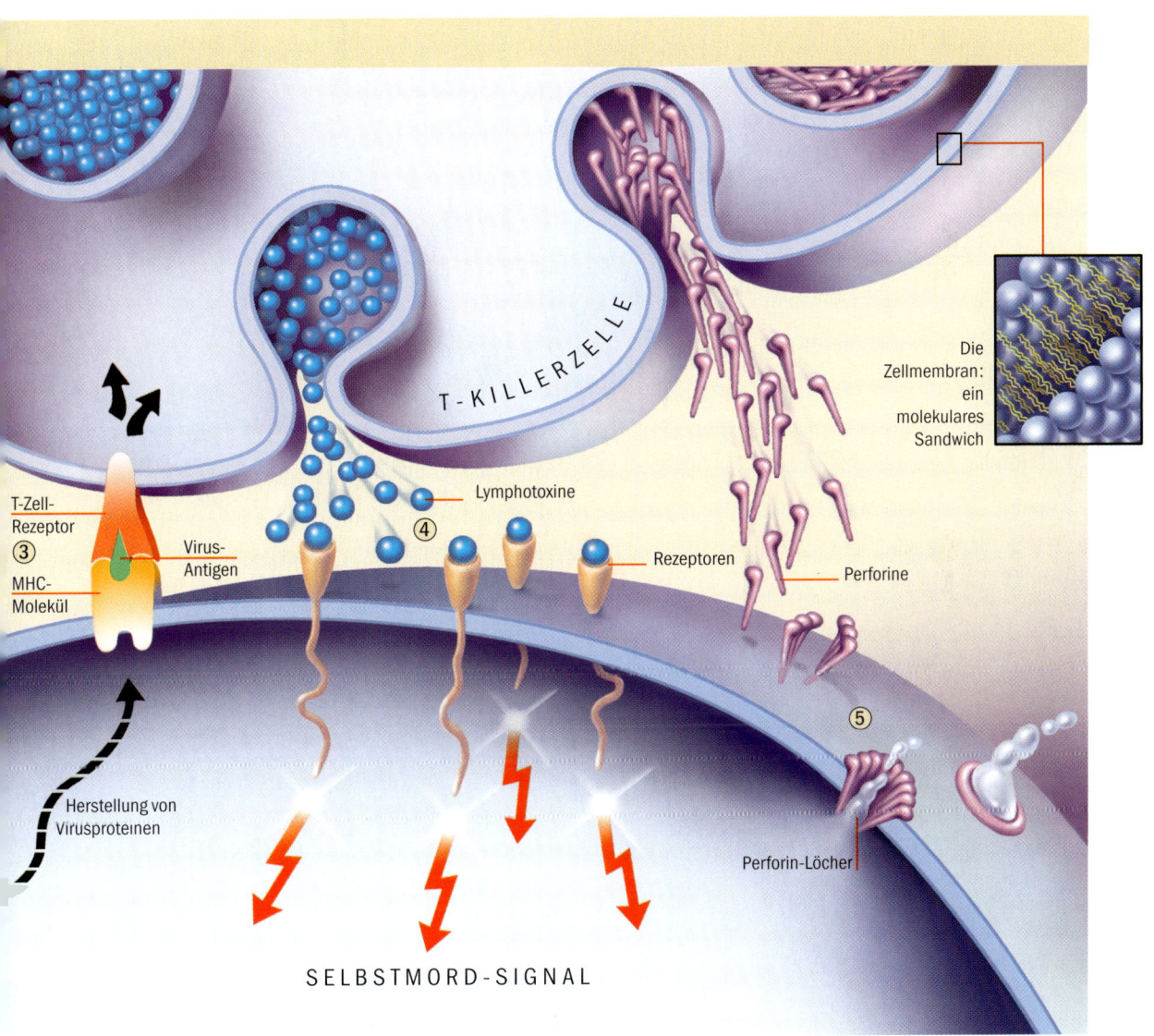

Die Zellmembran: ein molekulares Sandwich

T-KILLERZELLE

Lymphotoxine

T-Zell-Rezeptor
③

Virus-Antigen

MHC-Molekül

④

Rezeptoren

Perforine

⑤

Herstellung von Virusproteinen

Perforin-Löcher

SELBSTMORD-SIGNAL

liche Killerzelle Niko ihre tödlichen Waffen auf viele gefährliche Angreifer richten – allerdings nicht so effektiv wie Tom.

„Wo kommst denn du her?" wundert sich Tom.

„Weiß ich nicht. Aber diese Schleimhautzellen sind krank von einem Virus. Ich leiste nur ein wenig Sterbehilfe."

„Ich sehe kein Virus."

„Ich auch nicht, aber hier, diese Zellen sehen doch irgendwie nach Virus aus, findest du nicht?"

Gemeinsam machen sich Tom und Niko ans Werk. Sie docken an die kranken Zellen an und impfen sie mit Perforin-Stoffen und anderen Enzymen, die sie bisher in kleinen Tröpfchen im Inneren ihres Zellkörpers getragen haben. Diese Stoffe perforieren die Hülle der todkranken Zellen, so daß sie platzen oder einfach auslaufen. Oder sie senden ein Selbstmord-Signal. Tote Zellen können keine neuen Viren mehr produzieren. Eine kranke Schleimhautzelle nach der anderen muß daran glauben, denn nur so bekommen die Killerzellen das Virus in den Griff.

„Tschi", niest Vivian.

„Nun schaffen sie es doch wieder", ärgert sich Tom, „in einem Wassertröpfchen ins Freie und vielleicht in die nächste Nase zu kommen."

Und laut fügt er hinzu: „Wartet nur, ihr Schnupfenviren! Vivian macht ihr nicht noch einmal krank. Hans hat euch nämlich auch den B-Zellen gezeigt, und die produzieren jetzt jede Menge Antikörper, die euch sofort abfangen, wenn ihr es wagen solltet, wiederzukommen. Wenn ihr das nächste Mal kommt, ist Vivian gerüstet. Über die Antikörper-Schranke in ihrer Nase kommt ihr nicht mehr hinaus!"

Da hat Tom recht und doch nicht recht.

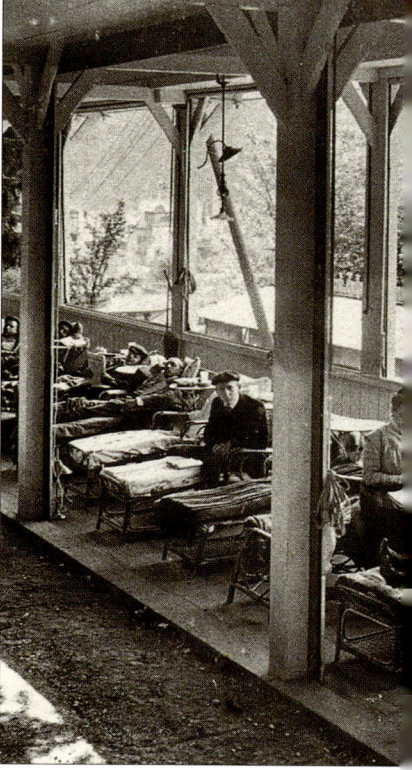

Die Tricks der Viren

Vivian hat nun Antikörper gegen genau diesen Virustyp. Rhinoviren kommen in vielen unterschiedlichen Formen vor. Sie verändern ihr Äußeres, und die Viren der nächsten Schnupfenwelle können für das Immunsystem wieder ganz anders aussehen und ganz neu sein, obwohl es auch Schnupfenviren sind.

Ihre Wandlungsfähigkeit ist ein Mittel der Viren, um den Attacken des menschlichen Immunsystems zu entkommen. Auch das AIDS-Virus verdankt seinen bisherigen Erfolg unter anderem dieser Taktik. Sie ist jedoch nicht die einzige. HIV bindet an die Rezeptoren, die typisch sind für T-Helferzellen wie Titus, die CD4-Moleküle. Seine eigene Bindungsstelle hält es aber tief in den Falten seiner Hülle verborgen, so daß es selbst daran nicht zu erkennen ist. HIV tötet die T-Helferzellen und macht das Immunsystem so immer anfälliger für weitere Infektionen und auch für die Entstehung von Tumoren.

Um Viren sehen zu können, muß man sie mit einem Mikroskop mindestens 10000fach vergrößern.

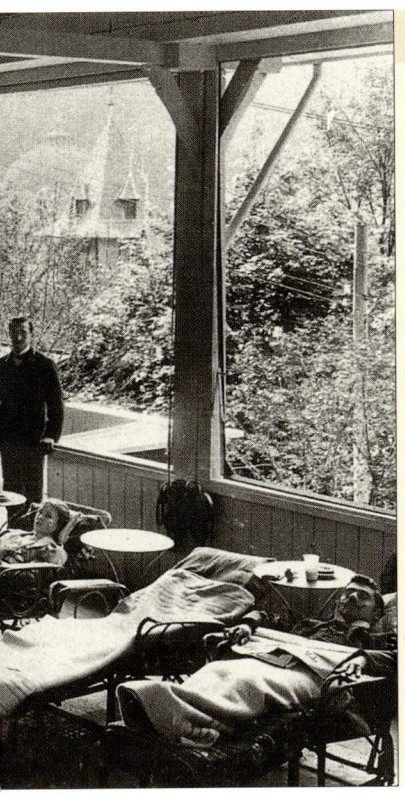

Frischluft gegen Tuberkelbazillen

Die Symptome der „Schwindsucht" wurden in China schon im dritten Jahrtausend vor Christus beschrieben: Fieber, Atemnot und Bluthusten quälten die Kranken bis zu ihrem frühen Tod. Im 18. und 19. Jahrhundert wurde die Tuberkulose in Europa zur Volksseuche, die vor allem Menschen im Elend der frühen Industrialisierung, aber auch zahlreiche prominente Künstler und Literaten befiel: Molière, Frédéric Chopin, Carl Maria von Weber, Friedrich Schiller, Franz Kafka und viele andere.

Im Jahr 1865 bewies der französische Arzt Jean-Antoine Villemin durch Versuche an Kaninchen, daß die Krankheit ansteckend ist. 1882 entdeckte Robert Koch in Berlin die „Tuberkelbazillen" (Mycobacterium tuberculosis, kleines Foto) und entwickelte aus den Erregern das „Tuberkulin", das noch heute als Test verwendet wird. Die Behandlung erfolgte in neuen Lungenheilanstalten und, schon länger, in Bergsanatorien, wo die Patienten in „Freiluftliegekuren" zu allen Jahreszeiten auf Liegestühlen im Freien ruhten, wie hier 1911 in St. Blasien im Schwarzwald. Eine eindrucksvolle Schilderung des Lebens in solchen Sanatorien gab Thomas Mann in seinem Roman „Der Zauberberg".

1943 fanden zwei amerikanische Wissenschaftler einen speziellen Stamm des Bodenpilzes Streptomyces, der Tuberkulosebakterien töten konnte. Die Entdeckung führte zur Herstellung des Antibiotikums Streptomycin.

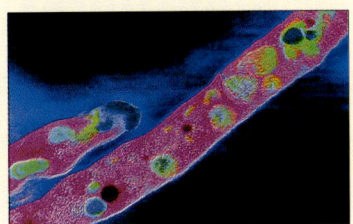

Retroviren wie HIV können die befallene Zelle dazu bringen, die Virus-Erbsubstanz zunächst in ihre eigene einzubauen. Wenn sich die Zellen teilen, vermehren sie die Virus-Gene möglicherweise jahrelang unbemerkt mit. Erst in einem günstigen Moment gibt die Virus-DNA das Zeichen zum Aufbruch. Dann wird der Zellapparat umfunktioniert zur Virusfabrik, und die Krankheit bricht scheinbar ohne Infektion aus.

Herpes-simplex-Viren überdauern in Nervenzellen, wo sie lange Zeit am Leben bleiben. Durch Streß, Sonnenbestrahlung, Fieber oder Schwäche des Immunsystems werden sie reaktiviert, wandern in den Nerven zur Schleimhaut und führen dort zu den bekannten unangenehmen Bläschen auf Lippen oder Genitalschleimhaut.

Außerhalb von Zellen sind Viren allerdings wenig widerstandsfähig: sie vertragen weder Trockenheit noch Seifenwasser, weder Hitze noch Kälte. Sie sind spezialisiert auf ein Leben als Schmarotzer im warmen Körper. Ohne diesen Körper sind sie nichts. Deswegen hat sich die Taktik bewährt, den Menschen nicht gleich umzubringen, sondern zumindest so lange am Leben zu lassen, bis einige der Viren auf den

Ebola, Lassa & Co: Seuchenbekämpfung im Hochsicherheitslabor

Als der Hollywood-Hit „Outbreak" von Wolfgang Petersen 1995 die Kinokassen füllte, war die Wirklichkeit von der Zelluloid-Fiktion nicht weit entfernt. Bei dem Ausbruch von Ebola in Zaire starben 1995 über 100 Einheimische – nur wenige Wochen nachdem Dustin Hoffmann in „Outbreak" die Killerviren besiegte. Das Ebola-Virus verursacht hämorraghisches Fieber, das Blutgefäße platzen läßt und schwere innere Blutungen hervorruft.

Für solche Fälle sind die Centers for Disease Control and Prevention, kurz CDC, in Atlanta zuständig. Ausgebildete Virus- und Mikrobenjäger der Abteilung für Infektionskrankheiten agieren weltweit, um den Erregern und der Seuchenquelle auf die Spur kommen. Mit mobi-len Labors und Schutzanzügen reisten 1995 auch drei CDC-Mitarbeiter in die Kikwit-Region nach Zaire. Der dichte Regenwald im Norden gilt als Quelle des Ebola-Virus. Affen sind wahrscheinlich die Überträger der aggressiven Krankheit. Die CDC-Experten sowie die Seuchen-Spezialisten der Weltgesundheitsorganisation in Genf übernehmen bei ihren Einsätzen auch die Schulung des Krankenhauspersonals, um den Ausbruch einer Seuche zu kontrollieren. 30 neue Seuchenerreger wurden immerhin in den letzten 20 Jahren entdeckt.

Seit 1995 arbeitet eine mobile Task force auch in Deutschland. Nach dem Vorbild der CDC richtete das Robert-Koch-Institut in Berlin eine nationale Seuchenbekämpfungseinheit ein. Tauchen jetzt zum Beispiel verdächtig viele Fälle von Fieber in einem Ort auf, kann der Arzt oder Apotheker das Sonderkommando anfordern. Dann beginnt die mühsame Suche nach Bakterien oder Viren und den Übertragungswegen, oft genug eine aufwendige Detektivarbeit. Zwar sind die gefährlichen Erreger nicht bei uns heimisch, doch mit Touristen reisen sie innerhalb von 24 Stunden um die ganze Welt, auch nach Europa.

Nur in einem Hochsicherheitslabor, wie auf dem Photo im Hamburger Tropeninstitut, lassen sich hochinfektiöse Killerviren wie Ebola oder Lassa, das derzeit im westafrikanischen Sierra Leone wütet, erforschen. Ziel ist eine effektive Therapie und einen Impfschutz zu entwickeln.

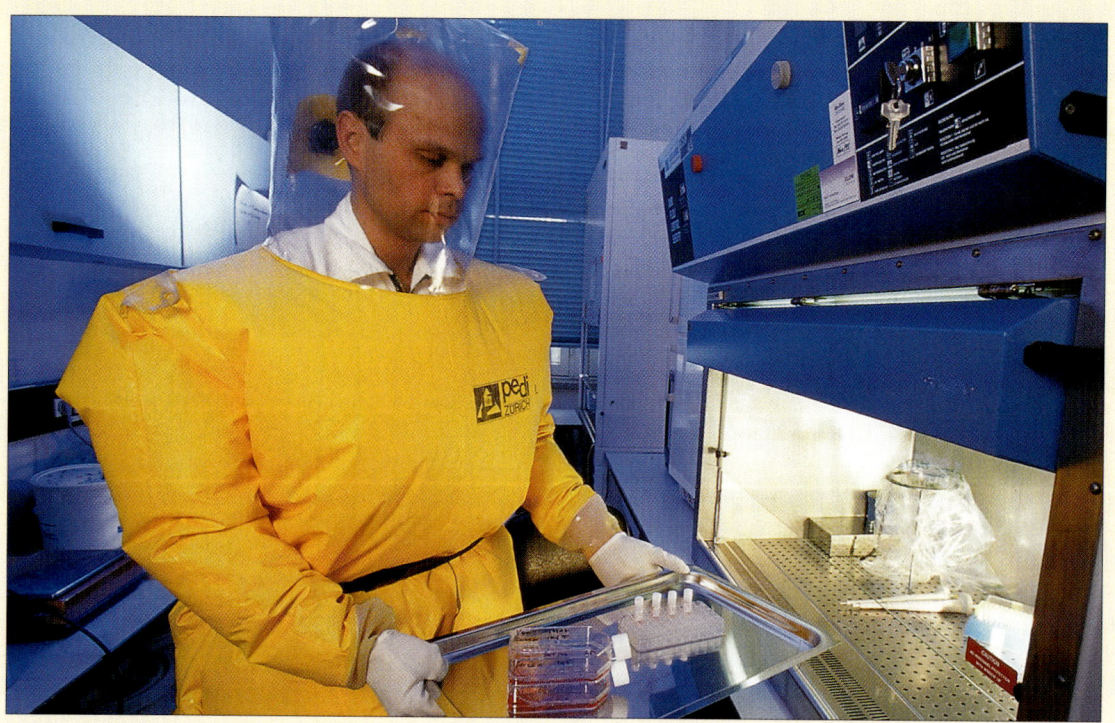

nächsten Wirt übergewechselt haben. Prionen schließlich, die noch rätselhaften Erreger der Rinderseuche BSE, der menschlichen Creutzfeldt-Jacob-Krankheit und der Schafskrankheit Scrapie, scheinen nach neuesten wissenschaftlichen Befunden sogar weiße Blutzellen, möglicherweise Lymphozyten, als Sprungbrett zu den Nervenzellen zu benutzen, wo sie schließlich im Gehirn dramatische Ausfälle verursachen.

Prionen haben noch nicht einmal eine Erbsubstanz. Sie sind aller Wahrscheinlichkeit nach nichts anderes als körpereigene Eiweißstoffe, die lediglich durch eine Änderung ihrer äußeren Gestalt, sozusagen durch Umklappen, gefährlich werden.

Um die Chancen für einen erfolgreichen Sprung von Mensch zu Mensch zu erhöhen, manipulieren viele Krankheitserreger den Körper. Niesen und Husten sind nichts anderes als der Versuch der Viren, auf unbeackerten, fruchtbarem Boden zu landen. Durchfall und Erbrechen nützen nicht nur dem Menschen, der dadurch Giftstoffe mitsamt Krankheitskeimen schneller los wird. Sie erhöhen auch die Chance für den Mikroorganismus, einen neuen Menschen zu infizieren.

Fragwürdige Hilfe

Trotz Tom und Niko ist es beim Schnupfen nicht geblieben. Vivian fiebert. 38,9 Grad mißt das Thermometer am Abend, am nächsten Tag schon 39,3 Grad.

Vivians Mutter macht sich Sorgen. Soll sie ihr ein Fieberzäpfchen geben? Die Kleine scheint eine schwere Infektion durchzumachen. Soll sie mit ihr zum Arzt gehen?

Fieber ist ein Ausdruck für die unspezifischen Abwehrreaktionen des Körpers, also hauptsächlich für die Arbeit der Freßzellen und des Komplementsystems. Der innere Thermostat, der die Körpertemperatur immer konstant hält, ist um einige Grad nach oben verstellt. Das ist noch keine Katastrophe, sondern zunächst nur eine kontrollierte Aktivierung.

In mehreren Studien ist gezeigt worden, daß fiebersenkende Mittel zwar Beschwerden lindern, was ihren Einsatz rechtfertigen kann, daß sie für die Immunabwehr aber kontraproduktiv sein können. Sie verlängern die Erholungsphase nach einer Infektion und die Zeit, in der ein Kranker selbst infektiös ist.

Antibiotika waren einst, als sie entdeckt wurden, ein hochwirksames Mittel gegen bakterielle Infektionen, und viele von ihnen sind es trotz aller Resistenzentwicklungen auf seiten der Krankheitserreger bis heute. Ihre Wirkungsweisen sind vielfältig: Sie blockieren zum Beispiel die Zellteilung, sie behindern lebenswichtige Stoffwechselwege, ver-

Antibiotika können Viren überhaupt nichts anhaben.

57

hindern den Aufbau der Bakterienzellwand oder durchlöchern bestehende Zellwände. Sie töten letzten Endes lebende Zellen. Ein Virus ist
aber keine Zelle, sondern nur verpackte Erbinformation, weshalb
Antibiotika die Miniparasiten völlig kalt lassen.

Häufig werden aber reine Virusinfektionen mit Antibiotika bekämpft –
eine Maßnahme, die also höchstens dann wirkt, wenn noch eine Bak-
terieninfektion dazu kommt.

„Warten wir noch einen Tag", beschließt Vivians Mutter, und die
Geduld lohnt sich. So rasch, wie Vivians Fieber gekommen ist, so rasch
ist es auch wieder verschwunden. Der Spuk ist vorbei.

Hätte Vivians Mutter weniger starke Nerven, hätte sie ihrer Tochter
gegen ihre Erkältung ein Antibiotikum verabreicht, wäre dadurch
wahrscheinlich auch die Verdauung in Mitleidenschaft gezogen wor-

Amöben, Protozoen und Würmer

Parasiten sind neben Mikroorganismen
eine weitere wichtige Gruppe von Krankheitserregern. Sie sind tierische Lebewesen aus einer oder aus vielen Körperzellen, die im Gegensatz zu den Bakterien
alle einen Zellkern haben, zum Beispiel
einzellige Protozoen wie die Erreger von

► Malaria (Plasmodium, rechts unten,
   im Blut),
► Amöbenruhr,

► Toxoplasmose, oder Würmer wie
► der Saugwurm (Schistosoma mansoni,
   links unten), der Erreger der Bilharziose,
► Bandwürmer, Fadenwürmer, Spulwür-
   mer und Trichinen.

Parasiten vermehren sich oft nicht nur im
menschlichen Körper, sondern benutzen
(manchmal mehrere) Tiere als Zwischen-
wirte. Sie gelangen zum Beispiel über tierischen Kot, durch verunreinigte Nahrung

oder unreines Wasser in den menschli-
chen Verdauungstrakt und befallen von
dort aus den Körper, oder sie werden
durch Stechmücken und andere Läst-
linge übertragen, wie die Malaria
(Überträger: Anopheles-Mücke), die
Chagas-Krankheit (Überträger ist eine
Raubwanze), Leishmaniosen oder die
Schlafkrankheit (Überträger: Tsetse-
Fliege).

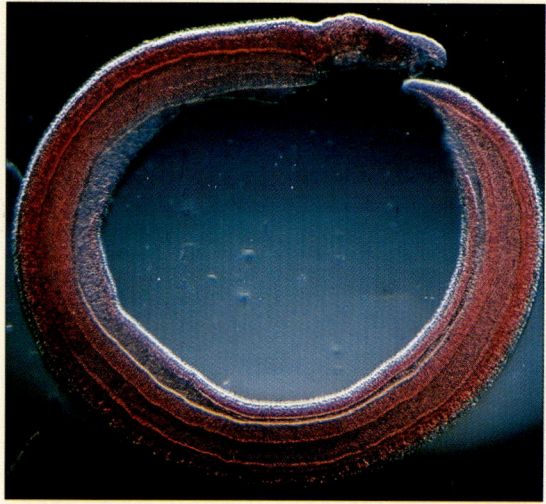

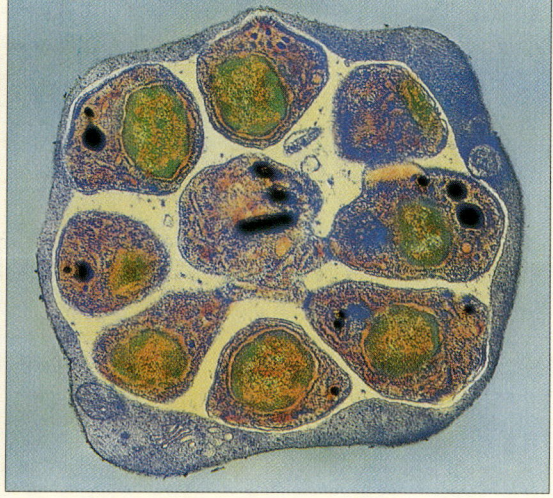

den – Vivian hätte möglicherweise Durchfall bekommen. In ihrem Darm leben nämlich Milliarden von Bakterien der unterschiedlichsten Arten unbehelligt vom Immunsystem und verrichten dort sehr nützliche Verdauungsarbeit.

Durch ein Antibiotikum würden sie empfindlich in ihrer segensreichen Tätigkeit gestört. Sie haben sich im Laufe der Evolution an diesen Lebensraum angepaßt, und das Immunsystem ließ sie gewähren, solange sie keinen Schaden anrichteten. Sie bilden sogar eine Art Schutzwall gegen gefährlichere Keime wie den Erreger der Cholera oder gegen Hefepilze.

Ebenso sind zum Beispiel Mundhöhle und Scheide mit Hunderten verschiedener Mikroorganismen besiedelt. Warum werden sie vom Immunsystem geduldet?

Abwehr von Parasiten: Wie Freßzellen Toxoplasmose-Erreger töten

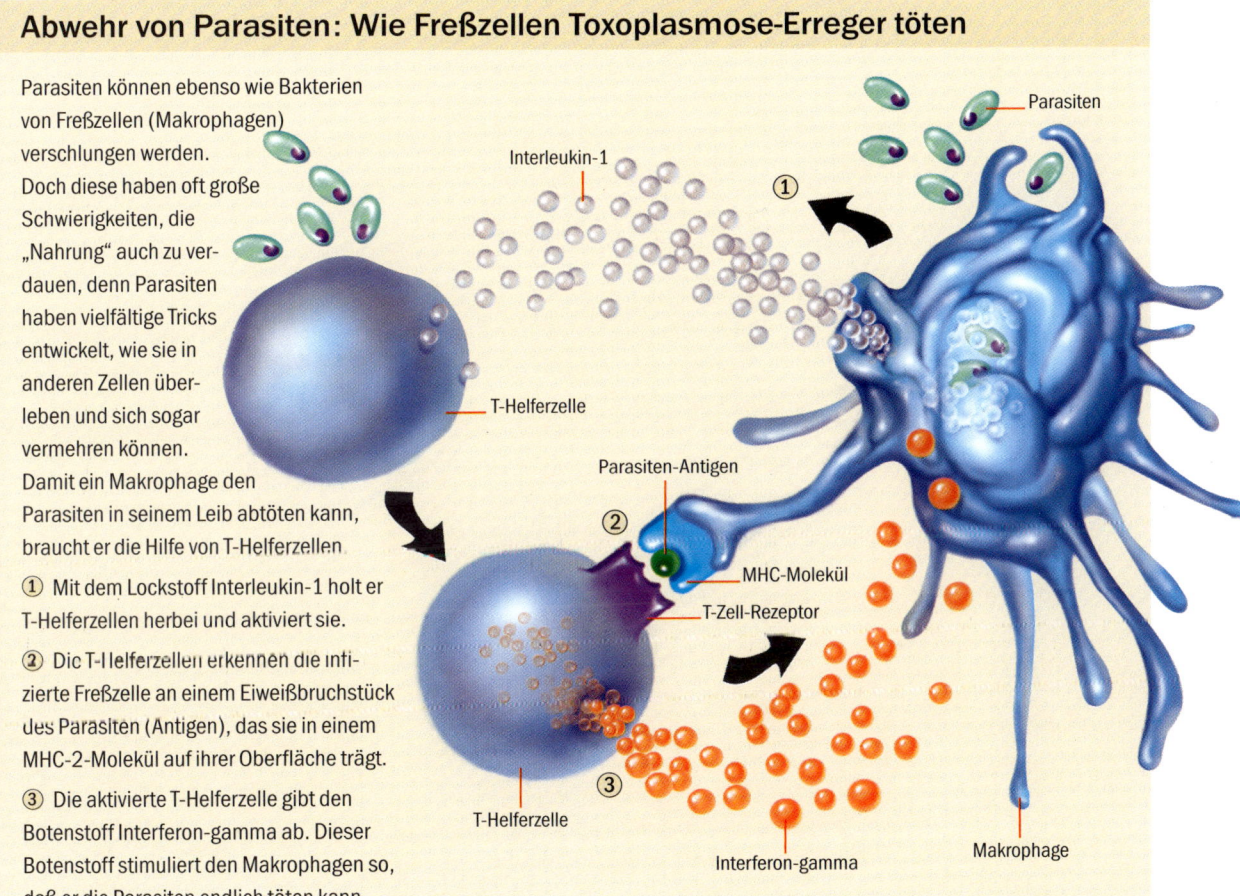

Parasiten können ebenso wie Bakterien von Freßzellen (Makrophagen) verschlungen werden. Doch diese haben oft große Schwierigkeiten, die „Nahrung" auch zu verdauen, denn Parasiten haben vielfältige Tricks entwickelt, wie sie in anderen Zellen überleben und sich sogar vermehren können.

Damit ein Makrophage den Parasiten in seinem Leib abtöten kann, braucht er die Hilfe von T-Helferzellen.

① Mit dem Lockstoff Interleukin-1 holt er T-Helferzellen herbei und aktiviert sie.

② Die T-Helferzellen erkennen die infizierte Freßzelle an einem Eiweißbruchstück des Parasiten (Antigen), das sie in einem MHC-2-Molekül auf ihrer Oberfläche trägt.

③ Die aktivierte T-Helferzelle gibt den Botenstoff Interferon-gamma ab. Dieser Botenstoff stimuliert den Makrophagen so, daß er die Parasiten endlich töten kann.

Interleukin-1
Parasiten
T-Helferzelle
Parasiten-Antigen
MHC-Molekül
T-Zell-Rezeptor
T-Helferzelle
Interferon-gamma
Makrophage

Freund oder Feind

„Da kommt der lange Hans schon wieder." Titus unterbricht seinen Mittagsschlaf im Lymphknoten und hebt ein Auge.

„Was bringt er uns denn dieses Mal?"

„Hier", keucht Hans, „das habe ich gerade im Darm aufgefischt. Fast wäre es mir entwischt, ich konnte es gerade noch schnappen..."

„Und?"

„Müßt ihr denn nicht die B-Zellen alarmieren?"

„Zeig mal her."

Titus und die anderen T-Zellen probieren ihre T-Zell-Rezeptoren an dem Antigen. Einige scheinen ganz gut zu passen, aber so richtig einschnappen will keine Verbindung.

„Ist das Antigen nicht gefährlich?" fragt Hans enttäuscht.

„Hmh. Bist du denn alleine?"

„Ja."

„Dann nimm's wieder mit. Oder friß es. Solange nicht mehr von euch gerannt kommen, kann es da unten ja nicht so schlimm aussehen."

„Aber dann bin ich ja ganz umsonst gekommen…"

„Na gut, wir zeigen es sicherheitshalber noch den B-Zellen. Vielleicht schicken sie euch ein paar Antikörper."

„Ja, aber…"

„Geh wieder runter und beobachte die Lage. Komm wieder, wenn es mehr werden."

Ob ein Bakterium des Menschen Partner oder Feind wird, hängt davon ab, ob es sich ungehindert vermehren kann oder nicht, und davon, wo es sich aufhält. Wenige Salmonellen im Frühstücksei bringen unsere Verdauung nicht aus dem Takt. Auch das Darmbakterium E. coli ist dort völlig harmlos. Gelangt es aber in die Blase, kann es zu Entzündungen führen. Staphylokokken finden sich überall auf der Haut, doch wenn sie, zum Beispiel über einen Katheter, ins Blut vordringen, können sie zum septischen Schock führen, einem lebensbedrohlichen und auf Intensivstationen gefürchteten Kreislaufkollaps mit bakterieller Ursache. Ein gut reguliertes und ausbalanciertes Immunsystem, dessen Freßzellen Fremdmaterial beseitigen und den Lymphozyten zeigen, dessen Komplementreaktion ohne Unterbrechung ablaufen kann, dessen B-Zellen schnell genug Antikörper produzieren und dessen T-Zellen sicher zwischen gefährlichen Antigenen und ungefährlichen Antigenen unterscheiden, wird mit nahezu allen Krankheitskeimen der Welt fertig, sofern sie nicht in übermächtiger Zahl auftauchen. Ob am Ende einer Infektion und der Abwehr durch das Immunsystem der Mensch gewinnt oder der Mikroorganismus, ist eine Frage der Widerstandskraft, der Erregermenge und der Vielfalt der Keime, die gleichzeitig auf einen Körper einstürmen.

> Eine strenge Unterscheidung zwischen freundlichen und feindlichen Mikroorganismen gibt es nicht. Die Übergänge sind fließend.

Immunstatus: Was Ihr Arzt aus den Laborwerten ablesen kann

Mit verschiedenen Labormethoden lassen sich die Zahl der einzelnen Immunbestandteile im Blut und die Aktivität der Immunzellen ("funktionelle Untersuchungen") bestimmen. Die Tabelle zeigt, welche Konzentrationen man bei Erwachsenen mit einem normal funktionierenden Immunsystem findet. Bei den angegebenen Normalwerten allerdings handelt es sich nur um die Blutwerte. Wie es andernorts im Körper in den vielen, meist bedeutenderen Organen des Immunsystems aussieht, wie gut die lokale Abwehr arbeitet, ist mit Laboruntersuchungen nicht festzustellen.

Allgemeine Laboruntersuchungen	Normalwerte
Gesamteiweiß	67–87 g/l
Immunglobulin gesamt	15–25 g/l
Großes Blutbild	
Hämoglobin	12–17 g/dl
Hämatokrit	38–50 %
Erythrozyten	$4{,}5–5 \times 10^{12}$/l
Leukozyten	$4–8 \times 10^9$/l
Thrombozyten	$200–300 \times 10^9$/l
Differentialblutbild	
Neutrophile Granulozyten	55–70 %
Stabkernige	1–5 %
Segmentkernige	50–70 %
Eosinophile Granulozyten	1–4 %
Basophile Granulozyten	0–1 %
Monozyten	2–6%
Lymphozyten	25–40 %
Plasmazellen	0–1 %

Spezielle Untersuchungen

Humorale Immunität

Immunglobulinklassen im Serum quantitativ

	Normalwerte
IgM	0,8–2,5 g/l
IgG	8–20 g/l
IgA	0,8–4 g/l
IgE	30–300 µg/l
IgG- Subklassen	
IgG1	4–10 g/l
IgG2	1–6 g/l
IgG3	0,2–2 g/l
IgG4	0,04–1,3 g/l
Antikörpertiter gegen Tetanustoxoid	abhängig vom Impfstatus
Antikörpertiter gegen HBsAG	abhängig vom Impfstatus
Antikörper gegen HIV	negativ

Komplementkomponenten im Serum quantitativ	Normalwerte
C3	0,5–1,2 g/l
C4	0,2–0,5 g/l
CH50	20–50 E/ml
C3d	<10 µg/dl

Zelluläre Immunität:

Lymphozytentypisierung

T-Lymphozyten (CD2, CD3)	65–85 %
CD4+ T-Lymphozyten	35–70 %
CD8+ T-Lymphozyten	15–45 %
B-Lymphozyten (CD19, CD20)	1–12 %
NK-Zellen (CD16, CD56)	5–30 %
CD45RA+ T-Lymphozyten	20–60 %
CD45RO+ T-Lymphozyten	40–80%

Funktionelle Untersuchungen:

Hauttest mit Recall-Antigenen

In-Vitro-Untersuchungen:

T-Lymphozyten:

Proliferation der T-Lymphozyten nach Stimulation mit Mitogen (PHA, ConA)

Bildung von Interferon-γ nach Stimulation der T-Lymphozyten mit Mitogen (PHA, ConA)

Proliferation der T-Lymphozyten nach Stimulation mit Tetanustoxoid

Bildung von Interferon-γ nach Stimulation der T-Lymphozyten mit Tetanustoxoid

gemischte Lymphozytenkultur mit allogenen Leukozyten

B-Lymphozyten:

In-vitro-IgG-Bildung nach Stimulation mit Pokeweed Mitogen

Granulozyten und Makrophagen:

Phagozytose von Latexpartikeln oder Bakterien

Nitroblautetrazoliumtest (O_2-Radikalbildung)

NK-Zellen:

Lyse von K562-Zellen

Quelle: Prof. Dr. E. P. Rieber, Direktor des Instituts für Immunologie, TU Dresden

Was ein Immunstatus in der Praxis bringt

Für eine Reihe von Erkrankungen ist die Erhebung eines Immunstatus durchaus sinnvoll. So kann man zum Beispiel bei wiederholten Schleimhautentzündungen wie Bronchitis oder Stirnhöhlenentzündungen prüfen, ob eine bestimmte Antikörperklasse (Immunglobulin A) im Serum ausreichend vorhanden ist, und bei AIDS-Kranken findet man akut eine stark verminderte Zahl an T-Helferzellen (CD4). Allerdings kann ein Immunstatus nur grobe Veränderungen im Immunsystem aufzeigen. Ohne schwerwiegende Störungen sind bei solchen Laborerhebungen häufig kaum Unterschiede zu den Normwerten zu finden. Deshalb macht die Erhebung eines solchen Immunstatus ohne klinischen Befund oder sonstige Auffälligkeiten keinen Sinn, und er eignet sich auch nicht dazu, Krankheiten vorauszusagen.

FORSCHUNG UND THERAPIE

Seuchen: Wettlauf zwischen Menschen und Mikroorganismen

Seit den achtziger Jahren mehren sich warnende Stimmen: Die Seuchen sind wieder auf dem Vormarsch. Jährlich sterben weltweit rund 17 Millionen Menschen an Infektionskrankheiten, verursacht durch Bakterien, Viren oder Parasiten. Nach Jahrzehnten der vermeintlichen Sicherheit, die man durch Impfungen und die Entwicklung der Antibiotika vor allem gegen bakterielle Infektionen erreicht zu haben glaubte, sehen sich die Infektionsmediziner heute erneut in der Defensive. Alte Infektionskrankheiten nehmen wieder zu, und neue tauchen zusätzlich auf.

Die Tuberkulose ist immer noch eine der weltweit am stärksten verbreiteten Infektionskrankheiten, die außerdem am häufigsten tödlich endet. In Rußland breitet sich die Diphtherie wieder aus, in zahlreichen südlichen Ländern die Cholera. Gegen die Malaria, die „Königin der Tropenkrankheiten", befindet sich die Wissenschaft in einem zähen Stellungskrieg. Zwar gibt es vorbeugende Medikamente, die den Ausbruch der Krankheit verhindern können, aber wirkungsvoll sind jeweils nur die neuesten und damit teuersten Medikamente. Kaum wird eines davon in einer bestimmten Region länger verwendet, entwickelt der Parasit mit den vielen Gestalten neue

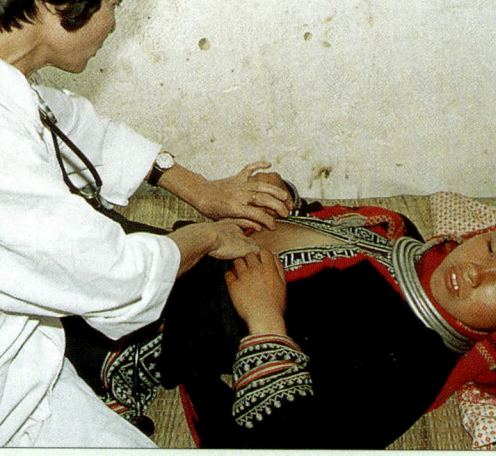

Malaria (Sumpffieber), die „Königin der Tropenkrankheiten": In der Dritten Welt (hier: Vietnam) erkranken jährlich Millionen von Menschen. Die Behandlungsmöglichkeiten sind begrenzt

Widerstandskräfte und Tricks. Hoffnung und Enttäuschungen wechseln einander ab. Ähnlich ist die Situation bei AIDS. Auch hier ist es die Wandlungsfähigkeit des Erregers, die den Forschern trotz weltweiter intensiver Anstrengungen noch immer Kopfzerbrechen bereitet. Tourismus, Migration und der verstärkte internationale Agrarhandel beschleunigen die Ausbreitung von Krankheitserregern. In diesem Sinne stand der Weltgesundheitstag 1997 auch unter dem Motto: „Infektionskrankheiten – die unterschätzte Gefahr".

Damit ist der erste Schritt zur Besserung bereits getan: Das Problembewußtsein zumindest in der Expertenwelt ist geschärft. Die Fachgesellschaften fordern nun dasselbe für die gesamte Medizin, für die Politik und für die Bevölkerung. Welche Schritte gegen die Ausbreitung von Infektionskrankheiten konkret unternommen werden können und sollen, hängt jeweils vom Erreger und vom Seuchengebiet selbst ab. Gegen die weltweite Ausbreitung der Tuberkulose beispielsweise rief die Weltgesundheitsorganisation im März 1995 ein weltweites Aktionsprogramm Tuberkulose aus. Da es hier eine wirksame Therapie gibt, ist die wichtigste Maßnahme, sie allen Infizierten schnell und wirksam zukommen zu lassen. Die Symptome bessern sich im allgemeinen nach wenigen Wochen unter der Behandlung, doch um die Ansteckung anderer oder das Wiederaufflackern im eigenen Körper auszuschließen, müssen die Kranken sechs Monate lang Antibiotika einnehmen.

Die neuen Killer

In den letzten 20 bis 30 Jahren entdeckten Infektionsmediziner immer wieder neue, besonders aggressive Erreger: Bakterien ebenso wie Viren und die rätselhaften Prionen. Während gegen manche der Bakterienvarianten Antibiotika (noch) wirken, haben Ärzte gegen die neuen Viren keinerlei Heilmittel in der Hand.

Helicobacter pylori

Der „Keim des Jahres" 1994 verursacht Magengeschwüre und ist von der WHO offiziell als Magen-Karzinogen eingestuft. Das Stäbchenbakterium wird auch als Mitverursacher der koronaren Herzkrankheit diskutiert.

EHEC-Bakterien

Der „Killer aus dem Kuhstall" ist seit 1982 bekannt. Es ist eine Variante (O157) des Allerwelts-Bakteriums Escherichia coli, das im Darm von Mensch und Tier wohnt. Vermutlich verwandelte es sich durch eine Infektion mit einem Bakterienvirus (Bakteriophagen) in die tödliche Form. Durch infizierte Rohmilch und infiziertes Fleisch kam es in einigen deutschen Kindergärten zu Epidemien. Lebensbedrohlich wird EHEC, wenn es das hämolytisch-urämische Syndrom (HUS) auslöst, eine Schädigung der roten Blutkörperchen und der Nieren.

AIDS

Seit seiner Entdeckung im Jahr 1983 hat das humane Immunschwäche-Virus (HIV) einen fatalen „Siegeszug" um die Welt angetreten. 26 Millionen Menschen sind nach Expertenschätzungen infiziert, in Asien steigt ihre Zahl explosionsartig an. Seit Herbst 1995 ist ein neuer, besonders aggressiver Subtyp E bekannt, der sich von Thailand aus verbreitet.

Influenza-Viren

Obwohl die Mediziner Jahr für Jahr einen neuen Grippeschutz-Impfcocktail mixen, können sie nie sicher sein, die Menschen damit vor neuen gefährlichen Varianten zu schützen. Im Herbst 1997 versetzte wieder einmal eine Virusvariante aus Hongkong die Welt in Aufregung.

Ebola

Das seit 1976 in Zentralafrika immer wieder sporadisch auftretende Ebola-Virus verursacht tödliche innere Blutungen. Die Infektionen blieben bisher meist auf ein relativ enges Gebiet begrenzt. Keiner weiß, wann es wieder zuschlägt.

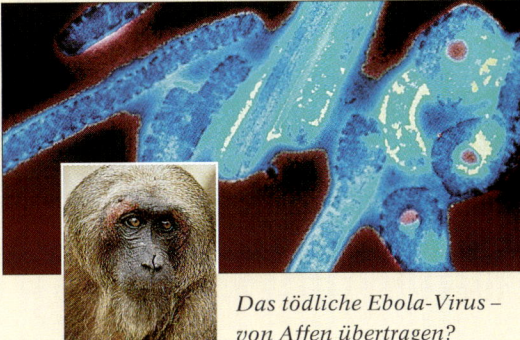

Das tödliche Ebola-Virus – von Affen übertragen?

Dengue-Virus

Ursprünglich in Afrika beheimatet, verbreitete sich das Dengue-Virus in den 90er Jahren über die Weltmeere hinweg nach Asien und nach Amerika. Es wird durch Aedesmücken übertragen und verursacht Fieber und grippeähnliche Symptome.

Hantaviren

Hantaviren sind seit 1977 bekannt und werden durch Nagetiere, vor allem Ratten oder Mäuse übertragen. Sie verursachen Fieber, Blutungen, schädigen die Nieren und – ein bestimmter Stamm – auch die Lungen.

Lassa, Rift-Valley, Marburg, verwandte Viren

Sie können das sogenannte hämorrhagische Fieber auslösen, dessen Gefahr darin besteht, daß die Patienten innerlich verbluten. Darin gleichen sie den EHEC-Bakterien und Ebola.

Prionen

Der Nobelpreis für Medizin des Jahres 1997 ging an den Amerikaner Stanley B. Prusiner, der schon 1984 eine neue Klasse von Erregern postuliert hatte: nicht Bakterium, nicht Virus, nur ein infektiöses Eiweiß. Obwohl seine Theorie bis heute nicht bewiesen ist, gelten Prionen als Erreger der Gehirnerkrankungen BSE (Rind), Scrapie (Schaf), Creutzfeldt-Jacob und Kuru (Mensch).

FORSCHUNG UND THERAPIE

Kampf der Titanen: Superantibiotika

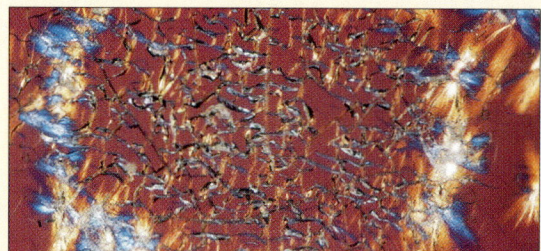

Erythromycin-Kristalle

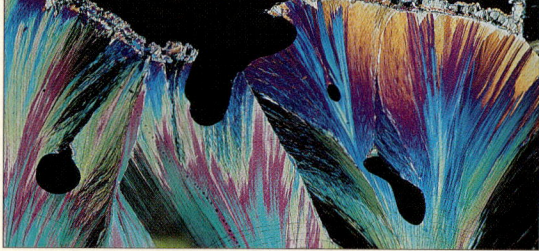

Chloramphenicol-Kristalle

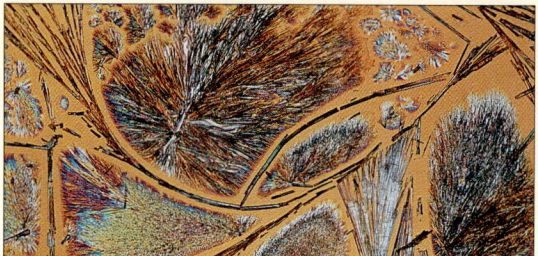

Neoteben-Kristalle

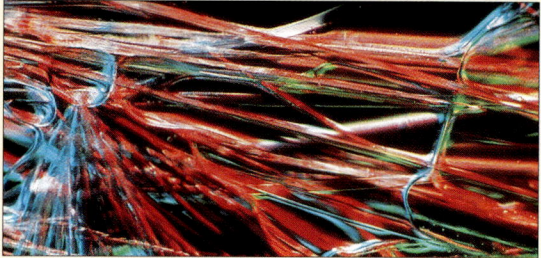

Penicillin-Kristalle

Die einst so wirkungsvollen Waffen sind stumpf geworden. Seit der Entdeckung des Penicillins im Jahr 1928 durch Alexander Fleming glaubte die Medizin den Kampf gegen die bakteriellen Krankheitserreger gewonnen zu haben, doch der weltweite Einsatz der Antibiotika selbst führte dazu, daß sich mehr und mehr resistente Erreger herausbildeten. Im ständigen Wettlauf zwischen Mensch und Mikrobe, zwischen Arzneimittelentwicklung und Evolution der Bakterien hatte der Mensch bisher knapp die Nase vorn. Doch im Sommer 1997 verbreitete das Berliner Robert-Koch-Institut die Schreckensmeldung, daß in Japan schon zwei Fälle von Streptokokken-Infektionen aufgetaucht sind, die nicht einmal mehr gegenüber den schärfsten Antibiotika empfindlich waren. Solche multiresistenten Keime sind der Schrecken der Seuchenmediziner. In den Pharmalabors der Welt basteln deswegen Forscher fieberhaft an neuen Superantibiotika und an Hemmstoffen für die Enzyme, mit denen sich Bakterien gegen Antibiotika schützen, die also die eigentlichen Resistenzmacher sind:

▶ Lactamase-Inhibitoren sollen, zusammen mit dem Klassiker Penicillin, dessen biochemischen Abbau durch die Bakterien verhindern;

▶ Resistente Bakterien befördern zum Beispiel Antibiotika mit Hilfe spezieller Pumpen aus ihrem Zellkörper. Neue Substanzen sollen diese Pumpen verstopfen.

▶ Magainin, entdeckt in der Haut des afrikanischen Krallenfrosches, soll die Bakterienwand durchlöchern. In Haifischblut fanden Forscher den Wirkstoff Squalamin.

▶ Synthetische Varianten klassischer Antibiotika sollen Resistenzen umgehen.

Kritische Forscher befürchten aber, daß die Menschen den Kampf trotz immer weiterer pharmazeutischer Aufrüstung letztens Endes verlieren werden, wenn sie nicht lernen, vernünftiger mit Antibiotika umzugehen, sie nur als letzte Waffe und auch dann nur gezielt einzusetzen, und nicht wie bisher im Schrotschußverfahren.

Information und Aufklärung darüber ist also ein wesentlicher Punkt. Zusätzlich sollten Gesundheitsarbeiter vor allem in den Armenvierteln der großen Städte die Einnahme täglich kontrollieren.

Bei der Diphtherie sieht es anders aus: „Internationaler Gesundheitsnotfall in den GUS-Staaten" alarmierte die sonst mit Sensationsmeldungen eher zurückhaltende WHO im Juni 1995 die Öffentlichkeit. Hier sollen vor allem die klaffenden Impflücken wieder geschlossen werden. Durch rasche Untersuchung und Behandlung der Kontaktpersonen von Diphtherieerkrankten soll eine weitere Ausbreitung eingedämmt werden, Frühdiagnosen von Infizierten sollen Überlebenschancen sichern.

Gegen die Ausbreitung neuartiger Seuchen etabliert die WHO ein internationales Überwachungssystem ähnlich dem der amerikanischen Centers for Disease Control CDC (siehe Seite 56), das rechtzeitig neuartige Infektionskrankheiten erkennen soll. Die Zentren sollen vor allem in den Slums der tropischen Megastädte angesiedelt sein. Mobile Einsatztruppen aus Klinikern und Wissenschaftlern sollen Verdachtsfälle untersuchen. Ferner sollen nach dem Vorbild des weltweiten Informationsnetzes zur Verbreitung der unterschiedlichen Grippevirus-Stämme für alle Infektionskrankheiten mit schneller Verwandlungsfähigkeit des Erregers Netze aufgebaut werden.

Dennoch bemängeln Kritiker eine „fatale Fehleinschätzung der seuchenhygienischen Situation in den Industriestaaten". Die Fachgesellschaften fordern neben einer verstärkten Aufklärung der Bevölkerung vor allem auch eine bessere Ausbildung der Ärzte in diesem Bereich, mehr Einrichtungen zur mikrobiologischen Diagnostik, und spezielle „Task force"-Einheiten für mögliche neue Seuchenherde.

In Deutschland übernimmt staatlicherseits das Berliner Robert-Koch-Institut neben der Forschung nun auch Überwachungsaufgaben, um der Renaissance der Infektionskrankheiten zu begegnen. Referenzzentren für alte und neue Erregerstämme sollen den Umfang von neuen

Gefahren abschätzen helfen, etwa das Sorgenkind „multiresistente Keime", die gegen viele verschiedene Antibiotika gleichzeitig resistent sind.

Dieses Phänomen ist relativ neu. Resistenzen gibt es zwar schon, seit es Antibiotika gibt – schließlich haben die Bakterien diese Abwehrstrategien einst im Konkurrenzkampf gegen Pilze, aus denen viele natürliche Antibiotika stammen, entwickelt –, doch bisher wechselte man dann einfach das Antibiotikum und hatte damit meist Erfolg. Gegen ganz hartnäckige Keime hatten die Mediziner die „Aminoglycosid-Antibiotika". Die werden als ultima ratio oft auf Intensivstationen eingesetzt, wo durch Krankheit oder einen chirurgischen Eingriff immungeschwächte Patienten ein leichtes Opfer von Krankenhausinfektionen werden. Doch nun wurden erste Fälle gemeldet, in denen selbst diese Glycosid-Antibiotika nicht mehr halfen. Die Bakterien waren auch dagegen resistent geworden.

Die Ursachen für die zunehmenden Resistenzen sehen Wissenschaftler vor allem in der falschen und zu häufigen Anwendung von Antibiotika. Werden die krankmachenden Bakterien nämlich nicht völlig ausgerottet, dann wachsen die widerstandsfähigsten von ihnen nach.

▶ Antibiotika werden in den Industrienationen oft unnötig eingesetzt;

▶ die Menschen und Staaten in der Dritten Welt können sich oft nur alte und deswegen billige Antibiotika leisten. Oft genug haben die aber ihre Wirksamkeit schon verloren;

▶ viele Patienten setzen Antibiotika ab, sobald sich die Symptome bessern, und halten die vorgeschriebene Einnahmedauer nicht durch. So wachsen Restkeime weiter.

So ernst die Lage in der Seuchenbekämpfung für die Industrieländer aussehen mag – sie ist immer noch vergleichsweise gut im Verhältnis zu den Ländern der Dritten Welt mit ihren Megastädten, mit Überbevölkerung, Armut und schlechter Hygiene. Unsauberes Wasser ist immer noch die Seuchenbrutstätte Nummer eins.

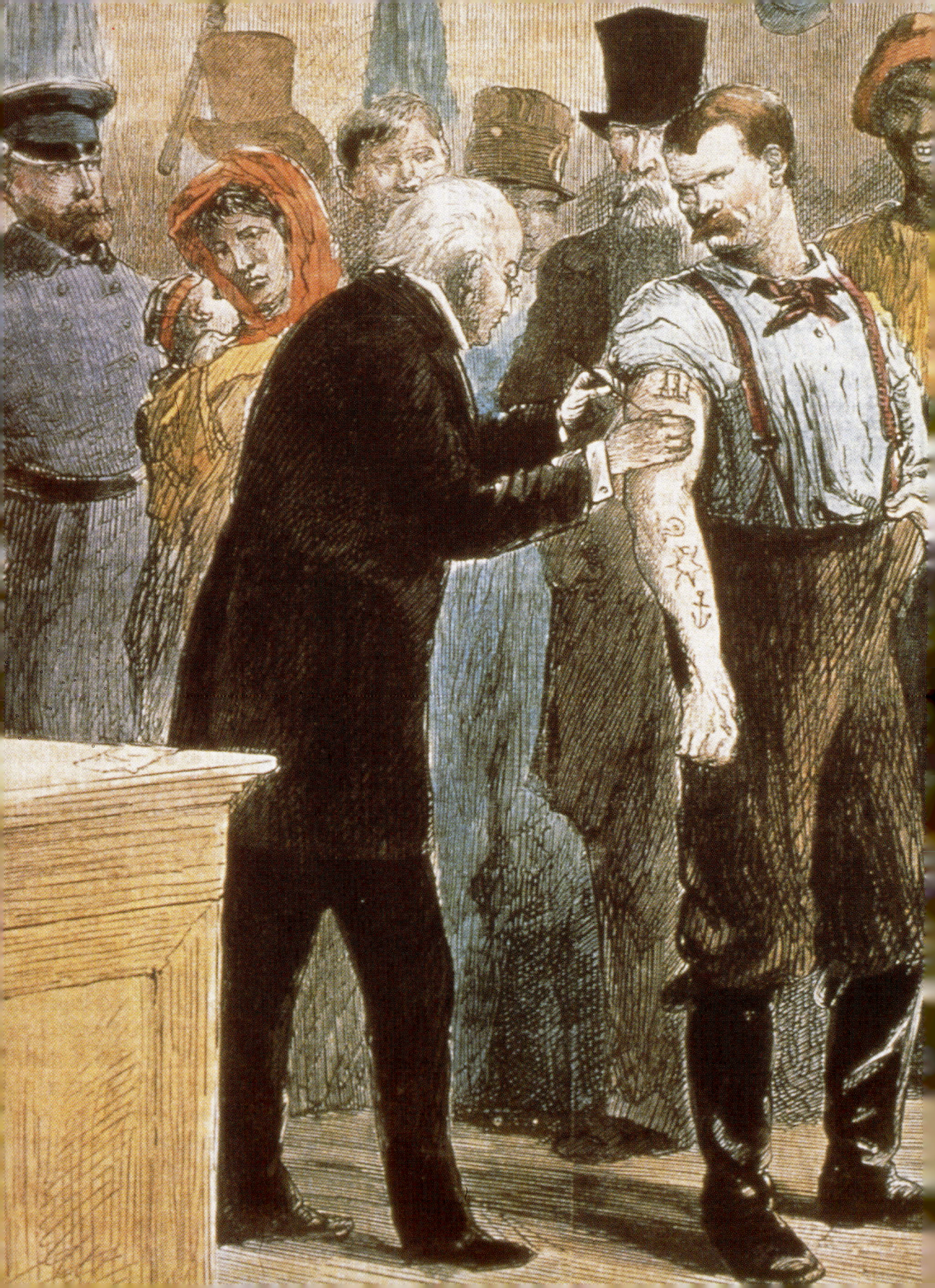

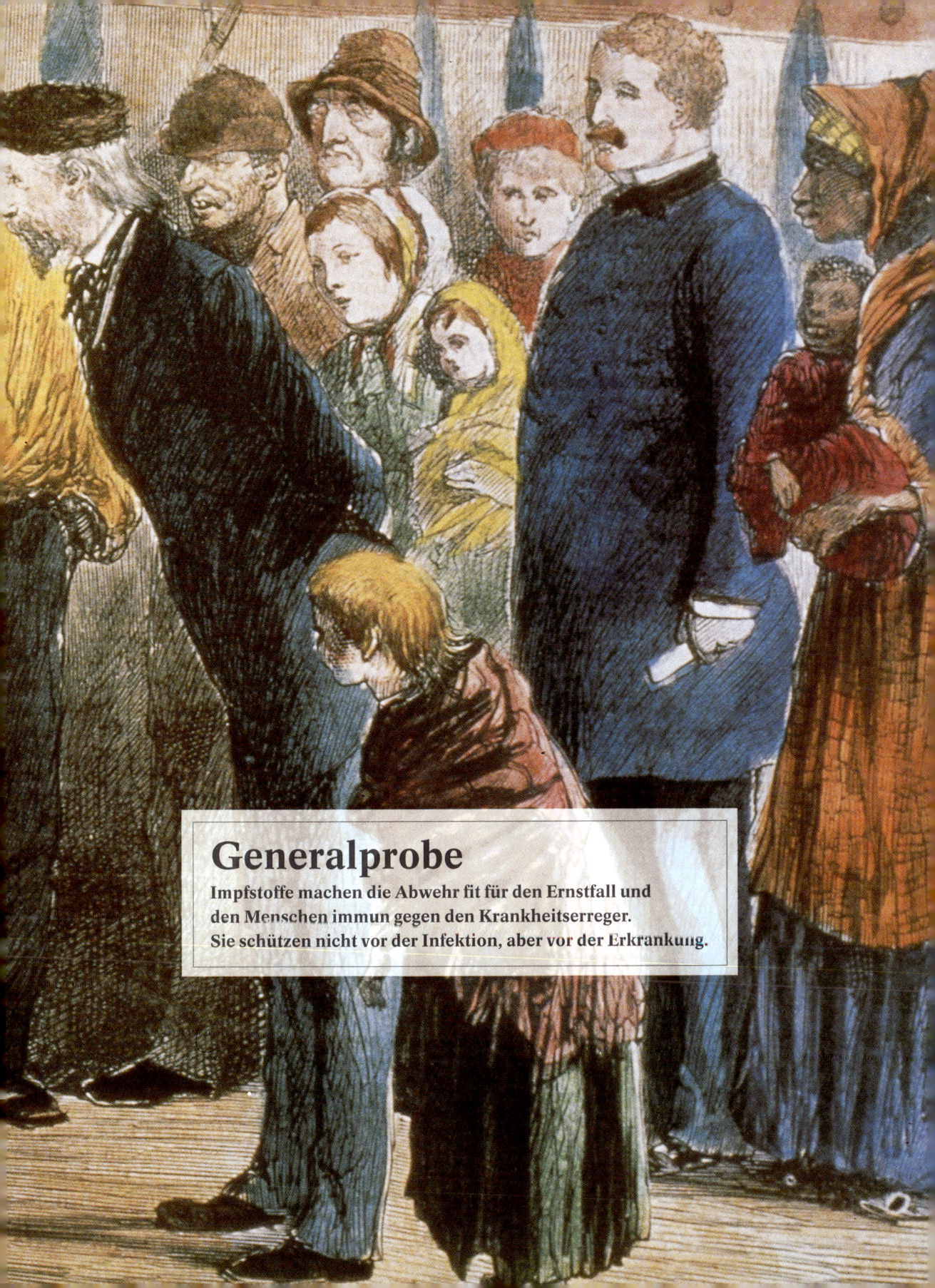

Generalprobe

Impfstoffe machen die Abwehr fit für den Ernstfall und den Menschen immun gegen den Krankheitserreger. Sie schützen nicht vor der Infektion, aber vor der Erkrankung.

Süße Keime

Vivian kaut glücklich: Ein ganzes Stück Zucker hat sie bekommen, wo doch sonst Zucker verboten ist. Diesen Ort wird sie sich genau merken und wieder kommen, wenn sie Lust auf Süßes hat. Er heißt „Apotheke".

Vivian ist ein knappes Jahr alt und erhält ihre dritte Schluckimpfung gegen die Kinderlähmung, im Fachbegriff Poliomyelitis oder kurz Polio genannt. Kinderlähmung wird durch ein Virus verursacht und kam bis in die sechziger Jahre hinein relativ häufig zum Ausbruch.

Die Krankheit beginnt wie ein grippaler Infekt mit Fieber, Kopfschmerzen oder Gliederschmerzen, möglicherweise auch Brechdurchfall, und bei mehr als 90 Prozent der Erkrankten bleibt es dabei. Polio kann aber zu bleibenden Lähmungen, vor allem der Beine, führen, was der Infektionskrankheit den Namen Kinderlähmung gab, obwohl auch Erwachsene daran erkranken können. In fünf bis zehn Prozent der Fälle verursacht sie zusätzlich Atemlähmungen und wird dann zur Todesfalle, denn über eine wirksame Therapie verfügt die Medizin bis heute nicht.

Ursache ist ein winziges Virus, knapp 30 Milliardstel Meter klein, das aus verschmutztem Wasser, Lebensmitteln oder über Hände und ver-

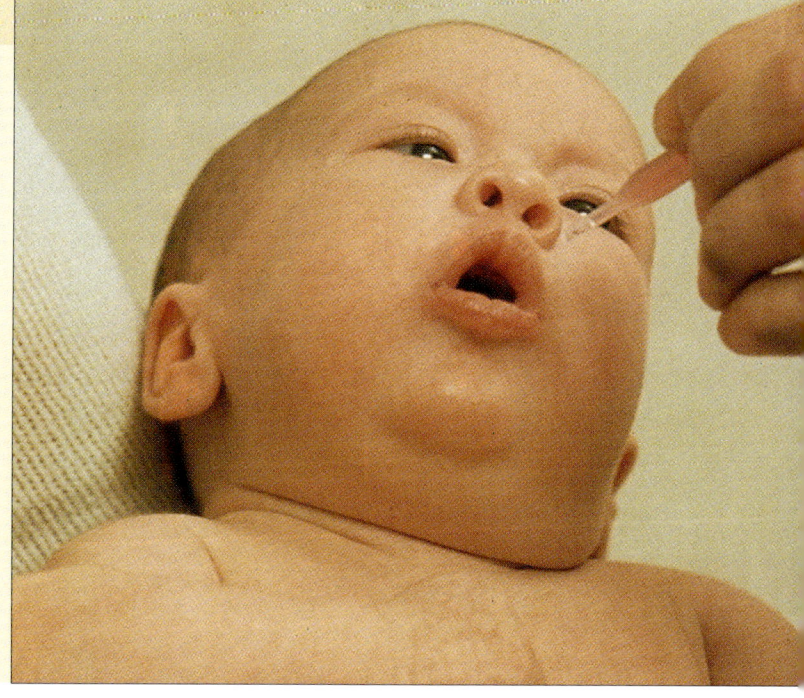

Schluckimpfung

Ab dem Alter von drei Monaten können Babies gegen die Kinderlähmung (Polio) geimpft werden. Diese Schluckimpfung ist eine aktive Impfung mit einer abgeschwächten Variante des krankheitsverursachenden Virus. Ihre breite Anwendung hat dazu geführt, daß die Erkrankung seit 1986 hierzulande bis auf sehr seltene „Importfälle" ausgerottet ist. Noch im Jahr 1960 litten in Deutschland rund 4000 Menschen an Kinderlähmung. Die Weltgesundheitsorganisation hat nach dem einzigartigen Erfolg gegen die Pocken die weltweite Ausrottung der Kinderlähmung zu einem ihrer Ziele erklärt. Ob das allerdings gelingen wird, ist angesichts immer wieder in verschiedenen Kontinenten auftauchender Infektionsherde zweifelhaft.

unreinigte Gegenstände übertragen wird, auf demselben Weg wie beispielsweise auch der Erreger der Cholera. Über Mund und Speiseröhre gelangt das Polio-Virus in den Verdauungstrakt, seine Eintrittspforte in den Körper.

Den ersten Kontakt schließt das Virus mit einem bestimmten Molekül auf der Oberfläche einer Darmwandzelle. Dort hängt es sich fest, läßt sich in die Zelle aufnehmen, gibt seinen Inhalt ab, die Erbsubstanz, und bringt die Zelle dazu, neue Viren zu produzieren – in groben Zügen ähnlich einem Schnupfen (siehe Seite 50–57).

Daß sich das Polio-Virus die Darmzellen anstelle der Nasenzellen ausgesucht hat, liegt an seiner Hülle. Die paßt besser zur Oberflächenausstattung einer Darmzelle, und dort findet das Virus seinen Ankerplatz.

Für eine Infektion reicht es aus, wenn es einem einzigen Virus gelingt, sich in einer Körperzelle zu vermehren.

Ein zackiger Besucher

„Hallo, Hans! Was bringst du uns Feines?" begrüßt ihn Tom, die Killerzelle, am Eingang zum Lymphknoten. Hans trägt ein Stück Viruseiweiß auf einer seiner MHC-Fahnen.

„Stell dir vor", ruft Hans, „was ich in der Darmschleimhaut erlebt habe. Hast du das schon mal gesehen?" Er zeigt ein Eiweißstück vor.

„Nein."

„Dort kamen plötzlich merkwürdig zackige Gesellen an", berichtet Hans völlig außer Atem, „ziemlich klein, aber ganz schön aggressiv. Sie setzten sich auf die Schleimhautzellen und – hast du nicht gesehen – waren sie darin verschwunden."

„Und weiter?"

„Dann habe ich probiert, ob man das Zeug vielleicht fressen kann. Hat ziemlich widerlich geschmeckt. Und dann haben meine Eiweißfabriken plötzlich angefangen, ganz eigenartige Produkte auszuwerfen."

„Sie haben sich selbständig gemacht?"

„Genau. Sie haben eigenmächtig und ohne meine Anweisungen Eiweiße produziert, die sie noch nie vorher gemacht hatten."

„Seltsam", kommentiert Tom, „und wie sehen die aus?"

An der Immunantwort auf einen feindlichen Erreger sind immer mehrere Zelltypen beteiligt.

„Hier, ich hab dir ein Stück davon mitgebracht. Vielleicht schmeckt es dir."

„Hans! Ich bin doch keine Freßzelle."

„Ach so."

„Aber wenn du schon mal so nett warst, zeig her."

Die Immunantwort gegen das eingeschleuste Virus hat bereits begonnen. Aber nicht nur Killerzellen und dendritische Zellen setzen sich mit dem Eindringling auseinander. Auch B-Zellen, follikuläre dendritische Zellen und T-Helferzellen werden jetzt aktiv.

Zur gleichen Zeit nebenan in einem Follikel desselben Lymphknotens: „Na, Folko, hast du heute schon etwas gefangen?" fragt Bobo den geduldigen Angler.

Folko wartet wie alle follikulären dendritischen Zellen in dem Follikel des Lymphknotens, also im B-Zellen-Areal, auf fette Beute. Im Unterschied zu Hans bringt er keine verdauten Antigenstücke aus den Geweben, sondern lauert im Lymphknoten vorbeischwimmenden ganzen Antigenen auf – besonders gerne solchen, die schon durch Antikörper oder Komplementstücke markiert sind. Die fängt er ein, hält sie fest und zeigt sie den B-Zellen vor.

„Gerade eben!"

„Uii, ein Zackenbarsch! Wo kommt der den her?"

„Keine Ahnung. Plötzlich war er da. Probier doch mal deine Antikörper. Vielleicht passen sie ja."

Bobo hält dem Fremdling einen Antikörper entgegen. „Sieh mal, die beiden mögen sich aber gerne!"

„Und? Schickst du nun Antikörper ins Blut?"

„So schnell geht das nicht, du Dummkopf. Dazu brauche ich noch einen Stimulus, ein Signal."

„Ein was?"

„Sei doch nicht so schwer von Begriff. Gib mir mal deine Hand."

Folko reicht Bobo einen kleinen Finger mit großer Wirkung. Die sogenannten costimulierenden Faktoren auf seiner Oberfläche passen exakt zu Strukturen auf Bobos Haut, und auf beide Signale hin – Antigen-Antikörper-Kontakt und Costimulus – beginnt Bobo mit der Klonproduktion. Er teilt sich, und seine Kinder teilen sich wieder und wieder, und fast alle wachsen zu Plasmazellen heran, mit großen Antikörperfabriken im Leib. Sie wandern ins Knochenmark und von dort ins Blut und produzieren Antikörper vom Fließband – alle gegen den kleinen zackigen Eindringling.

Sparring Partner

Der zackige Besucher ist ein Polio-Virus, ein richtiges lebendes Virus, allerdings ein relativ harmloses Exemplar. Der Impfstoff ähnelt den gefährlichen Polio-Viren gerade so sehr, um Vivians Immunsystem die Chance zu geben, sich die Virusantigene schon einmal anzusehen und sie sich zu merken. Er löst höchstens leichte Krankheitssymptome aus, befällt keine Nervenzellen und verursacht daher auch nicht die gefürchteten Lähmungen.

Um einen solchen abgeschwächten Lebendimpfstoff herzustellen, werden die normalen Krankheitserreger in Gewebekulturen gezüchtet, zum Beispiel auf Hühnerembryozellen. Im Brutschrank vermehren sie

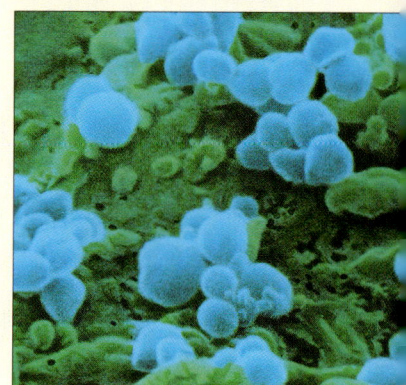

npfplan der Ständigen Impfkommission

Empfohlenes Impfalter*	Impfung gegen	oder gegen
ab Beginn 3. Monat (ab Beginn 9. Lebenswoche)	1. Diphtherie-Pertussis-Tetanus-Hämophilus influenzae Typ b (DTP-Hib/DTPa-Hib) 1. Hepatitis B (HB)** 1. trivalente Polioschluckimpfung (OPV)***	1. Diphtherie-Pertussis-Tetanus (DTP/DTPa) 1. Hämophilus influenzae Typ b (Hib) 1. Hepatitis B (HB)** 1. trivalente Polioschluckimpfung (OPV)***
ab Beginn 4. Monat (ab Beginn 13. Lebenswoche)	2. Diphtherie-Pertussis-Tetanus-Hämophilus influenzae Typ b	2. Diphtherie-Pertussis-Tetanus (DTP/DTPa) 2. Hämophilus influenzae Typ b (Hib)
ab Beginn 5. Monat (ab Beginn 17. Lebenswoche)	3. Diphtherie-Pertussis-Tetanus-Hämophilus influenzae Typ b (DTP-Hib/DTPa-Hib) 2. Hepatitis B (HB)** 2. trivalente Polioschluckimpfung (OPV)***	3. Diphtherie-Pertussis-Tetanus (DTP/DTPa) 3. Hämophilus influenzae Typ b (Hib) 2. Hepatitis B (HB)** 2. trivalente Polioschluckimpfung (OPV)
ab Beginn 12.–15. Monat	4. Diphtherie-Pertussis-Tetanus-Hämophilus influenzae Typ b (DTP-Hib/DTPa-Hib) 3. Hepatitis B (HB)** 3. trivalente Polioschluckimpfung (OPV)*** 1. Masern, Mumps, Röteln (MMR)	4. Diphtherie-Pertussis-Tetanus (DTP/DTPa) 4. Hämophilus influenzae Typ b (Hib) 3. Hepatitis B (HB)** 3. trivalente Polioschluckimpfung (OPV) 1. Masern, Mumps, Röteln (MMR)
ab Beginn 6. Jahr	Tetanus-Diphtherie (Td-Impfstoff mit reduziertem Diphtherietoxoid-Gehalt) 2. Masern, Mumps, Röteln (MMR)	
11.–15. Jahr	Trivalente Polioschluckimpfung (OPV) Tetanus-Diphtherie (Td) Röteln (alle Mädchen, auch wenn bereits gegen Röteln geimpft)**** Hepatitis B für ungeimpfte Jugendliche	

*   Abweichungen von den vorgeschlagenen Terminen sind möglich und unter Umständen notwendig.
**   Die Hepatitis-B-Impfung ist bereits ab Geburt des Kindes möglich.
***   Für Personen mit Immundefekten ist zur Polio-Schutzimpfung nur der neue, intramuskulär zu injizierende Impfstoff mit abgetöteten Viren indiziert.
****   MMR für alle Kinder, die die 2. MMR nicht erhalten haben.
    Stand: Juni 1997

sich, so daß durch die natürliche Veränderung (Mutation) im Laufe der Zeit auch schwache Viren entstehen. Mit Hilfe spezifischer Verfahren werden die gefährlichen Viren unterdrückt, die schwachen dagegen bevorzugt herausgezüchtet und als Impfstoff verwendet.

Die Lebendimpfung mit abgeschwächten Viren oder Bakterien ist die wirkungsvollste Methode, weil sich die Erreger im Körper vermehren und dem Immunsystem bei kleiner Dosis eine ausreichende Menge an Antigenen bieten. Ein Risiko ist aber, daß sich die harmlose Variante im Körper des Geimpften in die gefährliche Form zurückverwandelt und genau die Krankheit auslöst, die man eigentlich verhindern wollte. Eine weitere Gefahr besteht darin, daß das Virus einen ungeschützten Menschen infizieren könnte – zum Beispiel Vivians Mutter –, die zwar als Kind gegen Polio geimpft wurde, die Impfung aber nicht mehr aufgefrischt und daher den Schutz verloren hat. Bei Polio kommt das in einer von drei Millionen Impfungen vor.

Um solche Risiken auszuschließen, gibt es die Möglichkeit, die Viren oder Bakterien durch Hitze oder Chemikalien zu töten, bevor sie als Impfstoff verwendet werden.

Tatsächlich ist der Polio-Impfstoff früher auch auf diese Weise behandelt worden. Tote Erreger haben jedoch einmal den Nachteil, daß sie sich nicht mehr teilen, das Immunsystem also nicht so stark aktiviert wird wie bei einer Impfung mit einem Lebendimpfstoff. Man muß daher eine hohe Dosis der Erreger verabreichen, um die nötigen Antigenmengen bereitzustellen; außerdem halten die Impfungen weniger lange vor. Bei einer Impfung gegen bakterielle Erreger, die aufgrund ihrer Giftstoffe gefährlich sind, kann man schließlich inaktivierte Bakteriengiftstoffe als Impfstoff geben. Dies ist bei Diphtherie- und Tetanusimpfungen üblich.

Schutzgeld

Vivian fiebert. Gestern hat sie dieses Zuckerchen bekommen, und nun ist sie krank. Müde sitzt sie vor ihren Spielsachen und hat keine rechte Freude daran. Nicht einmal das Laufen macht ihr Spaß, das sie doch jetzt gelernt hat und eigentlich immer wieder üben möchte. Noch dazu ist ständig die Windel voll.

Vivian zeigt alle Symptome einer leichten Polio-Erkrankung. Viele Kinder stecken die künstliche Infektion ohne ein Krankheitszeichen weg, manche leiden wie Vivian vorübergehend darunter. Schließlich hat sie lebende Polio-Viren im Körper, und Fieber wie Durchfall sind deutliche Signale dafür, daß sich ihr Immunsystem aktiv gegen den Erreger wehrt. Das Unwohlsein ist der Preis für den Schutz gegen die echten, gefährlicheren Viren.

Toms Suche

Titus, die T-Helferzelle, und Tom, die Killerzelle, sind ebenfalls aktiv geworden. Kaum haben sie das Polio-Antigen auf Hans' Armen im Lymphknoten erkannt, hat Titus den B-Zellen geholfen, ihre Antikörper-Maschinerie anzuwerfen, und Tom hat sich in den Abfluß gestürzt. Mit der Lymphe schwimmt er nun durch Vivians Körper, ganz heiß auf die polioinfizierten Zellen. Er hat Blut geleckt. Wo sind die Viren?

Impfstoffe aus der Gentechn

Die neue Generation von Impfstoffen wird gentechnisch hergestellt, wie zum Beispiel die Vakzine gegen Hepatitis B.

① Aus dem Hepatitis-B-Virus wird ein Gen mit der Information für eines seiner Oberflächeneiweiße isoliert.

② Gentechniker schleusen das DNA-Stück in ihr Allerweltsbakterium ein, den Darmbewohner Escherichia coli. Die gentechnisch veränderten Bakterien vermehren sich in großen Fermentern und stellen aus dem Virusgen das entsprechende Eiweiß (Protein) her – den zukünftigen Impfstoff.

③ Zerstört man die Zellen, wird das Virusprotein in großen Mengen frei. Nach mehreren Reinigungsschritten kann es einem Menschen als Impfstoff unter die Haut oder in die Muskulatur gespritzt werden.

④ Im Körper gelangt das Protein durch die zuführenden Lymphgefäße in den nächsten Lymphknoten – zum Teil frei, zum Teil transportiert von dendritischen Zellen.

⑤ Im Lymphknoten erkennen es B-Zellen. T-Zellen erkennen Teile des Proteins, die die dendritischen Zellen vorzeigen. B- und T-Zellen werden beim Kontakt aktiviert und stimulieren sich gegenseitig.

⑥ Die aktivierte B-Zelle verwandelt sich in eine Plasmazelle und wandert aus dem Lymphknoten ins Knochenmark.

⑦ Sie bildet passende Antikörper, die bei einer Infektion an das echte Virus binden und es unschädlich machen können.

Außerdem entwickeln sich Gedächtniszellen, die viele Jahre lang die Information zur Erkennung von Hepatitis-B-Viren in sich tragen. Falls wirklich Hepatitis-B-Viren auftauchen, ist die Abwehr sofort einsatzbereit.

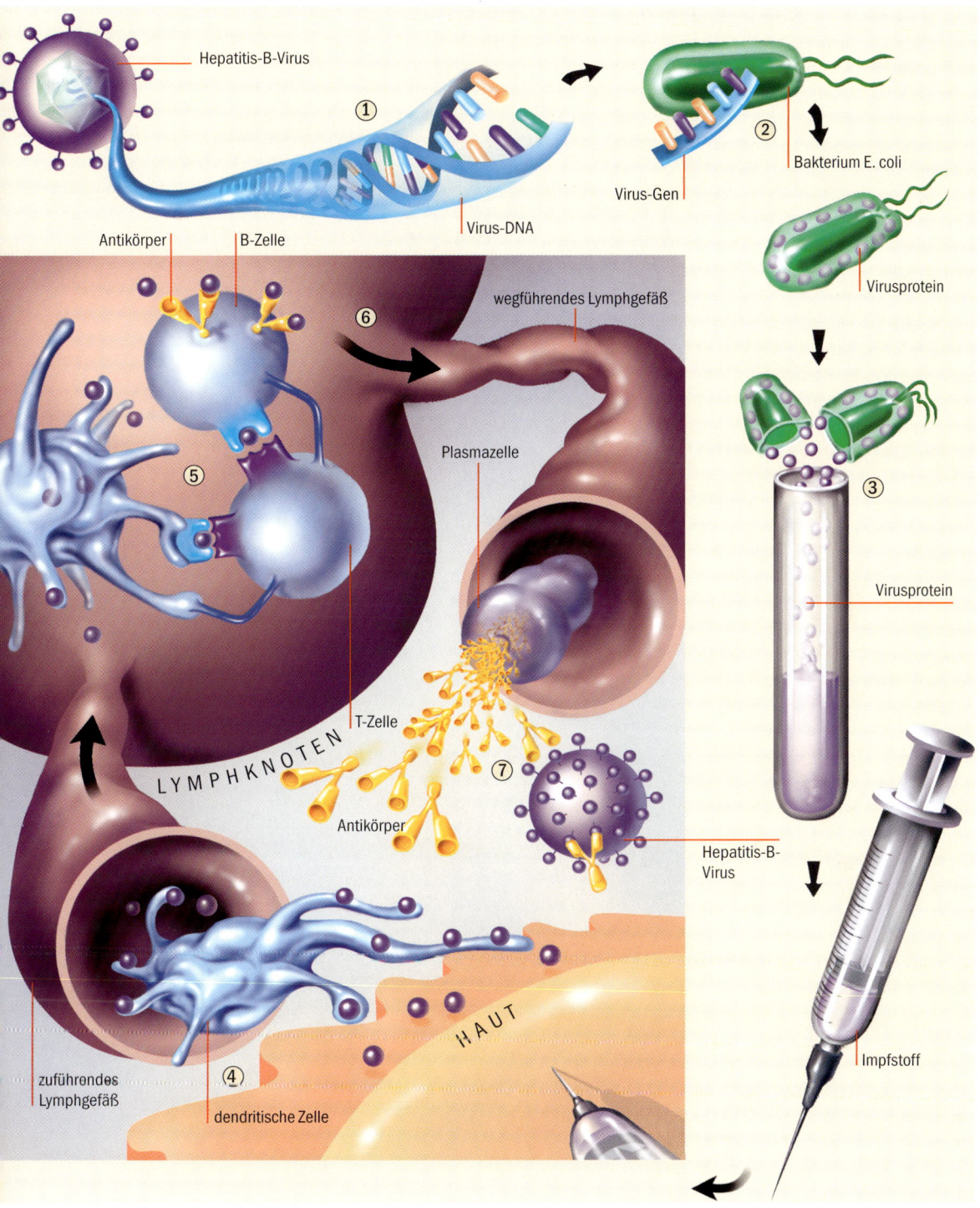

Hepatitis-B-Virus

①

Virus-Gen

Bakterium E. coli

Virus-DNA

Virusprotein

Antikörper

B-Zelle

⑥

wegführendes Lymphgefäß

②

③

Virusprotein

Plasmazelle

⑤

T-Zelle

LYMPHKNOTEN

⑦

Antikörper

Hepatitis-B-Virus

zuführendes Lymphgefäß

④

dendritische Zelle

HAUT

Impfstoff

Tom reist durch die Lymphkanäle. Immer breiter werden sie, immer mehr Zuflüsse stoßen seitlich dazu, immer höher geht es hinauf, an der Wirbelsäule entlang, in Richtung von Vivians Herz. Keine Spur von Polio-Viren. Plötzlich, an einer Flußbiegung, ist er von Heerscharen von roten Blutkörperchen umgeben.

„Hallo, habt ihr die Polio-Viren gesehen?"

„Nein. Was sind Polio-Viren?"

Er hatte vergessen, wie dumm die roten Blutkörperchen sind. Sie haben noch nicht einmal einen Zellkern, geschweige denn Augen für Antigene.

„Woher kommt ihr denn?" fragt er dennoch, um etwas Unterhaltung zu haben.

„Aus Vivians Hand", sagt eines, und „aus ihrem Mund", ein anderes, „außerdem haben wir keine Zeit. Du siehst doch, wie schwer wir beladen sind mit Kohlendioxid. Das Giftzeug muß so schnell wie möglich in die Lunge, damit Vivian es ausatmen kann."

Da Tom ohnehin nicht weiß, wo er die Polio-Viren suchen soll, beschließt er, den roten Blutkörperchen eine Weile zu folgen. Bald kommen sie ins Herz, wo sie kräftig in Richtung Lunge weitergepumpt werden. In den feinen Gefäßverästelungen, bei den Lungenbläschen, löschen die Roten ihre Fracht, und laden sofort Sauerstoffmoleküle auf, um sie in Vivians Körper zu verteilen. Wieder geht es durch das Herz, und dann in zügigen Stößen vorwärts.

Die unbekannte Heimat

Tom ist glücklich. Diese Gegend hier kommt ihm merkwürdig vertraut vor, obwohl er doch ganz bestimmt noch nie hier gewesen ist. Er riecht es genau: Hier gehört er hin. Längst hat er die großen Arterien verlassen und dringt in immer feinere Kanäle vor. Seine molekularen Fühler auf der Zelloberfläche sagen ihm, daß dies die Bauchgegend sein muß, und daß das Antigen, das Hans ihm in den Lymphknoten gebracht hat, von hier gekommen sein muß.

Zusammen mit ihm sind eine Menge anderer Toms auf der Suche nach dem Polio-Antigen, denn in der Zwischenzeit ist durch viele Teilungen der Tom-Klon entstanden. Aber auch das Impfvirus hat sich in den Darmschleimhautzellen vermehrt und weitere Zellen infiziert.

Was war das? Tom ist, als hätte ihn im Vorbeischwimmen etwas am Fühler gekitzelt. Er dreht sich um, aber da ist es schon vorbei. Noch einmal! Da hört er ein Kichern.

„Hallo, Tom!" rufen die Wandzellen der Kapillare, durch die er wandert, „willkommen zu Hause!"

Tom bremst ab und rollt aus. „Hallo", grüßt er vorsichtig, „ihr kommt mir irgendwie bekannt vor. Wo bin ich hier?"

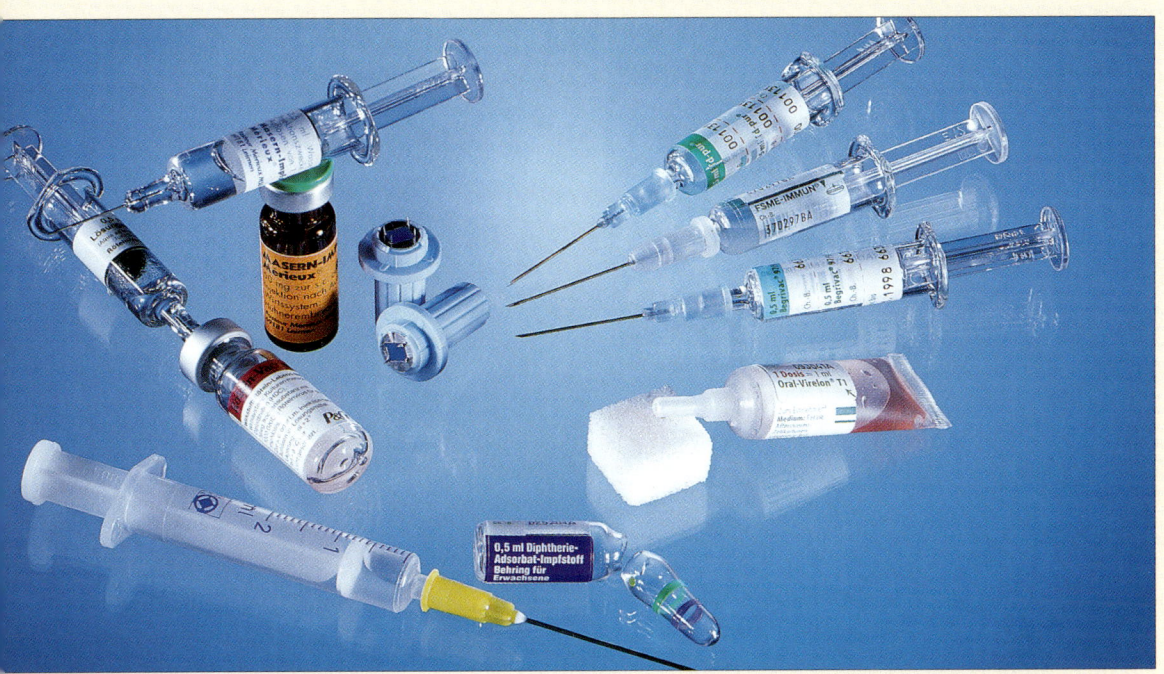

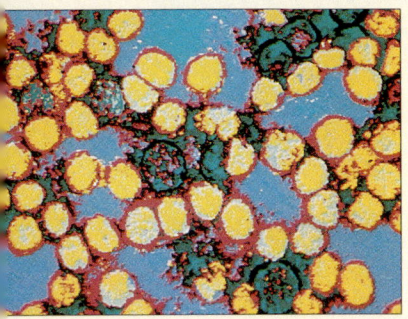

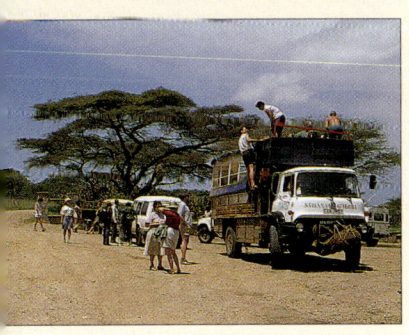

gegen manche Prophylaxe-Medikamente ist die genaue Auswahl der aktuell wirksamen Substanzen für das jeweilige Ziel besonders wichtig.

Daß man sich aber nicht nur in den Tropen, sondern auch auf vielen Reisen in nicht-tropische Länder vorher durch eine Impfung schützen sollte, ist weit weniger bekannt.

So ist bei Reisen nach Rußland und andere osteuropäische Länder auf eine vorherige Auffrischung des **Diphtherie**-Schutzes zu achten.

Süditalien und andere südeuropäische Länder sind **Hepatitis-A**-Gebiet. Infektionen sind über die Nahrung möglich, z.B. durch ungewaschenes Gemüse oder Meeresfrüchte. Auch Last-Minute-Reisende können sich kurz vorher noch wirkungsvoll impfen lassen.

In vielen Regionen Mitteleuropas (in Deutschland z.B. Bayerischer Wald, Donaugebiet, Schwarzwald, dazu Gebiete in Österreich, Schweiz, Südosteuropa) können Zecken das **FSME**-Virus übertragen, das die Frühsommer-Meningo-Enzephalitis, eine bestimmte Hirnhaut- und Hirnentzündung, verursacht. Wanderern und anderen Urlaubern wird eine FSME-Impfung empfohlen.

Bei jeder Impfung sollte auch überprüft werden, ob der Schutz gegen **Tetanus (Wundstarrkrampf)** noch ausreichend ist oder aufgefrischt werden sollte. Maßgebend ist in Deutschland ein Impfabstand von länger als fünf Jahren, in anderen Ländern wie Frankreich wird der Impfschutz zum Teil durch eine Blutuntersuchung auf Tetanus-Antikörper geprüft.

„Du bist in einer winzigen Kapillare, die den Darm mit Blut versorgt. Auf der anderen Seite dieser Wand ist die Darmschleimhaut."

„Was riecht hier so vertraut?"

„Du kommst, weil du ein Antigen gesehen hast, nicht wahr? Das ist es wahrscheinlich, was du riechst. Hier drüben macht sich nämlich gerade ein Virus breit."

Diese Nachricht wirkt auf Tom wie ein Startschuß: „Schnell, laßt mich durch. Ich muß sofort da hinein."

Die Stunde der Killerzellen

„Wir haben auf dich gewartet. Komm nur, hier ist ein Spalt."

Die Wandzellen geleiten den Tom-Klon hindurch, einen Tom nach dem anderen. Das ist das Ende der Polio-Viren.

Mit ihren T-Zell-Rezeptoren erkennen die Killerzellen im Gewebe sofort, welche Darmzellen das Polio-Virus infiziert hat und welche noch virusfrei sind, denn die kranken Zellen zeigen genau das Antigen auf ihrer Oberfläche, das auch Hans mitgebracht hatte und auf das der Tom-Klon nun spezialisiert ist. An eine kranke Zelle nach der anderen koppeln die Killerzellen an und durchlöchern sie, bis keine mehr übrig sind. Der Zellschrott mit den Viren wird von Makrophagen verschluckt und verdaut. Einige Freßzellen sausen immer wieder mit Virusantigenen los in die Lymphknoten, um weitere T-Zellen herbeizurufen, aber als nach einigen Stunden die Nahrung knapp wird, stellen sie die Alarmaktion ein.

Die Viren sind tot, es lebe Vivian! Die übriggebliebenen Darmzellen jubeln dankbar und beginnen sofort mit dem Stopfen der Lecks, die der Tom-Klon und die übrigen Immunzellen in die Schleimhaut gerissen haben. Die Immunzellen jedoch stehen herum wie bestellt und nicht abgeholt, und sehen dem Wiederaufbau ratlos zu.

„Was machen wir denn jetzt?"

„Keine Ahnung. Hier jedenfalls gibt es nichts mehr zu tun."

„Gehen wir schwimmen?" schlägt eine vor.

„Warum nicht?" meint Tom. „Ich kann ohnehin nichts anderes mehr tun als warten."

„Auf ein anderes Virus?"

„Nein, ich kann ja nur mit diesem etwas anfangen. Es hat sich in meinem Gedächtnis fest eingeprägt. Aber vielleicht kommt es ja wieder."

So gehen die T-Gedächtniszellen auf ihre Wanderschaft und warten. Doch die Arbeitslosigkeit macht sie müde. Viele sterben im Laufe der nächsten Tage und Wochen. Nur wenige bleiben übrig, die es auf noch rätselhafte Weise schaffen, wachsam zu bleiben.

Das Immunsystem reagiert auf eine Impfung wie auf den echten Krankheitserreger, nur nicht so stark.

Auffrischung

Nach der ersten Schluckimpfung könnte Vivians Abwehrsystem durch sein Gedächtnis schon immun gegen das Polio-Virus sein. Ihre Immunzellen haben reagiert, wie sie sollten: Sie haben Antikörper gegen die Kinderlähmung entwickelt und sie haben B-und T-Gedächtniszellen gebildet, die nun auf den echten Erreger vorbereitet sind.

Dennoch folgen eine zweite Impfung nach sechs Wochen und eine dritte nach einem Jahr, um ganz sicher zu gehen, daß Vivians Immunsystem gegen möglichst viele der Antigene, die das Polio-Virus besitzt, gerüstet ist. Außerdem wecken die Auffrischungs-Impfungen die Gedächtniszellen aus ihrem Schlaf und bewahren sie so vor dem Tod durch Langeweile. Erst nach der dreifachen Impfung mit den ungefährlichen Viren hat Vivian eine Grundimmunisierung, die sie sicher schützt, wenn doch einmal eines der gefährlichen Exemplare vorbeikommen sollte.

Der Ernstfall

Tom ist müde. Eben ist er von einem Spaziergang zurückgekommen, und er muß feststellen, daß ihn das Wandern doch mehr und mehr anstrengt. Er wird alt, das merkt er deutlich.

Einmal mehr hat er sich am Morgen aufgemacht, um Ausschau zu halten nach alten Bekannten, mit denen er wenigstens Erinnerungen austauschen könnte, wenn es für eine alte T-Killerzelle schon nichts mehr zu tun gibt. Doch die sterben anscheinend aus. Kein bekanntes Gesicht hat er getroffen unter all den jüngeren Immunzellen, die die Gewebe bevölkern und ungeheuer regsam Antigene hin und her tragen, einander mit Botenstoffen unterhalten und von Zeit zu Zeit irgendwelche gefährlichen Besucher hinausjagen. Er bräuchte mal wieder eine Verjüngungskur, eine Teilungsrunde, um nicht völlig in Lethargie zu versinken. Er muß aufpassen, daß er ein Minimum an Aktivität behält, sonst erklären ihn diese ewig hungrigen Freßzellen am Ende für tot und verspeisen ihn zum Abendessen. Nein, nein, ihn noch nicht! Er wird schon noch eine Weile durchhalten.

Vorsichtig setzt sich Tom auf eine Schleimhautzelle, die so aussieht, als könnte man es sich auf ihr bequem machen – und springt gleich wieder auf. Diese Oberflächenmoleküle kennt er doch! Sofort ist alles wieder da: Tom erinnert sich an die zackigen Gesellen aus dem Darm, als sei es gestern gewesen, an Hans, der ihn, als er noch jung war, aus dem Lymphknoten geholt hat, daran, wie er zum ersten Mal Heimatgeruch geschnuppert hat, und wie er mit seinem ganzen Klon die Virusinvasion gestoppt hat ... Endlich hat er seine Bestimmung wiedergefunden!

Nach einer Impfung ist das Immunsystem gegen den echten Erreger gewappnet.

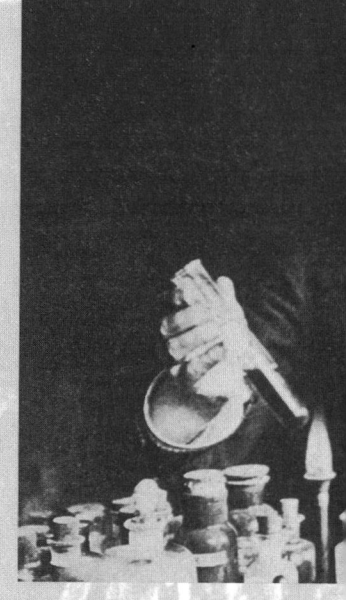

Paul Ehrlich
Deutschland (1854–1915): entwickel
die Grundlagen des Impfprinzips

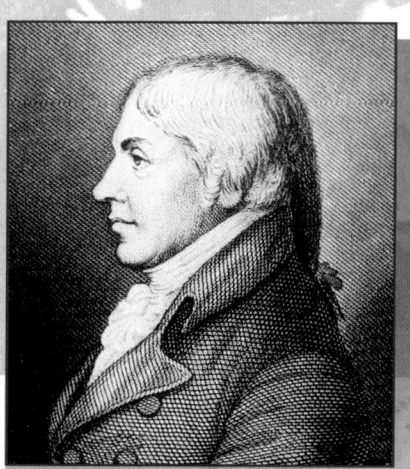

Edward Jenner
England 1796: die erste Schutzimpfung bei
Menschen: Pocken

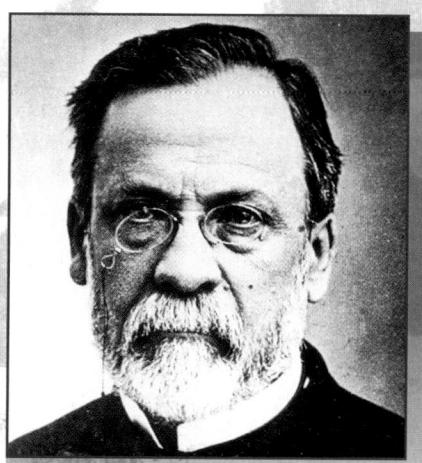

Louis Pasteur
Frankreich 1885: erste Impfung gegen Tollwut

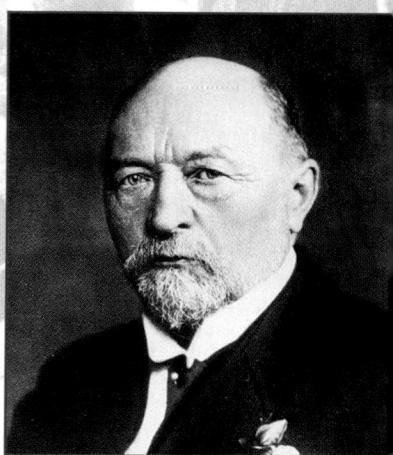

Emil von Behring
Deutschland 1913: Schutzimpfung gegen
Diphtherie und Tetanus

Die einzige Möglichkeit, sich vor übertragbaren Erkrankungen
zu schützen, war lange Zeit die Isolation der Kranken, wie schon
die Bibel am Beispiel der Lepra berichtet. Den ersten Hinweis auf
die Möglichkeit des aktiven Schutzes erkannte Edward Jenner im
England des 18. Jahrhunderts: Harmlose Kuhpocken schützen
Menschen vor den gefährlichen Pocken. Louis Pasteur kam ein
Jahrhundert später bei Versuchen mit Hühnern auf die Idee, die
Erreger abzuschwächen.

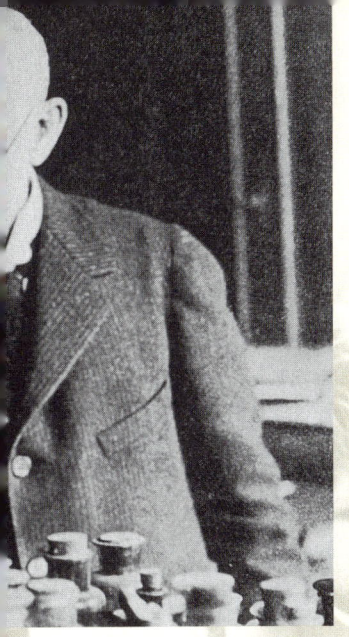

Die Geschichte der Impfstoffe

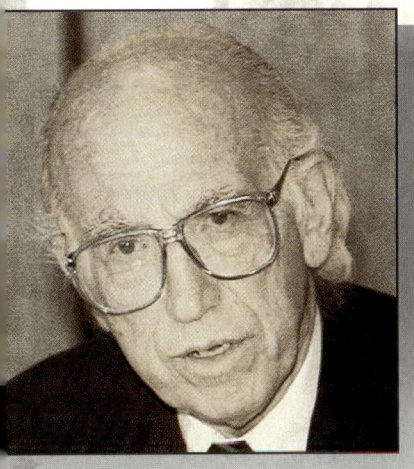

Jonas Salk
USA 1955: Polio-Impfstoff aus abgetöteten Viren

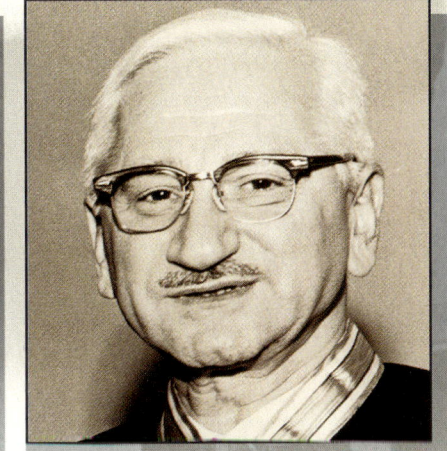

Albert Sabin
USA 1960: erste Schluckimpfung gegen Kinder-lähmung (Poliomyelitis), Lebendvakzine

Das Prinzip hat sich seither nicht verändert. In den vergangenen hundert Jahren entwickelten Wissenschaftler und Ärzte in aller Welt Impfstoffe gegen die meisten der einst so bedrohlichen Todesbringer. Einige lang bekannte Erreger berei-ten den Impfstoffentwicklern allerdings Probleme: Gegen Malaria und auch gegen Lepra gibt es noch immer keinen Impfschutz.

Sein alter Rezeptor paßt genau auf dieses Antigen, das die Darmzelle trägt. Das gehört nicht hierher, da ist er sich ganz sicher. Sofort und ohne Zögern, ohne weitere Signale oder Botenstoffe abzuwarten, wirft Tom seine alte Zellteilungsmaschine an. Ächzend kommt sein Zellkern in Gang. Die Erbsubstanz wird verdoppelt und in neue Päckchen verpackt, immer eines nach rechts und eines nach links geordnet, neue Kernhüllen entstehen, Tom bläht sich zur doppelten Größe auf, zieht den Bauch ein und teilt sich in zwei junge Killerzellen. Weiter und weiter läuft die Maschine, und wer sich von den neuen Toms gerade nicht teilt, fängt schon einmal an, die Zelle mit dem Virusantigen zu durchlöchern.

Aber dieses Virus ist hartnäckig. Kaum ist eine infizierte Zelle tot, schon kommen aus der nächsten tausend neue Zackenviren heraus, setzen sich auf die nächste Zelle und verschwinden in ihrem Bauch.

Antikörper schwimmen herbei, die sich auf die Viren stürzen und ganze Klumpen bilden. Schnell geht das! Die haben wohl auch irgendwo auf ihre Stunde gewartet. Sonst könnten sie nicht in diesen Massen so rasch hier auftauchen.

Schnell, schnell! Schon sind die Viren weit in die Schleimhaut vorgedrungen. Da hinten, das Blutgefäß! Auf keinen Fall dürfen sie dorthin gelangen, sonst sind sie rasch überall im Körper.

Irgendwer hat auch die Komplementmoleküle alarmiert. Zusammen mit den Antikörpern umklammern sie die Viren und halten sie in Schach, bis eine Freßzelle zu Hilfe eilt und den ganzen Komplex auffrißt und verdaut.

Es sieht gut aus. Die Immunzellen und ihre molekularen Helfer waren schnell, und sie sind viele. Hand in Hand geht die Abwehr voran. Immunbotenstoffe sausen von einer Zelle zur anderen und halten alle auf dem laufenden, was gerade zu tun ist und wo ein schnelles Eingreifen nötig ist.

Nach wenigen Stunden ist der Spuk vorbei. Vivian hat nichts davon gemerkt.

> Gegen einen Erreger immun zu sein – zum Beispiel nach einer Impfung – bedeutet, daß das Immunsystem ihn schnell und wirkungsvoll abwehrt, so daß er keine Symptome verursachen kann.

Bobos Gedächtnis

Dem immunologischen Gedächtnis haben wir es zu verdanken, daß die zweite und mehrfache Immunantwort sehr viel schneller in Gang kommt als die erste. Aus diesem Grund funktioniert eine Impfung so gut: Da das Immunsystem schon einmal (bei der Impfung) Kontakt mit dem Antigen hatte, verläuft die Immunantwort im Falle einer Infektion mit dem Krankheitserreger viel schneller und kommt so der Krankheit zuvor.

„Ich glaube, es ist genug."

„Noch lange nicht! Ich bin gerade so richtig in Schwung!"

Die Plasmazellen des Bobo-Klons hängen im Knochenmark und produzieren Antikörper vom Fließband. Ihre Fabriken laufen non stop, eines nach dem anderen der genau passenden Immunmoleküle wird nach draußen abgegeben und hilft bei der Immunabwehr gegen den Polio-Impfstoff.

„Seit Tagen laufen wir hier auf Hochtouren. Ich kann nicht mehr."

„Dann verschwinde! Ausgediente Plasmazellen sind hier nur im Weg. Ab in die Apoptose!"

„Wohin?"

„Apoptose… Entsorgung, Selbstmord!"

„Wie bitte? Mein ganzes Wissen um dieses Antigen soll ich mit ins Grab nehmen? Ich denke ja nicht daran. Ich gehe in Rente, zurück in den Lymphknoten. Von meiner Erfahrung soll Vivian noch einmal profitieren."

„Das wird wohl nichts. Plasmazellen haben nun mal nach zwei bis drei Tagen ausgedient. Aber keine Angst, unser Wissen um den Zackenwinzling geht nicht verloren."

„Ach, nein?"

„Ein paar von unseren Zwillingsschwestern sind im Lymphknoten geblieben, als B-Gedächtniszellen. Da bleiben sie eine Weile, falls dieses Antigen wieder hier hereinkommt."

Aus der ersten Immunantwort gegen einen Krankheitserreger bleiben einige B-Zellen übrig, die in eine Art Ruhezustand übergehen. So können sie verharren, bis sie bei einem erneuten Kontakt mit dem Antigen wieder aktiviert werden. Mehrere Jahre oder sogar Jahrzehnte, wie die Wissenschaftler lange Zeit dachten.

Kein Wissenschaftler kann heute das Phänomen des immunologischen Gedächtnisses abschließend erklären.

Doch neue Untersuchungen haben diese Vorstellungen eines immunologischen Langzeitgedächtnisses in Form nahezu unsterblicher Gedächtniszellen verändert. B-Gedächtniszellen besitzen, so weiß man heute, nur eine kurze Lebensdauer. Ein Impfschutz über Jahre kann damit allein nicht erklärt werden. Zudem bleibt die Zahl der Immunzellen immer etwa konstant. Wenn jedoch bei jedem neuen Antigenkontakt Gedächtniszellen übrigblieben, die ein Menschenleben lang überdauern, müßten sie den übrigen den Platz streitig machen.

Die Lösung ist noch nicht gefunden und kein Wissenschaftler kann heute das Phänomen des immunologischen Gedächtnisses abschließend erklären. Einigkeit herrscht unter den Forschern aber darüber, daß zur Aufrechterhaltung des Gedächtnisses die Immunzellen immer wieder neu aktiviert werden müssen. Wie kann das sein, wenn der Erreger kein harmloser Begleiter ist, der ohnehin alle paar Wochen einmal im Körper vorbeischaut?

Impfprogramme für die Dritte Welt

Das Impfprogramm der Weltgesundheitsorganisation (WHO) bewahrt jährlich drei Millionen Kinder unter fünf Jahren vor dem Tod durch Diphtherie, Tetanus, Keuchhusten, Kinderlähmung, Masern oder Tuberkulose.

Dennoch ist die Kindersterblichkeit in der Dritten Welt nach wie vor hoch. Zwölf Millionen Kinder sterben jedes Jahr, die meisten an den Folgen von Krankheiten, gegen die man nicht impfen kann. Doch zwei Millionen davon könnte man durch Impfen retten, denn so viele sterben nach wie vor an einer der Erkrankungen, die hätten verhindert werden können.

Das weltweite Impfprogramm der WHO unterstützt daher die Regierungen der Länder und versucht zu erreichen, daß auch und gerade die armen Länder der Dritten Welt ausreichende Mengen guter Impfstoffe zu bezahlbaren Preisen erhalten.

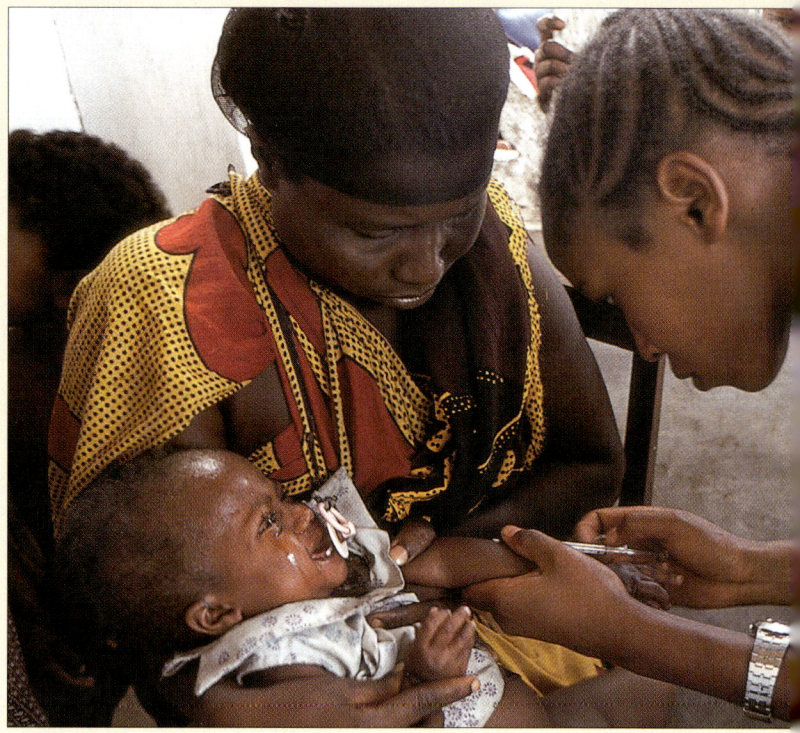

Brain Jogging

Dieses „Brain Jogging" der B-Zellen stellen sich Immunologen heute auf verschiedenen Wegen vor:

– Bei manchen Virusinfektionen überlebt das Virus jahrelang oder gar das ganze Leben lang im Körper. Seine ständige Anwesenheit führt immer wieder zu einer Stimulation der B-Zellen, die immer wieder neue Antikörper produzieren.

– Es kommen immer wieder ähnliche Antigene in den Körper, die die B-Gedächtniszellen gerade so stark aktivieren können, daß es für eine neue Teilungsrunde ausreicht.

– Die Antigene bleiben über lange Zeit auf der Oberfläche der antigenpräsentierenden Zellen im Lymphknoten erhalten, anstelle verschlungen zu werden. In den Lymphknoten fand man solche Zellen, die dort immerhin ein Jahr lang mit einem Antigen überlebt haben.

– Das Ping-Pong-Modell: Plasmazellen bilden Anti-Antikörper gegen diese Antikörper auf B-Gedächtniszellen. Diese Anti-Antikörper können die B-Gedächtniszelle immer wieder zu einer neuen Teilungsrunde und damit zu einer Auffrischung anregen.

Die Vergeßlichkeit des Immunsystems

Erfahrungsgemäß hält eine Grundimmunisierung rund zehn Jahre lang an, dann wird das immunologische Gedächtnis vergeßlich, sofern es nicht durch einen erneuten Kontakt mit dem Krankheitserreger wieder an das Gelernte erinnert wird.

Unmittelbar nach einer Impfung kennt das Immunsystem alle Antigene, die das Gesamtbild eines Virus oder eines Bakteriums ausmachen. Doch mit den Jahren gerät eines nach dem anderen in Vergessenheit, bis nur noch wenige Gedächtniszellen überleben, und schließlich ganz verloren gehen. Aus diesem Grund hält keine Impfung ein Leben lang, sondern muß von Zeit zu Zeit erneuert werden. Doch auch das Immunsystem selbst hat eine Methode, um sein eigenes Gedächtnis aufzufrischen.

> Keine Impfung hält ein Leben lang, sondern muß von Zeit zu Zeit erneuert werden.

Toms Fitnesstraining

„...drei, zwei, eins, und noch einmal..." Jack trainiert die Seniorengruppe im Lymphknoten. Eigentlich heißt er Hans, aber das findet er undynamisch.

„Rezeptor raus, Rezeptor rein, an das Antigen und binden. Und von vorne..."

Tom schwitzt. Seit er regelmäßig zum Fitnesstraining geht, fühlt er sich wesentlich jünger und leistungsfähiger als zuvor in seiner faulen Phase. Jack ist ein besonders guter Vorturner im Trainer-Team. Die Jungs werden anscheinend nie müde. Immer wieder halten sie den T-Zellen Trainingsgeräte vor, etwa das alte Antigen aus dem Zackenwinzling oder ähnliche Moleküle. Und die T-Zell-Senioren springen doch tatsächlich jedesmal wie die Gummibälle herum, wenn sie sie wieder sehen.

So werden sie immer aufs Neue gegen den damaligen Krankheitserreger aktiv – ob es nun ein echter Erreger oder nur ein Impfstoff war – und vergessen ihn nicht.

„... das war's mal wieder. Genug für heute, ciao bis zum nächsten Mal."

Das regelmäßige Training hält die T-Zellen fit für den Ernstfall. Allerdings nur so lange, wie Jack und die übrigen Trainer nicht auch schlapp machen, ein paar Monate, ein paar Jahre vielleicht. So lange sie die Gedächtniszellen trainieren, bleibt auch die Immunität erhalten, und so lange hält eine Impfung.

FORSCHUNG UND THERAPIE

Hightech-Impfstoffe: Schutz vor HIV und Malaria?

Prävention ist im Zeitalter der chronischen Erkrankungen in und das Wort Impfung suggeriert eine einfache Maßnahme. Deswegen wird der Begriff zunehmend inflationär gebraucht: Jede Spritze, die der medizinischen Vorbeugung dienen soll, ob primär oder nur sekundär zur Vermeidung von Rückfällen, wird heute als Impfung tituliert – sei es ein Enzym, das die Verwandlung von „guten" in „schlechte" Blutfette verhindern und so einem Infarkt vorbeugen soll, seien es im Reagenzglas aktivierte Immunzellen gegen Tumorantigene, die Krebsmetastasen verhüten sollen.

Im strengeren Sinne als Impfung gilt jede aktive Immunisierung, bei der dem Immunsystem ein abgeschwächter Erreger oder ein Teil davon gezeigt wird, damit es sich bei einer echten Infektion selbst schnell und wirksam dagegen wehren kann. Eine Impfung dient damit der Vorbeugung einer Infektionskrankheit.

Mehr als 20 bedrohliche Infektionskrankheiten lassen sich heute mit Impfungen verhüten. Dennoch sind die Mediziner unzufrieden mit der Diskrepanz zwischen dem Machbaren und dem wirklich Erreichten:

▶ In der Dritten Welt scheitern Impfprogramme an Armut und mangelnder Akzeptanz – auch ein Zeichen fehlender Integration der Maßnahmen in die traditionellen Medizinkulturen.

▶ In der westlichen Welt macht sich eine gewisse Impfmüdigkeit breit. Vor allem Erwachsene vergessen, daß Impfungen gelegentlich aufgefrischt werden müssen, um weiterhin Schutz zu bieten.

▶ Eine erhebliche Zahl von Eltern ist skeptisch gegenüber dem Nutzen der vielen Impfungen, denen sie schon ihren Säugling aussetzen sollen, und absolvieren nur noch das „Minimalprogramm": Tetanus, Diphtherie, Polio. Infektionsmediziner drängen jedoch darauf, Kinder darüber hinaus mindestens gegen Keuchhusten und gegen Masern, Mumps und Röteln („MMR"-Kombinationsimpfung) impfen zu lassen.

Die Keuchhustenimpfung war bis vor wenigen Jahren wegen ihrer Nebenwirkungen sehr kritisch betrachtet worden. Seit 1994 ist in Deutschland ein sogenannter azellulärer Impfstoff auf dem Markt, der nicht mehr aus den ganzen Keuchhustenbakterien, sondern nur noch aus einem Teil der Bakterienhülle besteht. Er schützt

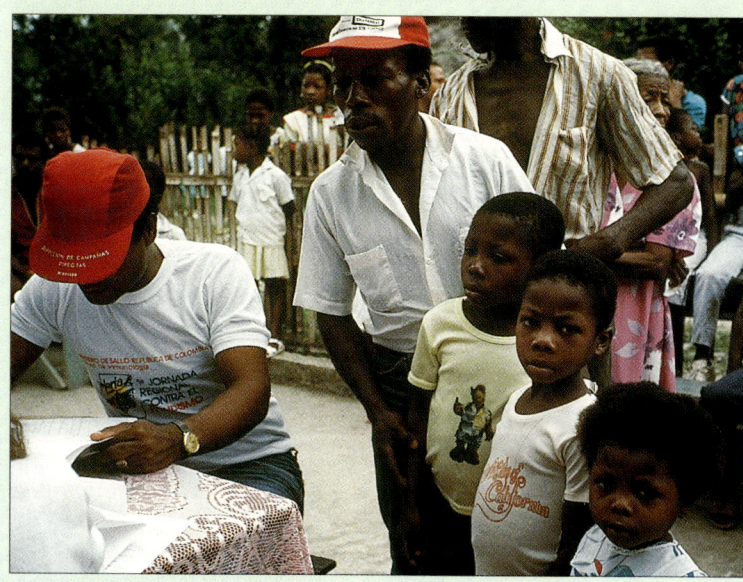

Malaria: In großen Kampagnen prüfte die Weltgesundheitsorganisation den Impfstoff des Kolumbianers Patarroyo – der gewünschte Erfolg blieb jedoch aus.

Neue Impfstoffe in der Pipeline der Forschung

Die Gentechnik eröffnet neue Möglichkeiten auch in der Impfstoffentwicklung. In zahlreichen Labors rund um die Welt entstehen auf dem Reißbrett der Molekularbiologen maßgeschneiderte Vakzinen. Manche davon zeigen in klinischen Studien erste Erfolge, die ersten werden zugelassen.

Gentechnisch hergestellte Oberflächenproteine

Das Immunsystem erkennt Krankheitserreger an ihrer molekularen „Visitenkarte" auf der Oberfläche von Zellen oder Viren. Zur Immunisierung ist deswegen nicht der ganze Erreger nötig, sondern theoretisch reicht der richtige Protein-Cocktail. Der erste Impfstoff, der nur aus Oberflächenproteinen besteht, war die Hepatitis-B-Vakzine. Der neueste soll vor der Lyme-Borreliose schützen. Ein in Deutschland entwickelter Impfstoff gegen die von Zecken übertragene bakterielle Infektion (Foto: Borrelia burgdorferi, darüber: Zecke) wurde in den USA erfolgreich an Menschen getestet. Die Vakzine muß für Europa noch modifiziert werden, denn hier gibt es drei verschiedene Erregertypen.

Nackte DNA

Verabreicht werden nicht mehr ganze Erreger, auch nicht Moleküle ihrer Oberfläche, sondern Gene (DNA) für Oberflächenproteine. Diese reine DNA soll in Körperzellen übersetzt und ihre Produkte als Eiweißstoffe auf der Zelloberfläche gezeigt werden, wo sie von Immunzellen erkannt werden können. Man hofft, so vor allem der Verbreitung von Viren entgegenzuwirken, die mit genetischen Verwandlungstricks arbeiten, zum Beispiel HIV. Aber auch parasitäre Erreger wie die von Malaria, Leishmaniose oder Bilharziose sollen damit einstmals ausgebremst werden. Über mögliche Risiken ist noch nichts bekannt.

Genmanipulierte Viren

Wissenschaftler machen Grippeviren dadurch unschädlich, daß sie Gene verändern, die für die Vermehrung wichtig sind.

Diese künstlichen Viren könnten ein neuer Impfstoff werden. Erste Tests an Mäusen verliefen erfolgreich.

Neue Schluckimpfungen

Die meisten Impfstoffe werden gespritzt und führen zur Bildung von Antikörpern gegen den Erreger, die im Blut zirkulieren. Schluckimpfungen gibt es nur wenige. Obwohl sie leichter zu verabreichen sind, sind die meisten wenig wirksam, unter anderem, weil sie schon im Magen durch Säuren und Enzyme zersetzt werden. Je mehr man über die lokale Immunabwehr in der Darmschleimhaut herausfindet, desto vielversprechender werden neue „orale" Impfstoffe, denn sie könnten Viren und Bakterien schon an einer vielbenutzten Eintrittspforte zum Körper stoppen. In der Entwicklung sind neue Schluckimpfungen zum Beispiel gegen Cholera, andere Durchfallerreger, Lungenentzündung und Hirnhautentzündung.

ebenso, hat aber weitaus weniger Nebenwirkungen. Im Jahr 1997 gab es in Holland eine Keuchhustenwelle. Das Neue daran war, daß diesmal auch zahlreiche geimpfte Kinder erkrankten. Tatsächlich isolierten Experten eine neue Variante der Erreger, gegen die keine genügende Immunität erreicht wurde. In Holland wird allerdings immer noch der „alte" Ganzkeimimpfstoff verwendet. Es ist daher unklar, ob die neue, gefährliche Resistenz auch Kinder in Deutschland bedroht, die den azellulären Impfstoff erhielten.

FORSCHUNG UND THERAPIE

Eine Keuchhustenerkrankung ist nicht nur mit Husten, Atemnot und sechswöchiger Quarantäne verbunden, sondern kann vor allem für Babys lebensgefährlich werden. Der Erreger kann nämlich bei sehr kleinen Kindern statt Hustenattacken Atemstillstände bewirken. Deswegen vermuten Experten in jüngster Zeit, daß möglicherweise eine beträchtliche Anzahl der Kinder, die am rätselhaften „plötzlichen Kindstod" gestorben sind, in Wirklichkeit eine Keuchhusteninfektion hatten, die ihnen zum Verhängnis wurde.

Unabhängig davon sterben weltweit jährlich mehr als 350 000 Kinder an Keuchhusten, an den Komplikationen der Masern sogar mehr als eine Million. Auch wenn die tödlichen Komplikationen wie Lungenentzündungen hauptsächlich schlecht ernährte Kinder in der Dritten Welt betreffen, warnen Experten, Masern als harmlose Kinderkrankheit mißzuverstehen. Sie beobachten mit Sorge eine zu geringe „Durchimpfungsrate". Die beiden anderen Kinderkrankheiten, gegen die der MMR-Kombi-

nationsimpfstoff schützt, Mumps und Röteln, werden von vielen Menschen als „noch harmloser" als Masern angesehen. Mumps kann jedoch bei Jungen zu Hodenentzündungen mit anschließender Sterilität führen, Röteln können der nachfolgenden Generation schaden: Eine Infektion in der Schwangerschaft kann zu Mißbildungen beim Kind führen.

Es gibt auch Krankheiten, gegen die trotz intensiver Suche noch immer kein Impfstoff gefunden wurde. Dazu gehören zum Beispiel AIDS, Lepra und auch die Malaria.

Im Jahr 1995 bejubelte die Welt den kolumbianischen Biochemiker Manuel Patarroyo, der scheinbar einen wirksamen Impfstoff gegen die „Königin der Tropenkrankheiten", die Malaria, gefunden hatte. Eine Mischung synthetischer Eiweißstücke, die nach einem bestimmten Proteinmuster Malaria-immuner Personen hergestellt wurde, sollte das Immunsystem gegen das Blutstadium des Parasiten mit dem komplizierten Lebenszyklus aktivieren. Nachdem eigene Studien erfolgversprechende Ergebnisse geliefert hatten, verzichtete Patarroyo in einer selbstlosen Geste auf jeden Vermarktungsgewinn und schenkte seinen Impfstoff der Weltgesundheitsorganisation. Die WHO prüfte die Wirkung in breitangelegten Impfstudien und mußte enttäuschen: auch der Patarroyo-Impfstoff ist nicht der langersehnte Schutz. Es war das „größte Melodrama der Malariaforschung", so ein amerikanischer Epidemiologe. Obwohl in US-Studien heute wieder zwei Hoffnungsträger geprüft werden, sehen sich Experten der Impfstoff-Szene an den Anfang der Bemühungen zurückgeworfen. Vor dem Jahr 2005, so schätzen sie, wird es keine Impfung gegen das Sumpffieber geben.

Gegen die häufigste durch Zecken übertragene Krankheit, die Lyme-Borreliose, steht die Medizin dagegen vor einem Erfolg. Neben dem FSME-Virus (Frühsommer-Meningoenzephalitis) überträgt in Deutschland etwa jede zehnte Zecke Borrelien. Diese Bakterien verursachen die tückische Lyme-Borreliose, die im amerikanischen Städtchen Lyme zuerst als eigenständige Krank-

Angst vor Impfschäden

Bei einer Impfung mit lebenden, abgeschwächten Erregern kommen Rötungen an der Einstichstelle, leichtes Fieber und leichte Symptome derjenigen Krankheit, gegen die geimpft wurde, mitunter vor. Sie sind im allgemeinen ungefährlich und verschwinden nach kurzer Zeit wieder.

Bei bestehenden Infektionen und in der Schwangerschaft sollte man ohne akuten Anlaß nicht impfen.

In sehr seltenen Fällen kann es bei jeder Impfung mit einem Lebendimpfstoff vorkommen, daß sich der abgeschwächte Krankheitskeim im Körper in die gefährliche, „echte" Form zurückverwandelt und dann die Krankheit auslöst, vor der man schützen wollte. Im Fall der Kinderlähmung kommt es zum Beispiel bei drei Millionen Impfungen einmal vor, daß der Geimpfte oder eine Kontaktperson (etwa auch wickelnde Eltern, die über den Fäkalkontakt mit dem Erreger in Berührung kommen und selbst unzureichend geschützt sind) an einer „Impfpolio" erkranken.

Superimpfstoff: sieben auf einen Streich?

Anstatt gegen jeden Krankheitserreger extra zu impfen, könnte es in Zukunft ausreichen, einen Super-Kombi-Impfstoff zu verabreichen.

Wenn die ersten Versuche mit Grippeviren erfolgreich verlaufen, ist dies vielleicht die Methode der Zukunft: Aus einer Reihe von Viren entnehmen Wissenschaftler Gene für die jeweils typischen Oberflächenmoleküle, die das Immunsystem erkennen kann. Diese Gene kombinieren sie in einem neuen, künstlichen Virus, das so die unterschiedlichen Eigenheiten einer ganzen Reihe von Erregern in sich vereint.

Einmal geimpft, merkt sich das Immunsystem all diese Eigenschaften und ist künftig gegen jeden einzelnen Erregertyp gewappnet. Zunächst versucht man so, unterschiedliche Stämme eines Virus zu kombinieren, wie zum Beispiel die vielen Grippevarianten. Später könnten auch die Erreger verschiedener Krankheiten miteinander kombiniert werden.

heit entdeckt wurde. Die Beschwerden ähneln zunächst einer Erkältung, kehren schubweise wieder und können nach Jahren zu Gelenk- und Nervenschäden führen. Experten schätzen 100 000 Infizierte in Deutschland.

Der erste Impfstoff gegen Lyme-Borreliose wurde maßgeblich in Deutschland von Arbeitsgruppen in Freiburg und Heidelberg entwickelt. Er besteht aus einem Eiweißstoff, der auf der Oberfläche der amerikanischen Borrelien vorkommt. Nach der erfolgreichen Anwendung an 11000 US-Amerikanern wurde ein Zulassungsantrag bei der zuständigen Food and Drug Administration (FDA) gestellt. In Europa hat man es allerdings mit zwei weiteren Borrelien-Stämmen zu tun, weswegen hier ein etwas komplizierterer Kombinationsimpfstoff gegen alle drei Varianten notwendig ist, an dem die Forscher intensiv arbeiten.

Auch der wichtigste Verursacher der Magenschleimhautentzündung (Gastritis), das Bakterium Helicobacter pylori, soll demnächst durch eine Schluckimpfung an seiner Verbreitung gehindert werden. Tübinger Wissenschaftler entwickelten zusammen mit Kollegen in Lausanne eine Vakzine, die sich gegen ein bakterielles Enzym richtet. Nach erfolgreichen Tierversuchen brachten die ersten klinischen Versuche allerdings noch keine optimalen Ergebnisse. Die Wissenschaftler suchen daher nach weiteren typischen Bestandteilen von Helicobacter, an denen das Immunsystem das Bakterium erkennen könnte. Solche immunogenen Moleküle, die für einen Erreger typisch sind, sind die Basis der modernen Impfstoffe. Sie zu finden, ist nicht immer einfach, denn das Immunsystem muß sie als Erregermoleküle erkennen, und sie müssen zweitens auf jedem Bakterium oder Virus vorkommen, damit die Impfung auch wirklich schützt. Das ist bisher auch gegen AIDS noch nicht gelungen, vor allem, weil das Virus sein Aussehen laufend verändert. Doch amerikanische Ärzte glauben nun, einen wirksamen Lebendimpfstoff gefunden zu haben. In einem aufsehenerregenden Selbstversuch wollen sie ihn erproben.

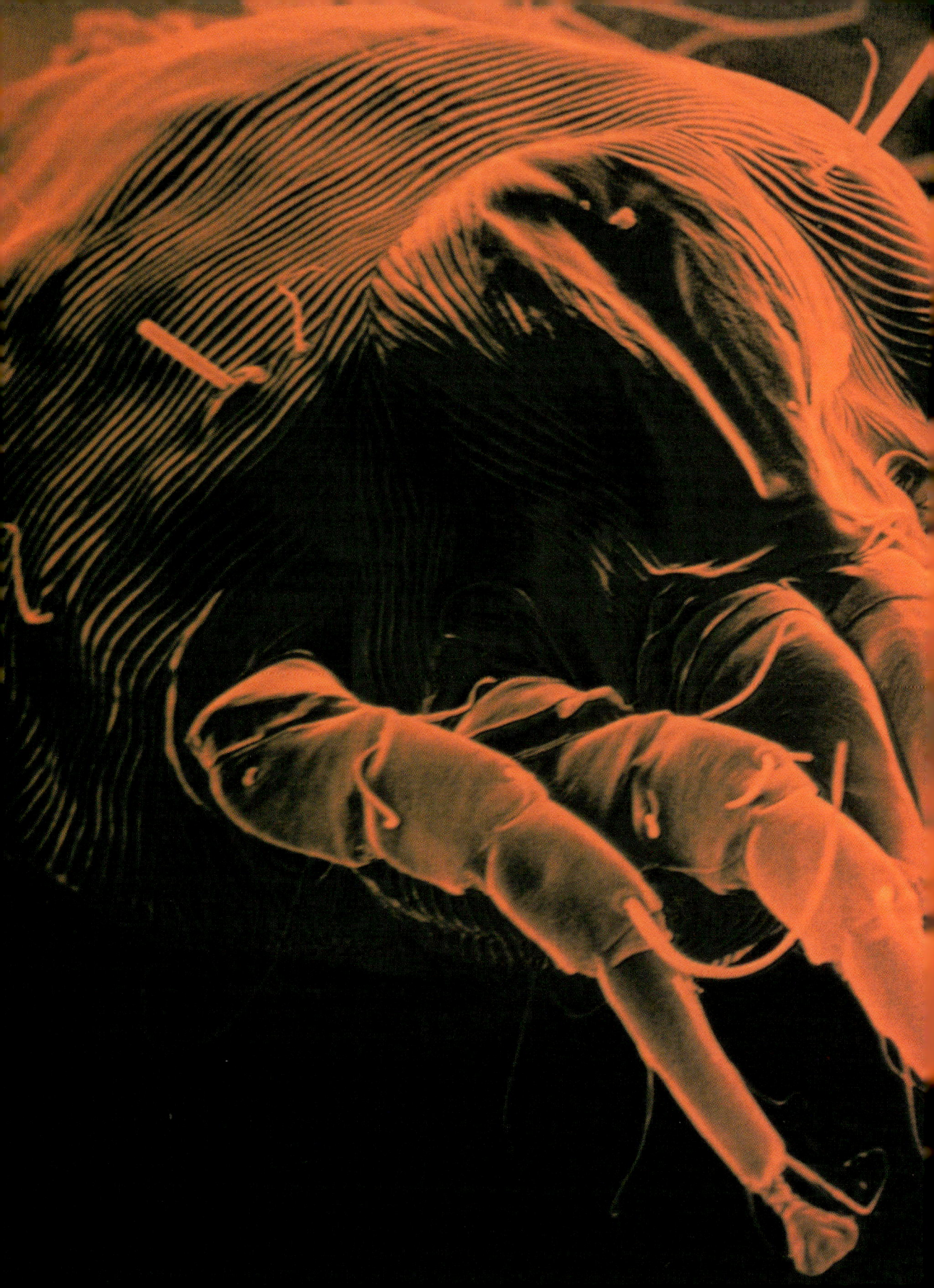

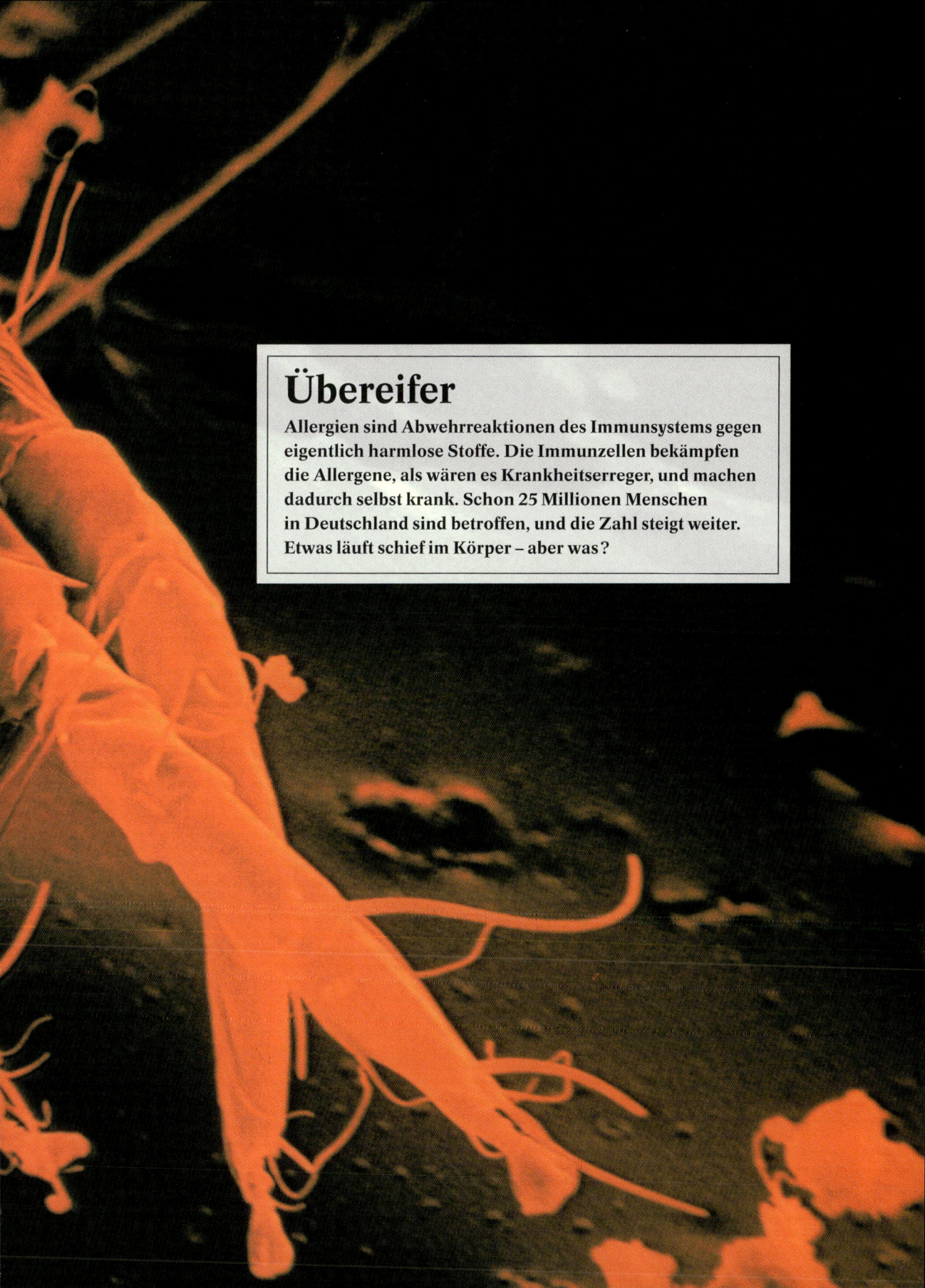

Übereifer

**Allergien sind Abwehrreaktionen des Immunsystems gegen
eigentlich harmlose Stoffe. Die Immunzellen bekämpfen
die Allergene, als wären es Krankheitserreger, und machen
dadurch selbst krank. Schon 25 Millionen Menschen
in Deutschland sind betroffen, und die Zahl steigt weiter.
Etwas läuft schief im Körper – aber was?**

Katzenwunder

Nachbars Katze hat Junge! Vier kleine Wollknäuel liegen da in der schön warm gepolsterten Holzkiste, von der Katzenmutter halb zugedeckt. Die zehnjährige Vivian kann sich kaum lösen von dem Wunder. Fasziniert beobachtet sie, wie das vorwitzigste der Katzenkinder, das kleine Schwarze, mit seinen zwei Wochen schon versucht, aus der Kiste herauszuklettern.

Lola, die Katzenmutter, kommt jeden Tag, wenn Vivian von der Schule nach Hause kommt, ans Gartentor gelaufen, um sie zu begrüßen. Dann schmusen beide miteinander, und Vivian darf Lola sogar Futter geben, der Nachbar hat es erlaubt. Vivian darf selbst leider kein Haustier haben, wegen der Allergiegefahr. Vivians Mutter ist nämlich allergisch – auf Pollen. Deshalb muß sie sich in jedem Frühjahr ständig die Nase putzen, und ihre Augen tränen ununterbrochen. Pollen sind so eine Art Pflanzensperma, glaubt Vivian ihren Biolehrer verstanden zu haben, und fliegen, wenn es Zeit ist, durch die Luft, um Pflanzenkinder zu zeugen und um Mama zu ärgern – mit ihrer Allergie.

Allergien gegen Tierhaare

Im weichen Fell einer Katze verbergen sich in den Schuppen der einzelnen Haare (mikroskopische Aufnahme rechts) Stoffe, auf die viele Menschen allergisch reagieren; mit Dauerschnupfen, Asthma oder gar Neurodermitis. In den Wohnungen der 5,6 Millionen Hauskatzen in Deutschland haften diese potentiellen Allergene überall. Selbst wenn sich das Tier nicht mehr in einem Raum aufhält, können sie dort noch lange Zeit verbleiben und wirksam sein. Welche Substanzen die Überreaktion des Immunsystems auslösen, ist jedoch noch nicht bekannt. Kinder, die zu Allergien neigen, werden durch den Kontakt mit Tierhaaren mit der Zeit häufig sensibilisiert und später auch gegenüber anderen Stoffen allergisch reagieren. Der Kontakt mit Haustieren, vermuten Allergologen, spielt bei der Entstehung einer Allergie eine bedeutende Rolle.

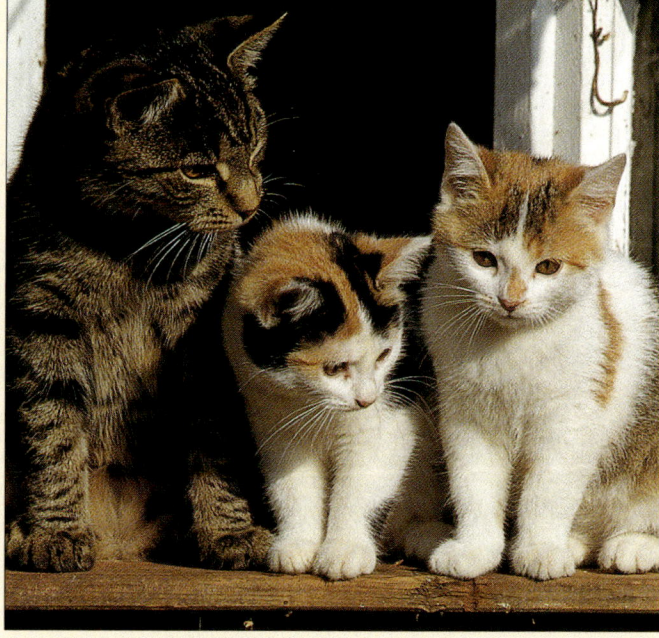

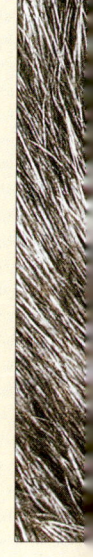

Das Risiko, daß Vivian auch eine Allergie bekommt, gegen Pollen oder Katzen oder Hausstaubmilben, sagt Mutter, sei ziemlich hoch, denn die Veranlagung dazu könnte sie geerbt haben. Und wenn die Katze erst im Haus sei, und Vivian eine Katzenhaarallergie bekäme, dann müßte man das arme Tier wieder weggeben, ins Tierheim oder zu fremden Leuten, und das wäre doch ziemlich traurig.

Das hat Vivian eingesehen, zumal sie Lola hat, und die ersetzt fast eine eigene Katze. Nun hat Lola Kinder, und die Kinder würden nicht alle bei ihm bleiben können, sagt der Nachbar, und vielleicht könne sie ja doch eines davon zu sich… Vivian hofft, daß sie ihre Mutter überreden kann. Wenn sie tatsächlich allergisch wäre, dann hätte sie doch schon längst einen allergischen Schnupfen bekommen wie ihre Mutter – denkt Vivian. Doch sie irrt sich.

Kinder allergischer Eltern haben häufig auch Allergien: Wenn beide Eltern Allergiker sind, in bis zu 75 Prozent der Fälle.

Anfang im Verborgenen

„Was könnte ich denn nur mit diesem Sonntag anfangen", langweilt sich der lange Hans in Vivians Nase, „keine neuen Schnupfenviren im

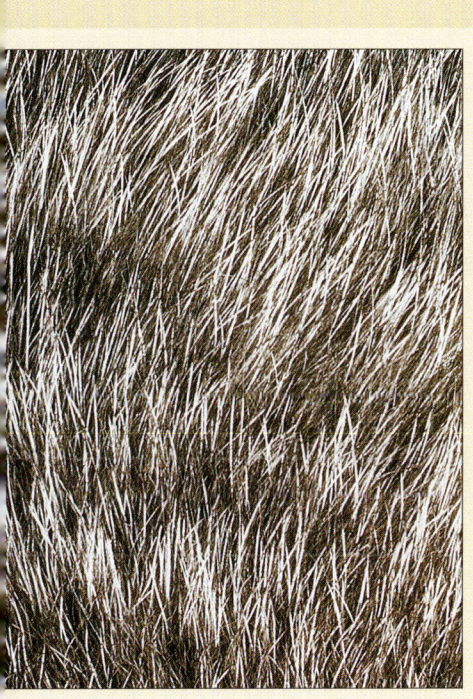
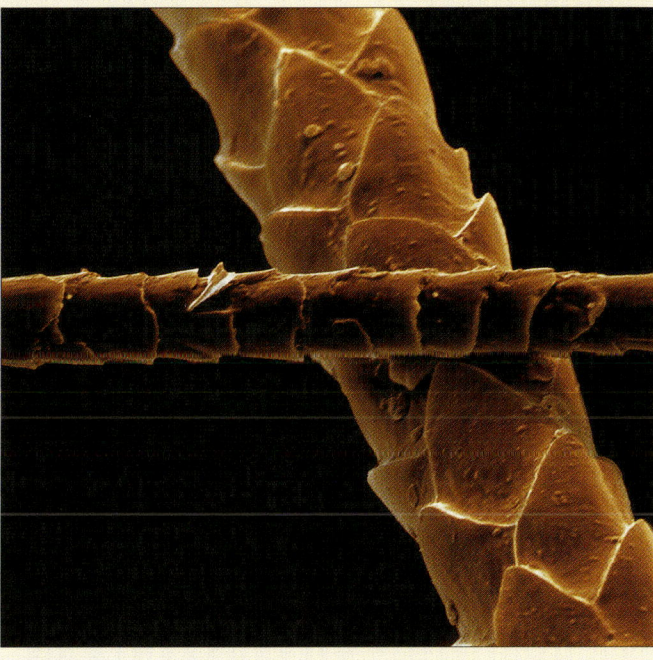

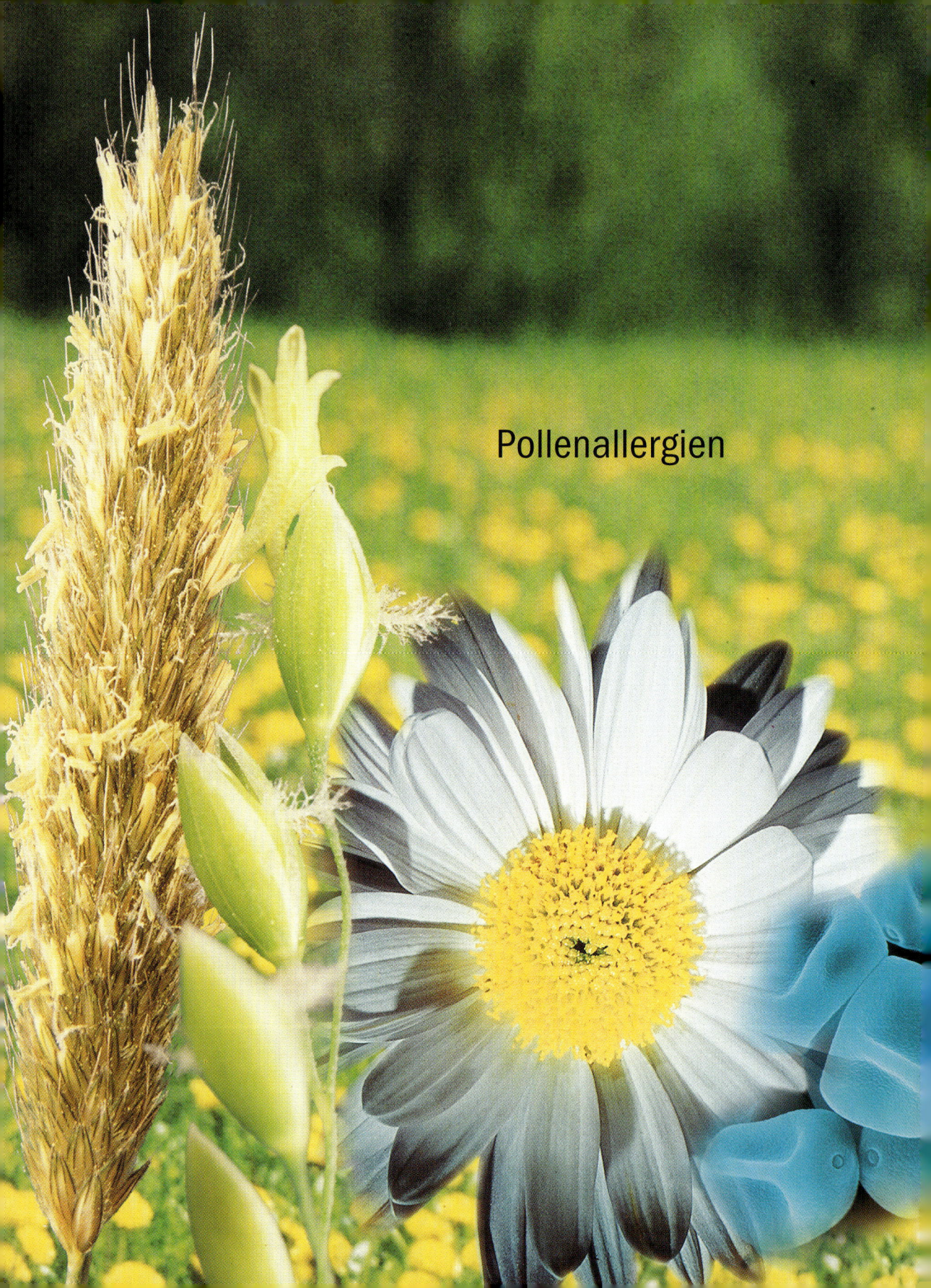

Pollenallergien

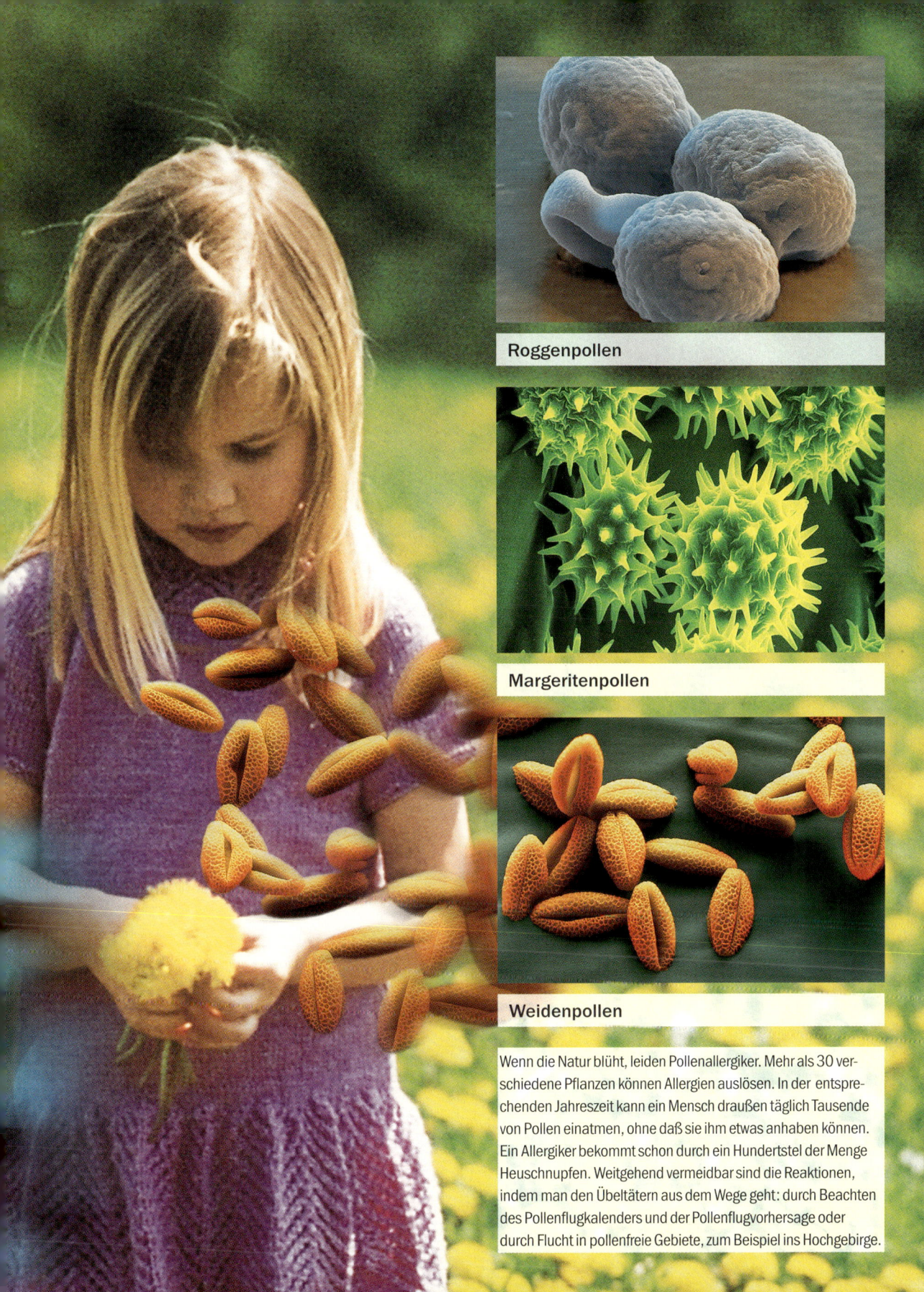

Roggenpollen

Margeritenpollen

Weidenpollen

Wenn die Natur blüht, leiden Pollenallergiker. Mehr als 30 verschiedene Pflanzen können Allergien auslösen. In der entsprechenden Jahreszeit kann ein Mensch draußen täglich Tausende von Pollen einatmen, ohne daß sie ihm etwas anhaben können. Ein Allergiker bekommt schon durch ein Hundertstel der Menge Heuschnupfen. Weitgehend vermeidbar sind die Reaktionen, indem man den Übeltätern aus dem Wege geht: durch Beachten des Pollenflugkalenders und der Pollenflugvorhersage oder durch Flucht in pollenfreie Gebiete, zum Beispiel ins Hochgebirge.

Was im Körper eines Allergikers geschieht

① Das Allergen bindet an eine dendritische Zelle, etwa in der Nasenschleimhaut. Es wird geschluckt, zerkleinert und in Häppchen an die Oberfläche transportiert.

② Eine zufällig passende T-Helferzelle (TH0) erkennt das Allergen.

③ Diese T-Helferzelle verwandelt sich in eine „Allergie-Helferzelle" (TH2).

④ Sie bindet an eine B-Zelle, die das gleiche Allergen erkannt hat und Bruchstücke davon vorzeigt, und schüttet daraufhin den Immunbotenstoff Interleukin-4 aus.

⑤ Das Interleukin-4 veranlaßt die schon alarmierte B-Zelle dazu, sich in eine Plasmazelle zu verwandeln und „Allergie-Antikörper" vom Typ IgE auszuschütten.

⑥ Auf einer Mastzelle lassen sich die IgE-Antikörper nieder. Das Allergen vernetzt sie.

⑦ Die Mastzelle entleert daraufhin flüssigkeitsgefüllte Bläschen: Histamin, Heparin, Leukotriene und andere Substanzen provozieren den allergischen Schnupfen oder einen Asthmaanfall.

⑧ Die TH-2-Zelle gibt auch den Botenstoff Interleukin-5 ab, der Entzündungszellen im Blut (eosinophile Granulozyten) zur Abgabe von Enzymen und Leukotrienen anregt.

⑨ Sie verursachen die chronische Entzündung der Bronchien bei Asthmatikern.

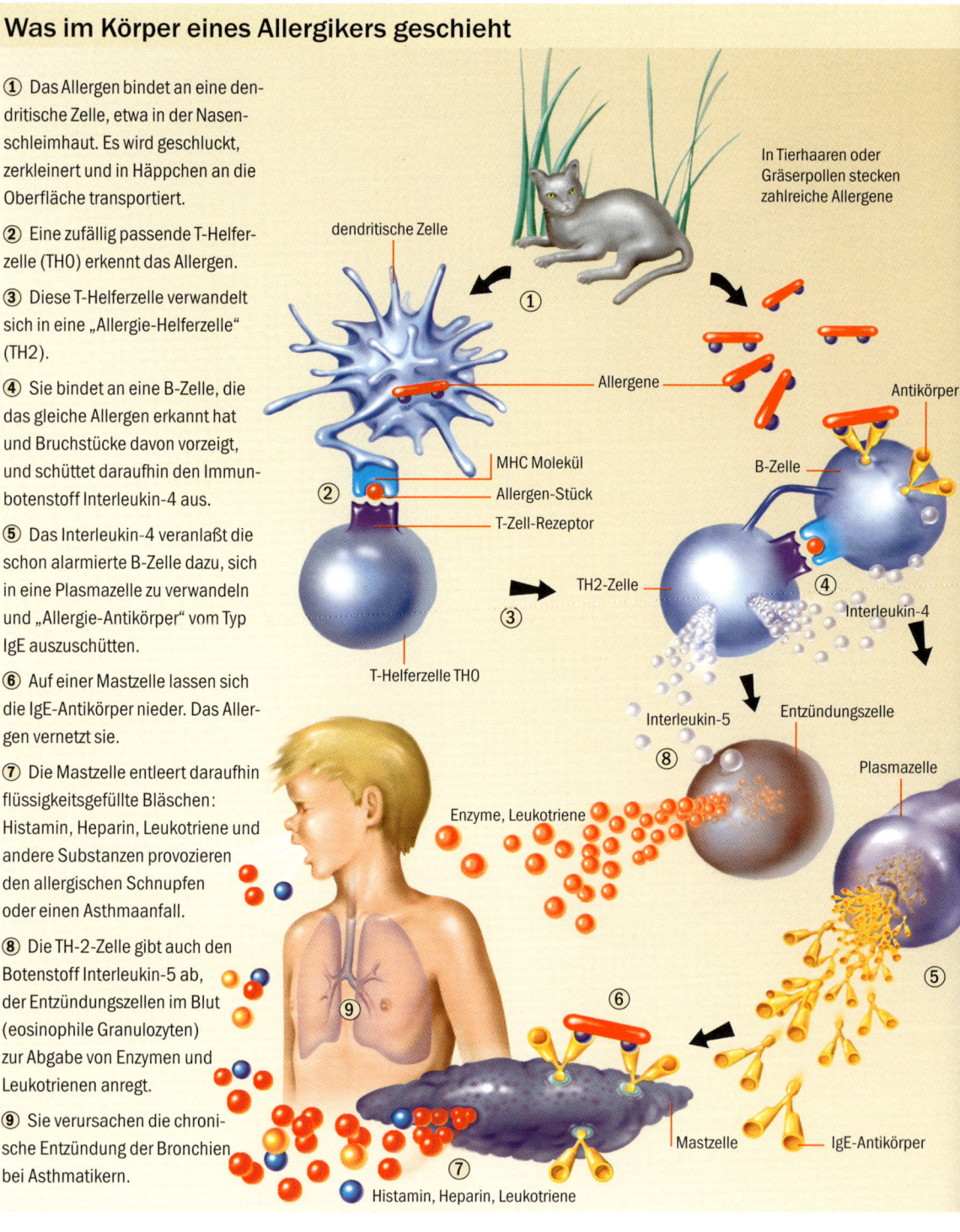

In Tierhaaren oder Gräserpollen stecken zahlreiche Allergene

dendritische Zelle

Allergene

Antikörper

MHC Molekül

B-Zelle

② Allergen-Stück

T-Zell-Rezeptor

TH2-Zelle

④

Interleukin-4

③

Interleukin-5

Entzündungszelle

⑧

Plasmazelle

Enzyme, Leukotriene

T-Helferzelle TH0

⑨

⑥

⑤

Mastzelle

IgE-Antikörper

⑦

Histamin, Heparin, Leukotriene

Sommer, und schon gar keine am Sonntag." An Schultagen gibt es für Hans fast immer etwas zu tun. Vivian fährt mit der Straßenbahn, da fliegen eine Menge fremder Antigene durch die Luft, die Hans zu einem nahegelegenen Lymphknoten transportieren muß. Außerdem niest irgendeine von Vivians Freundinnen meistens. Wochentage sind daher auch für Hans Arbeitstage, obwohl er, der er zur mindestens zehnten Urenkelgeneration von antigenpräsentierenden Zellen gehört, schon wesentlich weniger Arbeit hat als seine Urahnen, die zu den Zeiten lebten, als Vivian noch ein Baby war.

Vivians Immunsystem kennt seine Umweltantigene schon sehr gut, fast hat es Freundschaft geschlossen mit den ständigen Besuchern. Manche Bakterien und Viren kommen in steter Regelmäßigkeit vorbei, und einige versuchen tatsächlich immer wieder, sich stärker zu vermehren, als es ihnen zusteht. Doch Vivians Abwehr ist gut trainiert. Titus, Tom und Bobo kennen ihre Pappenheimer und halten sie in Schach. So muß Hans, dessen Aufgabe es ist, Antigene in die Lymphknoten zu bringen, um sie den dort wartenden Nachwuchs-Lymphozyten zu zeigen, immer mehr Routinearbeiten erledigen und erhält immer seltener neue Aufgaben.

> Manche Bakterien und Viren sind Stammgäste im Körper.

„Ich gehe auf ein Schwätzchen hinunter in den Lymphknoten", beschließt Hans, „was könnte ich denn mitnehmen? Ich kann doch nicht mit leeren Händen dort auftauchen, sonst lachen mich die Lymphozyten ja aus."

Hans sucht in der Nasenschleimhaut herum und findet eine Sammlung von Katzenhaarstoffen.

„Bestimmt ungefährlich", denkt er, „aber was soll's? Ich packe eines davon auf meine MHC-Fahne."

Im Lymphknoten warten eine ganze Reihe von jungen B- und T-Zellen auf ihre Antigene, und Hans findet tatsächlich einige T-Zellen, mit denen er sich unterhalten kann. Ihre Rezeptoren erkennen die Katzenhaarantigene und fangen daraufhin an, sich zu teilen.

Alles scheint wie immer. Wenn da nicht zwei Zellen wären, die sich merkwürdig benehmen.

Der zweite Weg

„He, Titus! Was machst du denn heute?" wundert sich Hans. „Das ist doch nicht deine übliche Art, Antigene zu behandeln."

„Kennst du wohl noch nicht", erwidert Titus, die T-Helferzelle. „Das ist eine TH2-Antwort. Aber keine Angst, das bedeutet nur, daß ich andere Botenstoffe verteile, zum Beispiel Interleukin-4 statt Gamma-Interferon…"

„Aha. Und wozu soll das gut sein?"

„Es könnte ja sein, daß dein Sonntags-Antigen von einem Würmchen stammt, das sich verbotenerweise in Vivians Körper breit macht, und dann muß man eine andere Strategie wählen als gegen Bakterien."

„Würmchen!" höhnt Hans. „Wo sollen die denn herkommen? Wir sind doch nicht in Afrika oder im Mittelalter. Vivian lebt in einer wurmfreien Umgebung… Titus, wo willst du denn hin? Das waren keine Wurm-Antigene! Hör mir doch mal zu!"

Aber da ist Titus schon unterwegs und verteilt den Wurmalarm-Botenstoff, wo er nur kann.

„Würmer bekämpfen? In der Nase? So ein Blödsinn!" denkt Hans und ahnt nicht, was er angerichtet hat.

Im Lymphknoten ist der Wurm drin…

„Würmchen, Würmchen, du darfst nicht wandern…", summt Bobo auf dem Weg ins Blut in Abwandlung eines Kinderliedes, das Vivian manchmal singt, und kurbelt seine Antikörperproduktion an.

„Was singst du da?" fragt eine andere B-Zelle aus dem gleichen Klon, die zusammen mit Bobo unterwegs ist.

„Ich glaube, daß das Antigen, das Hans uns gebracht hat und auf das unsere Antikörper passen, von einem Wurm stammt", irrt sich auch Bobo, „weil ich nämlich Titus' Wurmalarm-Botenstoff gesehen habe. Deswegen mache ich Wurm-Antikörper."

„Was sind denn Wurm-Antikörper?"

„Ganz normale Antikörper, schau." Bobo zeigt sein Werk vor. „Sie sehen oben am Ende der Ypsilon-Gabel genau so aus wie deine Antikörper. Schließlich passen unsere Antikörper zu demselben Antigen. Nur hier unten am Fuß sehen meine etwas anders aus als deine. Wurm-Antikörper eben."

„Und was machen die dann?"

„Das wirst du gleich sehen. Sie setzen sich mit ihrem Fuß auf diese Spezial-Granulos hier im Blut…"

„Auf die Entzündungsfreßzellen?"

„Ja, aber nicht auf die normalen neutrophilen Granulos, die du überall hier siehst, sondern auf diese basophilen hier…"

„Wo?"

„Da, gerade eben ist wieder einer vorbeigeschwommen. Sie sind sehr selten, weil sie auch nur selten gebraucht werden."

„Und woran kann ich sie erkennen?"

„Zum Beispiel daran, daß sie auf ihrer Oberfläche Rezeptoren für meine Wurm-Antikörper haben."

„Für die Füße."

Das Allergiesystem schützt die Menschen möglicherweise vor Parasiten wie Würmern oder Hautbewohnern wie Läusen oder Flöhen, vielleicht auch vor Bakteriengiften.

Die häufigsten Allergie-Auslöser

Die möglichen Allergene sind so vielfältig wie die Natur selbst. Dennoch gibt es einige, die besonders häufig zu Überreaktionen führen:

Blütenpollen

Von März bis Juli ist die Hauptblütezeit von Blumen, Gräsern und Bäumen, die „Heuschnupfen" und andere Pollenallergien auslösen können.

Haustiere

Tierhaare, Hautschuppen, Exkremente und Speichel führen häufig zu allergischen Reaktionen. Katzen, Hunde, Pferde und Kühe, Hamster und Vögel, Hasen und Meerschweinchen sind häufige Allergenquellen.

Metallallergien

Schmuck mit Nickelbestandteilen oder Chromsalze können bei ständigem Kontakt mit der Haut Allergien auslösen, die sich über längere Zeit entwickeln und auf einer Fehlreaktion des Immunsystems beruhen, die in diesem Fall vor allem durch T-Zellen verursacht wird.

Hausstaubmilben

In Matratzen, Bettzeug, Teppichen und Kuscheltieren können Tausende der winzigen Spinnentiere hausen, die sich hauptsächlich von abgestorbenen Hautzellen der Menschen ernähren. Allergieauslöser ist der Milbenkot.

Nahrung

Manche Menschen reagieren allergisch auf ganz bestimmte Nahrungsmittel oder Bestandteile der Ernährung. Häufig sind es Erdbeeren (Nesselsucht), Eier, Eiweiß aus Kuhmilch, Fisch oder anderen Meerestieren, Nüsse, und Gewürze.

Schimmelpilze

Schimmelpilze können sich auf jedem feuchten organischen Material vermehren: auf Lebensmitteln, Topfpflanzen, oder Tapeten. Wenn die Pilzsporen eingeatmet werden, können sie Allergien auslösen.

Arzneimittel

Allergien gegen Penicillin oder Acetylsalicylsäure (Aspirin) und einige andere Wirkstoffe sind jede für sich selten, in der Summe aber betreffen sie fünf Prozent der Deutschen.

„Genau. Und solche Zellen mit Wurm-Antikörper-Rezeptoren – wie die basophilen Granulos – gibt es zum Beispiel auch in der Haut oder in den Schleimhäuten, das sind dann die Mastzellen."

„Kenne ich nicht. Was machen denn deine Wurm-Antikörper auf den Basophilen und auf den Mastzellen?"

„Erst mal nichts. Nach ein paar Wochen fallen sie wieder ab, wenn nichts passiert. Aber wenn das Wurm-Antigen …

„Also das, das Hans uns gebracht hatte …"

„Genau, wenn das Wurm-Antigen wieder vorbei geschwommen kommt, dann geht's los."

„Was geht dann los?"

„Eine Riesenexplosion."

Unbemerkt hat in Vivians Immunsystem die Vorbereitung einer allergischen Reaktion stattgefunden. Vivian ist nun gegen Katzenhaare sensibilisiert. Ihre basophilen Granulozyten und ihre Mastzellen tragen Katzenhaar-Antikörper, und auch die TH2-Zellen kennen Lola. Schon beim nächsten Mal, wenn sie Lola und die Katzenkinder streichelt, kann es für Vivian gefährlich werden.

Allergietests: Haut, Bronchien und Blut entlarven die Übeltäter

Um Allergieauslöser vermeiden zu können, muß man sie kennen. Eine Hilfe beim Erkennen der individuellen Gefahrenstoffe können Allergietests sein. Die gebräuchlichsten Verfahren sind:

Scratchtest
Die Haut am Unterarm wird eingeritzt und die Testsubstanzen aufgebracht. Bei allen Hauttests beobachtet der Arzt, ob sich Rötungen oder Quaddeln bilden, die eine allergische Reaktion anzeigen können.

Pricktest
Ebenfalls ein Hauttest am Unterarm, nur wird zuerst die Allergenlösung auf die Haut aufgebracht und dann mit einer Nadel oberflächlich geritzt. Das Ergebnis ist nach 15 bis 30 Minuten sichtbar. Bis zu 20 Standardallergene können getestet werden.

Provokationstest
Test auf Nahrungsmittelallergie oder Inhalationstest. Er kann zum Beispiel ein überempfindliches Bronchialsystem nachweisen. Das Allergen wird in unterschiedlichen Konzentrationen eingeatmet und nach jedem Schritt führt der Arzt einen Lungenfunktionstest durch. Diesen Test können nur spezialisierte Ärzte durchführen.

Bluttest
Hierbei werden im Blut die IgE-Antikörper bestimmt, die zu den einzelnen Allergenen passen.

Läppchentest
Dieser Hauttest zum Nachweis einer Nickel- oder Chromsalz-Allergie wird am Rücken angewendet. Kleine Läppchen mit verschiedenen Testsubstanzen werden für zwei bis drei Tage aufgeklebt.

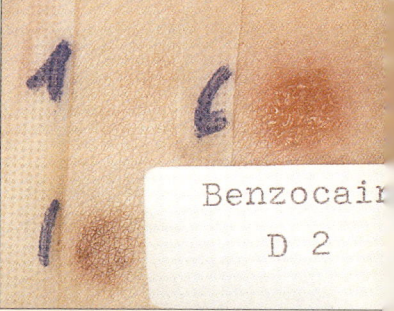

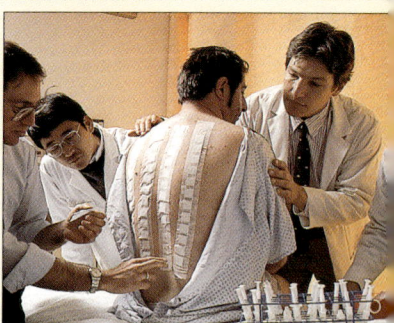

Das Rätsel des Allergiesystems

Die Wurmtheorie ist die klägliche Antwort der Immunologen auf eine große Frage: Warum gibt es Allergien? Die übliche Antwort lautet: Allergien sind Überempfindlichkeiten mancher Menschen gegenüber an sich harmlosen Stoffen.

Die wesentlichen Mitspieler bei einer allergischen Reaktion, wie Vivian sie erleben wird, sind Mastzellen und spezielle Antikörper mit Namen IgE (Immunglobulin Typ E), Bobos Wurmantikörper. Beides sind Bestandteile des Immunsystems, die zumindest in den modernen Gesellschaften anscheinend keine andere Aufgabe haben, als Allergien auszulösen.

Wenn allergische Reaktionen wirklich die einzige Aufgabe der Mastzellen und IgE-Antikörper wären, widerspräche das der Überzeugung der Evolutionsbiologen, wonach jedes biologische System, das im Laufe der Evolution erhalten geblieben ist, auch eine nützliche Funktion hat. Was aber ist der Nutzen des IgE-Systems?

Die meisten Mediziner und Biologen vertreten die Auffassung, Mastzellen und IgE-Antikörper dienten der Abwehr parasitischer Würmer.

Als Beleg dafür führen sie an, daß beide Mitspieler im Immunsystem im Falle einer Wurmabwehr aktiv werden. Manche Wissenschaftler bezweifeln aber, daß das die einzige Funktion des IgE-Systems ist. Es könnte zum Beispiel auch eine Rolle bei der Abwehr von Hautparasiten spielen oder ein Reservemechanismus gegen die gefährlichen bakteriellen Giftstoffe sein. Überzeugen konnten diese Alternativmodelle die Fachleute bisher aber nicht. Noch gelten sie als exotisch und spekulativ.

Einig sind sich die Wissenschaftler jedenfalls darin, daß der Mechanismus, der den Allergien zugrunde liegt, die Menschen normalerweise vor etwas schützt. Nur wovor, das ist nach wie vor ein großes Fragezeichen.

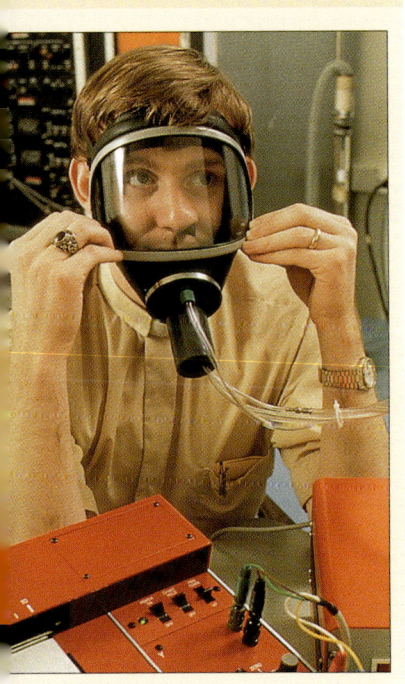

Toiletten-Groschen

„Würmchen, Würmchen...", summt Bobo immer noch, als er in Vivians Nasenschleimhaut ankommt. Er versteht zwar nicht so recht, was er als IgE-bildende Plasmazelle in der Nase soll, denn von Nasenwürmern hat er nun wirklich noch nie gehört, nicht einmal von Hans, dem ja draußen an den Pforten des Immunsystems so einiges begegnet, aber...

„Hallo, Partner", bellt es ihm aus der Nasenschleimhaut entgegen. „Haste mal 'n IgE?"

Wer redete ihn denn da so schräg von der Seite an? Bobo kann ja wohl nicht gemeint sein. Eine B-Zelle hat keine festen Partner, auch nicht als Plasmazelle. Sie streut nur ihre Antikörper in die Runde, auf daß sie selbständig aktiv werden. Bobo läßt zur Demonstration ein paar hundert Antikörper fallen.

„Danke, ich revanchier' mich bei Gelegenheit", tönt es aus der Ecke. Dort hockt der fette Masto und giert nach IgE-Antikörpern, damit er endlich seine Blasen leeren kann. Er platzt fast vor Histamin, Heparin, Enzymen und anderen Stoffen, die er in Dutzenden von kleinen Zellblasen gebildet hat und ohne fremde Hilfe nicht wieder los wird.

„Hier, gönn dir mal eine Toilette", sagt Bobo großzügig, spuckt noch einige Antikörper aus und schwimmt mit gerümpfter und hoch erhobener Nase weiter.

Die Mastzelle saugt die IgE-Antikörper gierig an. Sie passen mit dem Fußende genau auf Rezeptormoleküle, die Masto auf seiner Oberfläche trägt. Die Ypsilon-Arme der Antikörper ragen nun hoch in die Nasenschleimhaut und warten auf ihr passendes Antigen – auf das Katzenhaarantigen, das Hans aus lauter Langeweile eines Sonntags in die Lymphknoten geschleppt hat.

> Eine Mastzelle ist so etwas wie eine entsicherte Tretmine, die auf das erneute Auftauchen des Allergens wartet.

Der Fluch der Katze

Vivian sitzt vor der Katzenkinderkiste. Leer. Wie jeden Tag ist sie nach der Schule gleich auf den Hof des Nachbarn gelaufen, um Lola und ihre Kinder zu begrüßen, doch wo sind sie? Womöglich schon an andere Leute verschenkt, wie der alte Nachbar es geplant hat?

„Vivian! Hallo", ruft der Alte aus dem Fenster, „schau mal dort hinten!"

Vivian sieht in die Richtung seines ausgestreckten Armes und lacht. Die Katzenkinder üben „Anschleichen", Lola voraus, und vier halbhohe Tolpatsche hinterdrein. In geduckter Haltung eiern sie auf wackeligen Stelzenbeinen durchs Gras, die fiktive Maus fest im großen Auge.

„Lola!" ruft Vivian und klappert mit dem Futternapf. Fünf Köpfe heben sich in ihre Richtung. Die acht Wochen alten Kleinen kullern mehr heran, als sie laufen, und Lola stolziert gemessenen Schrittes hinterher.

Vivian sieht ihnen zu, wie sie sich gierig über das Futter hermachen. Obwohl die Mutter ihre Kinder noch säugt, fressen sie schon selbständig. Vivian kann sich gar nicht satt sehen. Lange bleibt sie dabei und streicht die schnurrenden Bündel.

„Vivian, warum weinst du denn?" fragt der alte Nachbar ganz bestürzt, als er zu Vivian und den Katzen auf den Hof kommt. „Bist du traurig, weil sie uns bald verlassen?"

„Ja, aber deswegen weine ich nicht."

„Warum denn?"

„Weiß ich nicht, die Tränen laufen einfach so", schnieft Vivian und niest ein paarmal heftig. „Und meine Augen jucken so!"

„Na, na, hast du Heuschnupfen, oder verträgst du die Katzen nicht mehr?" fragt der Nachbar besorgt. Vivian hat offenbar einen allergischen Schnupfen.

„Ich kriege keine Luft mehr", keucht Vivian.

Tränen, Schnupfen und auch noch Atemnot – das ist bestimmt etwas Ernstes, mutmaßt der Nachbar und zieht das Mädchen ins Haus: „Komm erst mal weg von den Tieren, damit du dich erholen kannst."

Kopplungsmanöver mit Folgen

„Aaaah, tut das gut", stöhnt Masto erleichtert.

Seit Tagen sitzt er da, hält Bobos IgE-Antikörper hoch und wartet, daß das passende Antigen vorbeikommt, damit er endlich den Druck los wird. Jetzt ist es da.

Der Stoff aus Katzenhaar setzt sich mit seinem breiten Hintern so auf die hochragenden und dicht an dicht wartenden IgE-Antikörper, daß er auf mehreren Stühlen gleichzeitig sitzt. Das Antigen schafft so Querverbindungen zwischen den IgE-Molekülen, es vernetzt sie, und das ist für Masto das Zeichen. Sofort blubbern seine Blasen an die Zelloberfläche und schütten ihren Inhalt nach außen: Enzyme, die die umliegenden Zellen in der Nasenschleimhaut angreifen, Stoffe, die Granulozyten anlocken, Stoffe, die die glatten Muskeln der Atemwege zusammenziehen, Stoffe, die jucken und solche, die die Blutgefäße erweitern und durchlässiger machen.

Die allergische Reaktion entsteht durch viele hochwirksame Stoffe, die die Mastzellen explosionsartig freisetzen.

Dieses unmittelbare Substanzgewitter in Vivians Nase läßt sie niesen und fördert eine Menge Flüssigkeit aus Nase und Augen. Doch damit nicht genug.

„Ein Wurm?" fragt sich Masto verblüfft, nachdem er sich von der ersten Erschöpfung erholt hat und wieder klar denken kann, „war das nicht ein Antigen von einem Parasiten?" Seine Gene schalten auf Alarm.

„Der muß raus aus Vivians Leib, egal wie." Masto beginnt, neue Stoffe in seinem Inneren zu bilden, von denen er weiß, daß sie Würmer hinausbefördern können: Substanzen, die die Muskulatur zusammenziehen und Vivian zum Husten oder Niesen bringen, solche, die die Blutgefäße erweitern, und viele andere mehr.

Die Wirkung von Mastos zweiter Tat spürt Vivian nicht sofort, denn die Neubildung von Stoffen dauert einige Stunden: Gene müssen angeschaltet und abgeschrieben werden, die Eiweißfabrik muß anlaufen, und Enzyme müssen chemische Reaktionen steuern.

Die Wurzel des Übels

„Du hast eine Katzenallergie", stellt Vivians Mutter fast befriedigt fest, gerade, als wäre Vivians Reaktion die lang vorausgesehene Bestätigung für ihre Befürchtungen, „wie gut, daß Lola dem Nachbarn gehört und nicht uns, sonst hätten wir die Allergene im Haus."
„Was sind Allergene?" möchte Vivian am Abend wissen.
„Stoffe, die Allergien auslösen."
„Heulen und Niesen?"
„Ja. Und manchmal auch Schlimmeres, Asthma zum Beispiel. Daran kann man ersticken."
„Warum läuft meine Nase und die vom Nachbarn nicht, wenn er doch dieselben Allergene einatmet?"
„Gute Frage. Vielleicht liegt's an deinen Genen."
„Aber die habe ich von dir oder von Papa. Und ihr könnt Lola streicheln, ohne zu niesen."
„Oder dein Immunsystem macht mehr Allergiestoffe als das von anderen Leuten."
„Aber warum ausgerechnet die Katzen? Meine süßen Katzen!"
„Tja. Darauf weiß ich leider keine Antwort, mein Liebes."
Nicht nur Vivians Mutter, auch die Allergieforschung tappt bei der Suche nach den Ursachen noch im Dunkel der Spekulationen (siehe S. 108–111). Schon auf die Frage, was eigentlich das Immunsystem eines Allergikers von dem eines Nicht-Allergikers unterscheidet, müssen sie passen. Die TH2-Zellen, also jener zweite Typ von T-Helferzellen, die den Botenstoff Interleukin-4 abgeben, scheinen häufiger aktiviert zu werden. Möglicherweise haben Allergiker eine genetische Veränderung vor dem Interleukin-4-Gen, die bewirkt, daß größere Mengen dieses Botenstoffes gebildet werden, der Plasmazellen dazu bringt, auf die Produktion von IgE-Antikörpern umzuschalten. Möglicherweise steckt auch ein Fehler in der Antigen-Präsentation. Doch diese wenigen Indizien lassen noch keine Aussage über die Ursachen zu.
Auch Umwelteinflüsse spielen eine Rolle, wenngleich noch unklar ist, welche. In Städten werden Allergien häufiger diagnostiziert als auf dem Land, möglicherweise eine Folge von Dieselauspuffgasen und Stickoxiden (NO) aus dem Straßenverkehr. Die Art der Luftschadstoffe spielt offenbar ebenfalls eine Rolle, denn in der Umgebung der ostdeutschen Gemeinde Bitterfeld mit einer früher sehr hohen Schwefeldioxidbelastung der Luft kommen Allergien sogar seltener vor als im westdeutschen Durchschnitt.

Allergiezellen

Für die Symptome einer allergischen Reaktion sind hauptsächlich zwei Typen von weißen Blutkörperchen verantwortlich: die Mastzellen im Gewebe (großes Foto) und die basophilen Granulozyten im Blut (kleines Foto). In ihrem Zelleib beherbergen sie zahlreiche membranumhüllte Tröpfchen aus Histamin, Heparin, Enzymen und anderen Stoffen, die sie auf einen allergenen Reiz hin ausschütten (großes Foto) – Mastzellen zum Beispiel nach Kontakt mit Allergie-Antikörper und Allergen. Die plötzlich freigesetzten Substanzen lassen Schleimhäute anschwellen, ziehen die glatten Muskeln der Atemwege zusammen, verursachen Juckreiz oder erweitern die Blutgefäße. Der Betroffene niest, bekommt tränende Augen oder sogar Atemnot.

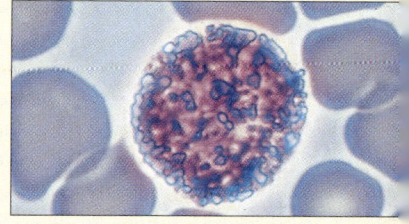

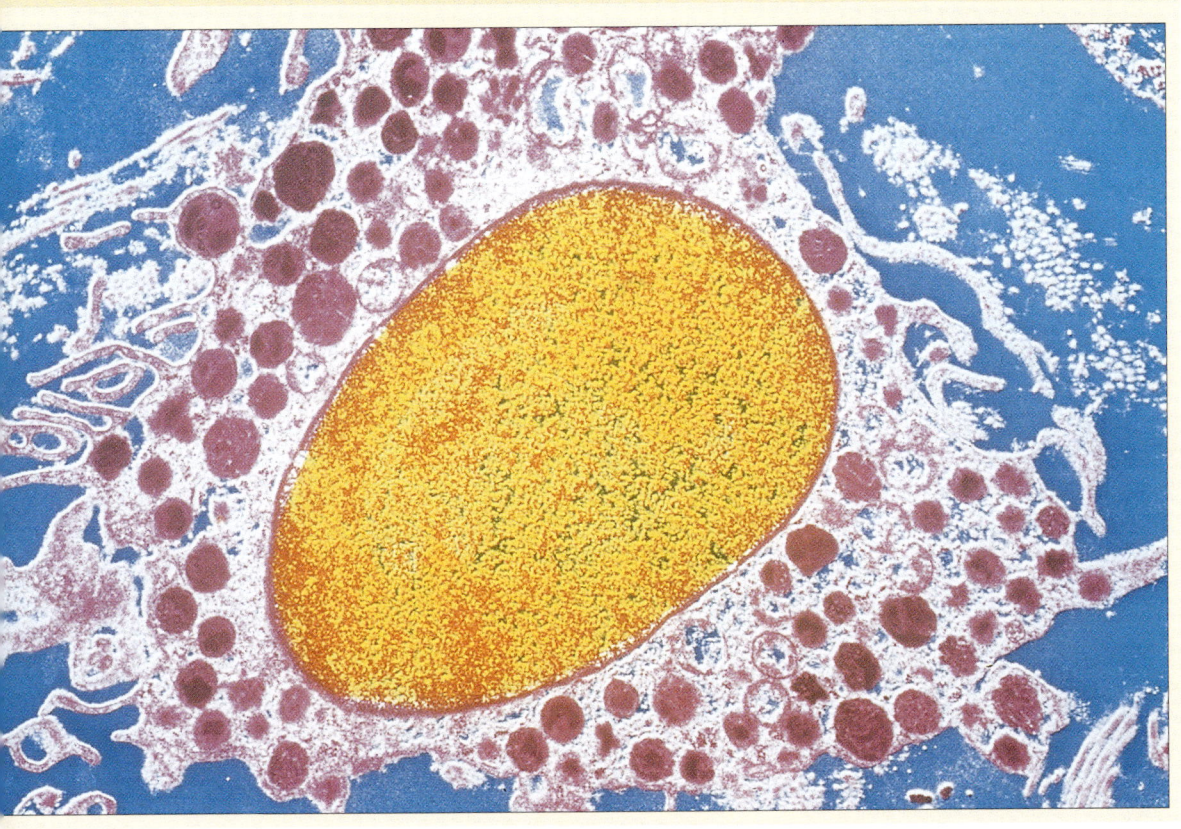

Allergiker scheinen im statistischen Mittel weniger Infektionskrankheiten durchzumachen als die Durchschnittsbevölkerung. Weniger Infektionen – mehr Allergien, lautet daher eine Hypothese. Auch sie ist nicht bewiesen, geschweige denn erklärt.

Was also der Grund dafür ist, daß ein fremder Stoff bei einem Menschen ein harmloses Antigen ist und beim nächsten zum Allergen wird, ist noch immer eine offene Frage.

Stunden später...

„Mama, ich bekomme keine Luft mehr", keucht Vivian plötzlich, als sie schon im Schlafhemd auf der Bettkante sitzt, „meine Lungen sind zu."
„Jetzt noch? Das mit den Katzen war doch schon heute mittag." Dann sieht Vivians Mutter, wie sehr Vivian sich quält, und sagt kurzent-

schlossen: „Zieh dich an. Komm, ich helfe dir. Wir müssen sofort in die Klinik."

Vivians Mutter hat erkannt, daß die Atemnot ihrer Tochter mit der Katzenhaarallergie in Zusammenhang steht, auch wenn sie erst mit einigen Stunden Verzögerung nach dem Kontakt mit dem Allergen auftritt. Da niemand vorhersagen kann, wie stark Vivian noch reagieren wird, trifft sie die richtige Entscheidung: sofort zum Arzt. In der Klinik bekommt Vivian zunächst ein Medikament, das sie wieder leichter atmen läßt, und sie muß über Nacht unter ärztlicher Kontrolle bleiben, damit ein möglicher weiterer Asthmaanfall abgefangen werden kann.

Die späte Reaktion wird durch die neu gebildeten Überträgerstoffe der Mastzellen verursacht. Nachdem sie die vorgebildeten Stoffe aus ihren Bläschen abgegeben haben, beginnen die Mastzellen mit der Neuproduktion von Substanzen wie Leukotrienen, Prostaglandinen oder einem Faktor, der die Blutplättchen aktiviert. Die Synthese dauert zwei bis 24 Stunden, so daß die Wirkung erst lange nach dem Kontakt mit dem Allergen eintritt. Die neuen Wirkstoffe locken andere Immunzellen an und verstärken die Entzündungsreaktion, sie steigern die Gefäßdurchlässigkeit, ziehen die glatte Muskulatur der Atemwege zusammen, fördern die Abgabe von Schleim in den Bronchien und setzen Enzyme frei.

Im allgemeinen sind die Reaktionen, die durch diese Substanzen hervorgerufen werden, auf das Gebiet begrenzt, in dem das Allergen gewirkt hat. In seltenen Fällen können sie sich jedoch über den ganzen Körper ausbreiten und zum lebensbedrohlichen anaphylaktischen Schock führen.

> Ursache für eine erneute verzögerte allergische Reaktion sind Stoffe, die die Mastzellen in der Zwischenzeit gebildet und abgegeben haben.

Der allergische Schock

Wenn die allergische Reaktion nicht nur in einem bestimmten Gewebe oder Organ, sondern vom Blut ausgehend im ganzen Körper abläuft, spricht man von einem allergischen oder anaphylaktischen Schock. Verantwortlich dafür sind die basophilen Granulozyten im Blut, die den Mastzellen der Gewebe gleichen.

Diese Basophilen haben ganz ähnliche Bläschen in ihrem Zellinneren wie auch die Mastzellen: Sie sind gefüllt mit hochwirksamen Substanzen wie Histamin und Enzymen. Die Zellen binden umherschwimmende IgE-Antikörper ebenso wie die Mastzellen. Gelangt nun ein Allergen ins Blut, das von den IgE-Antikörpern auf den Basophilen gebunden wird, dann schütten diese weißen Blutzellen sofort den Inhalt ihrer Bläschen (die Granula heißen) ins Blut. Unmittelbar danach kommt es zu einer Erweiterung der Blutgefäße, der Blutdruck fällt stark ab, und die Folge ist ein lebensbedrohlicher Schock.

> Zum allergischen Schock kommt es, wenn das Allergen ins Blut gerät und dort an Allergie-Antikörper auf seltenen weißen Blutzellen – den Basophilen – bindet.

Auch hier gilt: Der erste Kontakt mit einer allergenen Substanz ist noch harmlos. Er führt zur Sensibilisierung und damit zur Bildung der IgE-Antikörper. Erst beim zweiten oder mehrfachen Kontakt, wenn bereits IgE vorhanden ist, kann es zum Schock kommen (zum Beispiel bei Bienengiftallergikern nach dem zweiten Stich, wenn das Gift in ein kleines Blutgefäß der Haut gelangt).

Dieses Mal hat Vivian noch Glück und kann am nächsten Morgen wieder aus der Klinik entlassen werden. Doch der Traum vom eigenen Kätzchen ist nun endgültig ausgeträumt. Lola und den Kleinen muß sie fortan aus der Ferne zusehen.

Allergietest

„Muß ich das denn wirklich machen?"

„Ich fände es gut, wenn wir es machen würden, Vivian, das heißt, wenn du einen Allergietest über dich ergehen lassen würdest. Wir wissen dann wenigstens, auf welche anderen Stoffe du möglicherweise noch allergisch reagierst und was wir also meiden müssen", sagt ihre Mutter.

„Wir, wir!" ärgert sich Vivian. „Du tust ja gerade so, als wollten sie dich testen."

„Ich habe das auch hinter mir, Süße, bei mir waren es Birken und Pappeln, und diesen Pollen kann ich sehr viel schlechter aus dem Weg gehen als du den Katzen."

„Okay, streiten wir uns jetzt darüber, für wen es schlimmer ist?" Vivian ist die Auseinandersetzung leid. Dann wird sie diesen blöden Test eben machen. Finden werden sie sowieso nichts, außer den Katzenhaaren vielleicht.

Am Tag des Tests erscheinen auf ihrem Rücken an einigen Stellen kleine Schwellungen, Rötungen oder juckende Flecken, und eine dicke Schwellung an der Stelle, an der zum Test ein Katzenhaarallergen in ihre Haut geritzt worden war.

„Kann man irgendwas dagegen tun?" fragt Vivians Mutter den Facharzt, der den Test durchgeführt hat.

„Nichts, außer daß Vivian eben nicht mehr in die Nähe von Katzen gehen sollte, und auch möglichst keine Wohnungen betreten sollte, in denen Katzen leben. Andere Haustiere sollten Sie sich nicht anschaffen, denn es kann sein, daß auch hier eine Sensibilisierung erfolgt", antwortet der Arzt.

„Sollte man es vielleicht mit einer Desensibilisierung versuchen?" fragt die Mutter, die sich auskennt, weil sie selbst schon einmal eine solche Prozedur durchgestanden hat.

„Nicht unbedingt", entgegnet der Arzt. „Eine Desensibilisierung zeigt gute Erfolge bei Heuschnupfen, bei Bienengift- und Wespengiftaller-

Solange es keine Behandlung gibt, die die Ursachen von Allergien beseitigt, ist die Vermeidung des Allergens eine der wichtigsten Maßnahmen für Allergiker.

gien. Bei Haustieren sind die Erfolge nicht ganz so überzeugend ..."
„Was ist eine Desensibilisierung?" mischt sich Vivian ein. Schließlich
geht es um sie, und das unverständliche Wort möchte sie schon erklärt
haben.

„Man sagt auch Hyposensibilisierung", antwortet der Arzt. „Das
bedeutet, daß wir versuchen könnten, dich weniger allergisch gegen
Katzenhaare zu machen."

„Wie denn?"

Der Allergologe nimmt ein Stück Kreide und geht an seine Tafel. „Also
gut, ich erkläre es dir."

Umstimmungsversuch

Beim Versuch einer Desensibilisierung werden über einen langen Zeit-
raum steigende Dosen des bekannten Allergens verabreicht – bei Heuschnupfen zum Beispiel die Pollenstoffe, die sich im Test als Allergene
erwiesen haben. Im Vergleich zu der Allergen-Konzentration, wie sie
natürlicherweise vorkommt, sind die Dosen bei der Behandlung sehr
hoch.

Durch die großen Allergen-Mengen soll das Immunsystem umge-
stimmt werden, damit es schließlich eine normale Reaktion zeigt. Man
versucht, TH1-Zellen statt TH2-Zellen zu aktivieren, und die B-Zellen
dazu zu bringen, als Plasmazellen normale IgG-Antikörper statt der
allergieauslösenden IgE-Antikörper zu bilden. Die neuen IgG-Antikörper würden dann das Allergen abfangen, bevor es über eine IgE-
Bindung Schaden anrichten kann.

> Bei einer Desensibilisierung soll das Immunsystem umgestimmt werden, damit es am Ende eine normale Reaktion zeigt.

Ob eine erfolgreiche Desensibilisierung aber nur auf diesem Mechanismus beruht oder auch auf noch unbekannten Reaktionswegen, ist, wie
so vieles im Allergiesystem, noch nicht genau bekannt.

Wichtig ist dabei, daß das Allergen nicht an der Stelle gespritzt wird,
wo die Plasmazellen die allergieauslösenden IgE-Antikörper herstellen, also nicht in die Nasenschleimhaut oder in die Bronchien.
Statt dessen spritzt man es an einer anderen Stelle unter die Haut.
Wichtig ist auch, nach der Verabreichung des Allergens noch mindestens eine halbe Stunde unter ärztlicher Aufsicht zu verbringen, falls
der therapeutisch verabreichte Stoff doch eine allergische Reaktion
auslöst.

Die Juck-Uhr

Vivian hat zu ihrem elften Geburtstag eine neue Uhr bekommen,
mit ihrer Lieblings-Boygroup auf dem Zifferblatt. Nur – an der Stelle,

wo die Metallschließe ist, juckt es schrecklich. Erst hat sie nichts gemerkt, aber jetzt, drei Tage später, ist die Haut dort rot und geschwollen, und sie juckt. Vivian versucht, das Jucken zu ignorieren. Sie ist maßlos stolz auf ihre Uhr und ahnt schon das Schlimmste: noch eine Allergie!

Kontaktallergien beruhen nicht, wie andere allergische Reaktionen, auf der Wirkung von Mastzellen und IgE-Antikörpern, sondern auf einem anderen Mechanismus, an dem besondere T-Zellen beteiligt sind. Die verzögerte Wirkung ist typisch für die Reaktion auf Tuberkulin, für Metallallergien gegenüber Nickel oder Chromsalzen und für Unverträglichkeitsreaktionen auf Bestandteile von Salben und Kosmetika. Bei all diesen Stoffen handelt es sich um sehr kleine Moleküle, die als solche keine Immunreaktion auslösen. In der Haut werden sie jedoch an körpereigene Proteine gebunden.

Die Langerhans-Zellen in der Haut nehmen die Komplexe aus Allergen und Protein auf und zeigen sie den T-Zellen. Eine besondere Art von T-Lymphozyten, die „DTH-Zellen" (DTH steht für das englische delayed-type hypersensitivity, verzögerte Überempfindlichkeit), rufen dann die Hautveränderungen hervor. Nach ihrer Sensibilisierung, die nach dem normalen Muster jeder zellulären Immunreaktion abläuft, zirkulieren die DTH-Zellen im Körper.

Hält der Antigen-Kontakt an, werden sie aktiviert und bilden eine Vielzahl von Immunbotenstoffen – vor allem Interleukin-2, Gamma-Interferon und Interleukin-6 –, die eine überschießende Einwanderung von Makrophagen in die Haut bewirken. Die Makrophagen geben ebenfalls Substanzen ab, darunter einen besonderen Immunbotenstoff, den Tumor-Nekrose-Faktor TNF, der Zellen absterben läßt. So äußern sich Kontaktallergien in einem Hautekzem an der Kontaktstelle mit dem Antigen.

Als das Jucken am nächsten Tag immer schlimmer wird, beschließt Vivian schließlich doch, ihre Mutter um Rat zu fragen.

„Zieh doch die Uhr einfach aus", sagt die Mutter lapidar. „Dann wird es schon aufhören zu jucken." Vivian stößt einen empörten Schrei aus. „Typisch! Etwas anderes fällt dir wohl nicht ein! Du bist so gemein!"

Sie stürzt in ihr Zimmer und wirft sich auf ihr Bett. Niemals wird sie die Uhr ausziehen! Aber nach einer Weile hält sie das Jucken nicht mehr aus und löst die Metallschließe um ihren Arm. Traurig betrachtet sie die Uhr. Warum muß sie auch immer so empfindlich reagieren! Als ob die blöde Katzenhaarallergie nicht reichen würde! Dann hat sie eine Idee: Sie hängt die Uhr an einen Nagel über ihrem Bett. So kann sie die Boys wenigstens jeden Abend vor dem Einschlafen noch mal angucken.

Eine Woche später ist das Ekzem an ihrem Arm verschwunden.

Kontaktallergien beruhen auf einem anderen Mechanismus. Hier sind besondere T-Zellen beteiligt.

FORSCHUNG UND THERAPIE

Asthma und Neurodermitis: Seuchen der zivilisierten Welt

25 Millionen Menschen leiden in Deutschland an einer Allergie, jedes zehnte Kind ist bereits Asthmatiker – diese Schreckensmeldungen erschüttern selbst Wissenschaftler. Epidemiologische Studien bestätigen die Zunahme von Heuschnupfen, Neurodermitis und Asthma vor allem bei Kindern in Europa und Australien. Die drei Erkrankungen fassen Mediziner unter dem Begriff „Atopie" zusammen. Bei den Betroffenen wechseln häufig die Symptome: Mal bessert sich das Asthma, dann verschlimmert sich die Neurodermitis. Oder umgekehrt. Es ist für viele ein Leben zwischen Atemnot und juckenden Hautausschlägen.

Forschungsgelder in Millionenhöhe werden bereitgestellt, um die teure Zivilisationskrankheit zu bekämpfen. 5,1 Milliarden Mark kosten die Asthmapatienten zum Beispiel allein in Deutschland pro Jahr. Während Genforscher im Erbgut nach den Ursachen der Allergien fahnden, suchen Epidemiologen nach Umweltfaktoren, die die Zunahme erklären könnten. So konnten Wissenschaftler in den letzten Jahren belegen, daß Umweltbelastungen

Allergien verschlimmern. Ein erhöhter Ozongehalt zum Beispiel verstärkt die Reaktionen in Nase und Bronchien. Außerdem steht Ozon im Verdacht, die Freisetzung von Pollenallergenen in der Luft zu erhöhen. Dem entgegen steht das Ergebnis einer großen Untersuchung von Schulkindern in Halle und Leipzig sowie in München: Trotz stärkerer Luftverschmutzung traten Allergien in Halle und Leipzig seltener auf, dafür litten die Kinder häufiger unter Infektionskrankheiten. Eine mögliche Schlußfolgerung: Je häufiger Kinder Infekte bekämpfen müssen, desto seltener scheinen sie später unter Allergien zu leiden. Neue Erkenntnisse aus der immunologischen Grundlagenforschung unterstützen die Hypothese: Man nimmt an, daß den T-Lymphozyten eine wichtige Schlüsselrolle bei der Entscheidung „Allergiker oder Nichtallergiker" zukommt. TH2-Lymphozyten fördern die Bildung von Immunglobulin E und setzen so die allergische Reaktion in Gang, während TH1-Lymphozyten Infektionen bekämpfen. Wer sein Immunsystem frühzeitig in Richtung TH1 trimmt, könnte einen gewissen Schutz vor Allergien

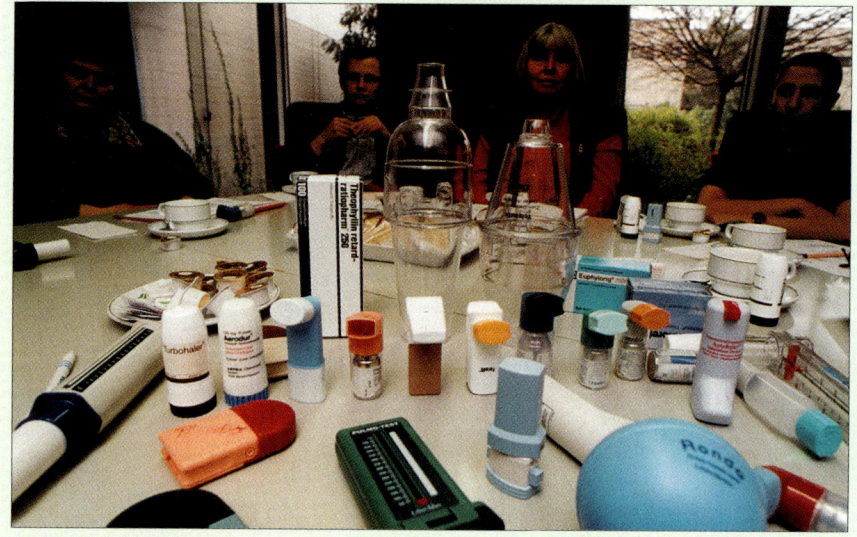

Zehn bis 20 verschiedene Medikamente einzunehmen, ist für einen Allergiker und Asthmakranken keine Besonderheit. Patienten lernen in Schulungen, ihre Krankheit zu managen.

erwerben. In den Medien wurde diese „Schmuddelkinder-Hypothese" mit der Aufforderung an die Eltern verbunden, die Kinder ruhig mal im Dreck spielen zu lassen. Am Anfang jeder Therapie steht die genaue Diagnose, auf welche Stoffe ein Betroffener hypersensibel reagiert. Dabei existiert kaum ein Stoff, der nicht in Verdacht geraten kann. Ganz oben auf der Liste stehen Kot von Hausstaubmilben, Schimmelpilze, Tierhaare und Pollen. Hinzu kommen Allergien gegen Gewürze, Kernobst, Milch, Medikamente und Latex. Bei medizinischem Personal stieg die Allergierate gegen Chirurgenhandschuhe innerhalb weniger Jahre auf 15 Prozent. Bei Bauern mehren sich allergische Reaktionen auf Vorratsmilben. Für die diversen Testverfahren stehen oft noch nicht einmal die geeigneten Extrakte zur Verfügung.

Ist der Feind erkannt, kann die Therapie beginnen, wobei die Mediziner immer stärker den Patienten einbeziehen. Er muß lernen, mit seiner Krankheit zu leben. So sollte ein Allergiker, bevor er in den Sommerurlaub fährt, den Pollenflugkalender studieren, Hotels für Allergiker bevorzugen und generell seinem Allergen möglichst aus dem Wege gehen. Keine Teppiche, keine Haustiere, kein Zigarettenrauch, Anti-Allergiker-Bettwäsche und -Matratzen – das ist für viele Allergiker selbstverständlich. Dadurch werden nicht nur die Symptome gemildert, manchmal kann die Sensibilisierung des Immunsystems sogar wieder rückgängig gemacht werden. Vor allem bei Kindern können, falls die Allergie früh diagnostiziert wird, die Symptome ganz verschwinden. Deshalb empfehlen Kinderärzte den Eltern, ihre Kinder testen zu lassen, wenn Familienmitglieder an Heuschnupfen, Neurodermitis oder Asthma leiden und die Kinder erste leichte Symptome zeigen.

Doch die Allergenvermeidung ist oft fast unmöglich durchzuhalten. Ein Katzenhaarallergiker hat unter Umständen nie selbst eine Katze gehalten. Die Katzenhaare und das Allergen sind jedoch derart weit verbreitet, daß man ihnen kaum entkommen kann.

Hilft allein das Vermeiden der Allergie-Auslöser nicht, sollte die Behandlung frühzeitig und konsequent einset-

Therapieansätze bei Allergien

Allergene meiden
Generell gilt: keine Haustiere halten, für Allergiker-Matratzen und -Bettwäsche sorgen, keine Teppiche und Plüsch-Polstermöbel – und vor allem: nicht rauchen!

Streßmanagement
Viele Allergiker machen die Erfahrung, daß sich ihre Symptome unter Streß verschlimmern. Entspannungs- und Atemtechniken sowie Meditation bieten eine Hilfe zur Selbsthilfe.

Hyposensibilisierung
Mit steigenden Mengen der allergieverursachenden Substanz versucht man, das Immunsystem auf eine ungefährlichere Reaktionsform umzuprogrammieren. Sollte nur von allergologisch erfahrenen Ärzten durchgeführt werden.

Neue Medikamente
Ein erster Test an US-Patienten ergab, daß zum Beispiel modifizierte Antikörper die Bindung der IgE-Antikörper an die Mastzellen blockieren können. Die Nase trieft nicht mehr. Die Leukotriene sind der zweite Ansatzpunkt für die pharmazeutische Forschung. Von aktivierten Immunzellen ausgeschüttet, fördern Leukotriene die Entzündung und die Verkrampfung der Bronchialmuskulatur. Bislang müssen Antihistaminika, die die Histaminausschüttung der Mastzellen bremsen, bronchienerweiternde Mittel und Cortison, das die Entzündung dämpft, eingesetzt werden.

Impfung
In Tierversuchen gelang es, durch Genbruchstücke von Allergenen das Immunsystem umzustimulieren. Ob eine derartige DNA-Impfung jemals beim Menschen eingesetzt werden kann, ist fraglich.

Anti-Allergiker-Nahrung
US-Forscher versuchen Milch, Nüsse und Getreide, auf die viele Menschen allergisch reagieren, enzymatisch vorzubehandeln oder durch eine Gentherapie Pflanzen und Kühe derart zu verändern, daß die Produkte kein allergenes Potential mehr besitzen.

FORSCHUNG UND THERAPIE

zen, empfehlen die Ärzte. Besonders gefürchtet ist der sogenannte Etagenwechsel von der Nase in die Bronchien: Etwa jedes dritte Kind mit Heuschnupfen wird irgendwann Asthmatiker. Deshalb empfehlen Mediziner bei leichtem Asthma, das über ein Jahr besteht, ein Cortison-Inhalierspray gegen die Entzündung der Bronchien und bei Bedarf ein bronchienerweiterndes Mittel gegen die Atemnot. So läßt sich oft die Einnahme von Cortison-Tabletten vermeiden, die wesentlich stärkere Nebenwirkungen verursachen als das lokal angewandte Spray. In vielen Spezialkliniken lernen deshalb Patienten in Schu-

Neurodermitis: Qual für die Haut

Über vier Millionen Menschen leiden in Deutschland an Neurodermitis. In den Armbeugen, Kniekehlen, am Hals und Rücken bilden sich rote, schuppende und juckende Ekzeme. Da es keine Therapie gibt, die die quälende und zum Teil auch entstellende Hautkrankheit heilt, testen Patienten oft jahrelang jede nur mögliche Alternative: stinkende Teerbäder, Salben, Spritzen, Cortison, Urin, UV-Bäder, Psychotraining.

Man geht davon aus, daß es sich bei der Neurodermitis um eine Störung im Fettstoffwechsel der Haut und um einen zellulären Immundefekt handelt. Selbst Allergene in der Luft, die eingeatmet werden, zum Beispiel von Hausstaubmilben, können in den Langerhans-Zellen der Haut über die Immunglobulin E-Rezeptoren Reaktionen auslösen.

lungen die verschiedenen Medikamente richtig einzusetzen. Sie testen ihre Atemwegsfunktionen, lernen, sich zu entspannen, trainieren ihre Lungen durch sportliche Übungen. Informationsdienste und Selbsthilfegruppen bieten Unterstützung. Auch bei der Wahl von Naturheilverfahren stehen hier die Patientenorganisationen mit Rat und Tat zur Seite.

Akupunktur kann zum Beispiel mit gewissem Erfolg bei Heuschnupfen und Asthma eingesetzt werden. Wie hilfreich zum Beispiel chinesische Kräuter, Homöopathie, und Eigenharnbehandlungen sind, kann oft nur der Patient selbst beurteilen. Große wissenschaftliche Studien existieren dazu nicht. Neue Medikamente als Alternativen zum Cortison sind zwar in der Prüfung, aber wie groß deren Nutzen sein wird, ist noch unklar:

Anti-IgE: Die Bindung des Immunglobulin E an die Mastzellen zu hemmen, erscheint den meisten Forschern als lohnendes Ziel, denn IgE ist die wichtigste Vermittlersubstanz bei einer allergischen Reaktion. Mit gentechnisch veränderten Mausantikörpern konnte bei den ersten Patienten die allergische Reaktion zum großen Teil unterdrückt werden.

Anti-Leukotriene: Leukotriene – kleine Fettmoleküle – aus aktivierten Entzündungs- und anderen Immunzellen führen zu einer Verengung der Atemwege und zu einer starken Entzündung. Zwei neue Medikamente sind in den USA zugelassen: Das eine Präparat blockiert ein Enzym für die Leukotrien-Synthese, so daß die Immunzellen nur noch wenige Moleküle herstellen können. Das andere Präparat blockiert die Rezeptoren für Leukotriene auf den Zellen.

Anti-Interleukin-5-Antikörper: Verhindert man, daß Interleukin-5 mehr Entzündungszellen aktiviert, reagieren die Atemwege nicht auf die Allergene. Mit einem konstruierten Antikörper ist dies im Tierversuch bereits gelungen. Bald sollen Studien an Allergikern folgen.

Immuntherapie: Um das Immunsystem von TH2 in Richtung TH1 umzustimulieren, setzen Forscher der Oxford University harmlose Mycobakterien ein. Sie erzwingen eine starke TH1-Reaktion und sollen eine allergische Reaktion verhindern. Bisher wurde dies nur an Freiwilligen getestet. Bald sollen neue Untersuchungen mit Genbruchstücken der Bakterien folgen.

Auch bei der Therapie von Neurodermitis werden immer wieder neue Substanzen angeboten. Neben der Basistherapie – Hautpflege, Cortisoncremes gegen die Entzündung, Antihistaminika gegen den Juckreiz, UV-Bestrahlungen, Diät – geben jetzt die neuen Substanzen Ascomycin und Tacrolimus Hoffnung. Sie wirken ähnlich wie Cortison, nur scheinen die Nebenwirkungen wesentlich geringer.

Ursachenforschung:
Umweltverschmutzung oder Vererbung?

Bekommen zwei Allergiker ein Kind, liegt das Risiko für das Kind, auch an Heuschnupfen, Asthma oder Neurodermitis zu erkranken, bei etwa 70 Prozent. Allein diese Tatsache machte bereits vor Jahren eine genetische Komponente bei der Allergie wahrscheinlich. Derzeit fahnden Wissenschaftler weltweit auf sechs menschlichen Chromosomen nach den Allergie-Genen. Nach ihren Schätzungen sind an der Steuerung allergischer Reaktionen bis zu 20 verschiedene Gene beteiligt. Pharmafirmen investieren in der Hoffnung auf neue Medikamente Millionen in die Genforschung. Eine kanadische Forschergruppe konzentriert sich auf eine Vulkaninsel im Südpazifik. Ungewöhnlich viele Einwohner leiden dort unter Allergien. US-Immunologen vermuten den Fehler in der Steuerung der Gene für die Immunbotenstoffe Interleukin-4 und Interleukin-10. Ein britischer Forscher dagegen fischt aus 8000 Blutproben von Allergikern nach dem krankmachenden Anteil im Erbgut. Er entdeckte bislang auf dem Chromosom 11 eine veränderte Erbinformation für den Rezeptor des Immunglobulin E (IgE). IgE und der Rezeptor spielen eine Schlüsselrolle bei der Allergie-Entstehung. Neben dem Fehler im Erbgut könnten jedoch auch Umweltfaktoren Einfluß nehmen: Schadstoffe sind in der Lage, Pollen und die von ihnen freigesetzten Allergene aggressiver zu machen. Zusätzlich leistet wohl auch der veränderte Lebensstil seinen Beitrag: Unsere Kinder werden in einer immer keimfreieren Umwelt groß. Das könnte das Immunsystem in die Irre führen und die Entstehung von Allergien zusätzlich begünstigen.

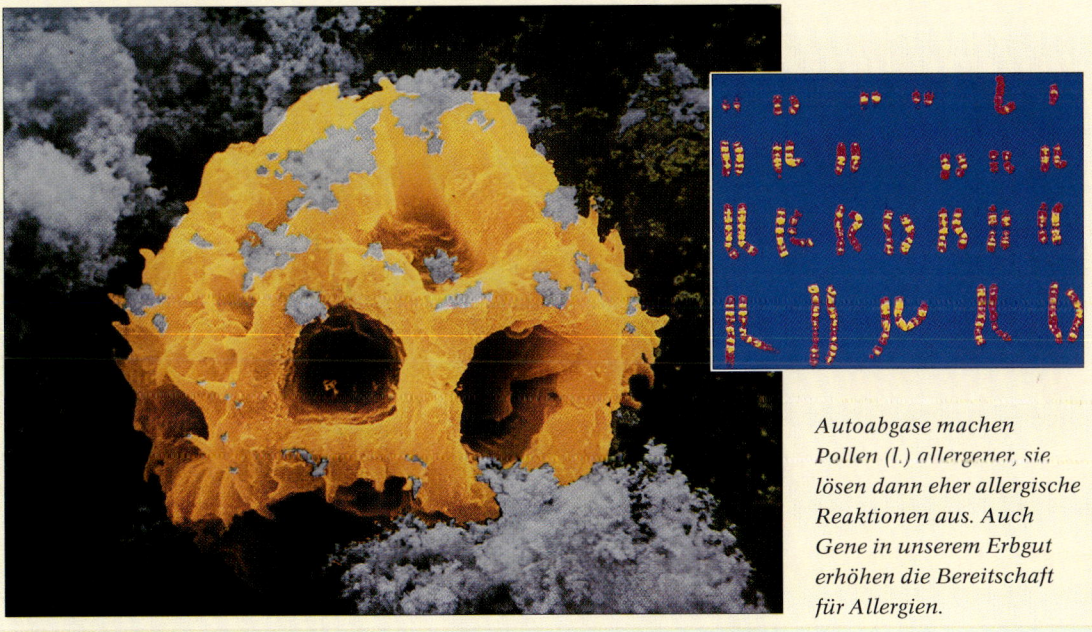

Autoabgase machen Pollen (l.) allergener, sie lösen dann eher allergische Reaktionen aus. Auch Gene in unserem Erbgut erhöhen die Bereitschaft für Allergien.

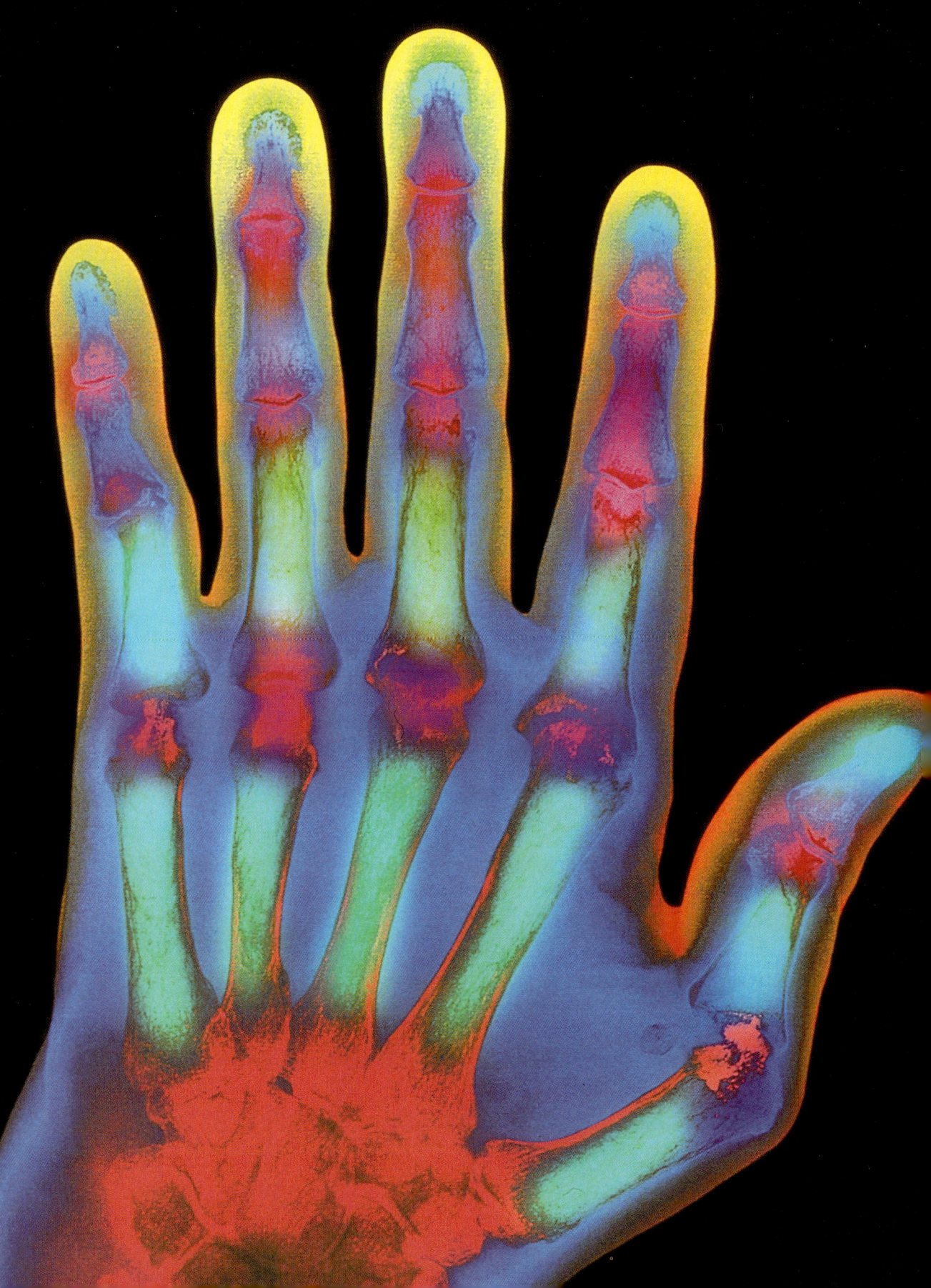

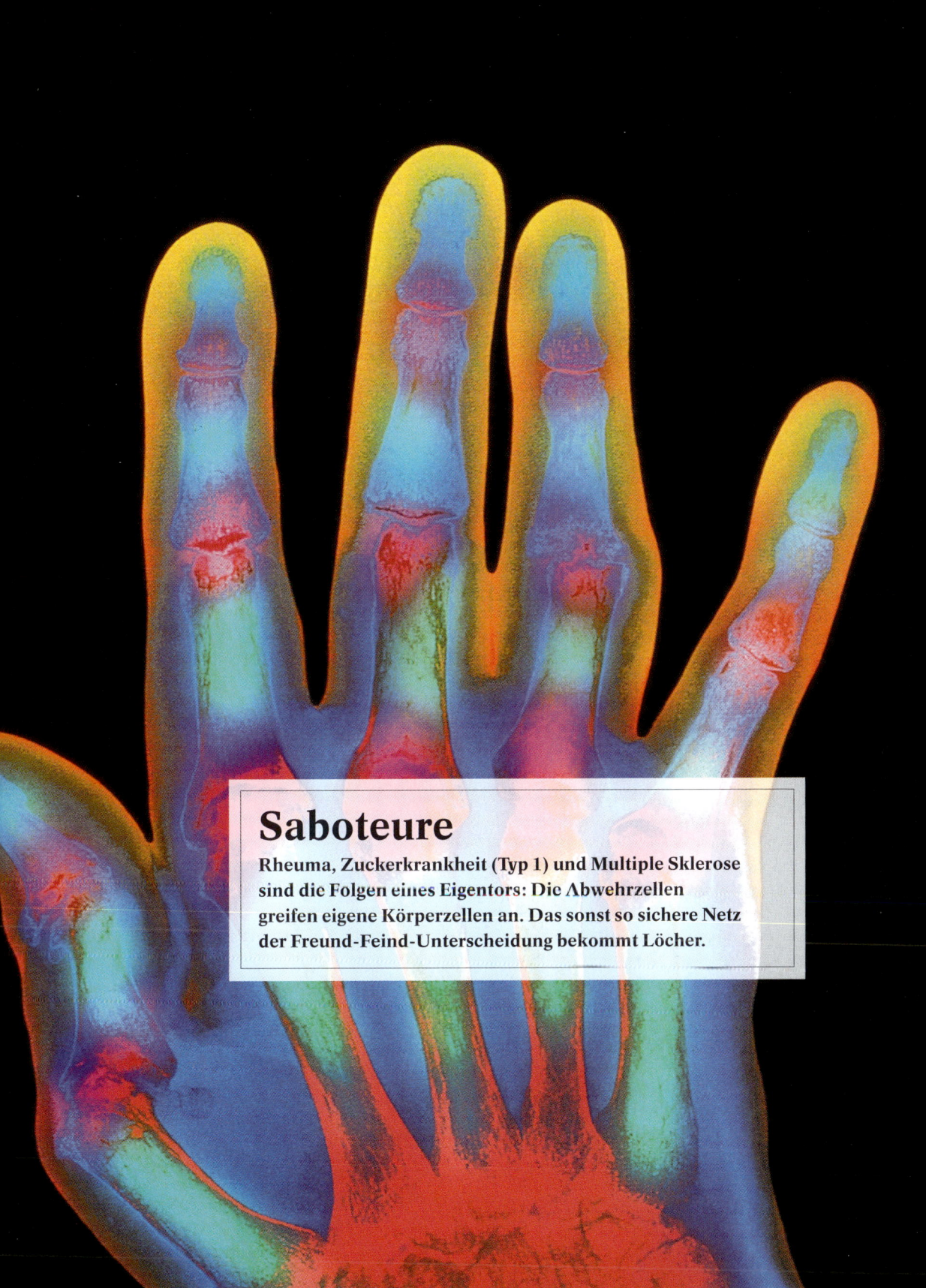

Saboteure

Rheuma, Zuckerkrankheit (Typ 1) und Multiple Sklerose
sind die Folgen eines Eigentors: Die Abwehrzellen
greifen eigene Körperzellen an. Das sonst so sichere Netz
der Freund-Feind-Unterscheidung bekommt Löcher.

Fatal attraction

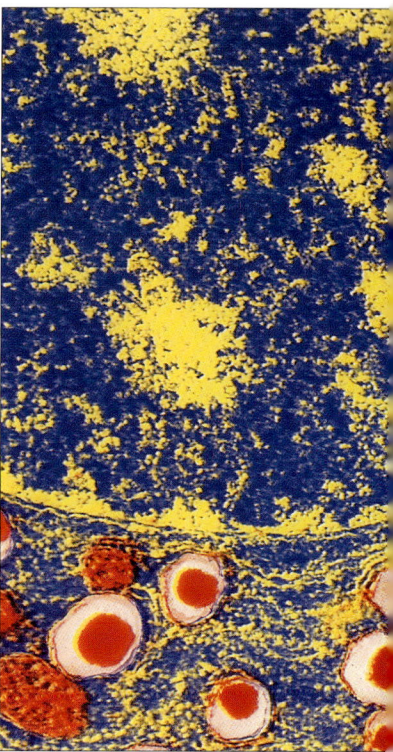

„Was ist das?"

„Vielleicht ein Teil von einem Enzym?"

„Falsch. Nicht spicken!"

„Ein Stück von einem Gerüsteiweiß?"

„Ganz kalt. Laß die Augen zu."

„Ja, ja, ich taste wirklich nur. Ich kann's aber nicht erkennen."

„Fühl mal hier." Ein Lehrer im Thymus-Internat hält seinen T-Zell-Schülern in einer Art Blinde-Kuh-Spiel Antigene vor. Zur Übung verwendet er Eiweißstoffe, die Vivians Körperzellen produziert haben. Es ist die mindestens fünfhundertste Generation von Schülern, die hier immer wieder nach demselben Plan ausgebildet werden.

„Ich weiß es, ich weiß es!" Eine junge T-Zelle hat ein Übungs-Antigen erkannt.

„Das gehört zum roten Blutfarbstoff. Darf ich das Stück behalten?"

„Tut mir leid."

„Warum nicht?"

„Du kannst es behalten, aber das war's leider für dich."

„Was?"

„Bei diesem Spiel gewinnt der, der falsch rät. Wer einmal ein Antigen richtig erkennt, den muß ich hierbehalten."

„Warum? Ich denke, wir sollen später draußen auch Antigene erkennen?"

„Ja, schon, aber doch nur die von Krankheitserregern. Und was glaubst du, lasse ich euch hier tasten? Echte Krankheitserreger habe ich leider keine. Die Antigene, die ich euch zeige, sind irgendwo aus Vivians Körper. Und die dürft ihr gerade nicht erkennen. Ihr sollt ja nur fremde Antigene binden."

„Aber ich kann doch auch andere…"

„Nein, nein, die Gefahr ist zu groß. Dein Rezeptor erkennt hier ein Antigen von Vivian, und das würde er draußen auch tun."

„Und wenn ich ihn nicht lasse?"

„Der Versuchung könntest du sicher nicht widerstehen, glaub' mir. Ich kenne die Antigene. Sie sind einfach zu anziehend."

Auf ihrer Wanderschaft ins Innere des Thymus werden die jungen T-Zellen hart geprüft. Nur die, welche die ganze Strecke zurücklegen und dabei alle körpereigenen Antigene schulterzuckend links liegen lassen, bestehen die Reifeprüfung und dürfen hinaus in Vivians Körper schwimmen.

„Aber was ist denn so schlimm daran, sich zu einem Antigen von Vivian hingezogen zu fühlen?"

„Weil ihr dann plötzlich anfangt, etwas zu bekämpfen, das zu Vivian gehört. Und dann wird Vivian krank."

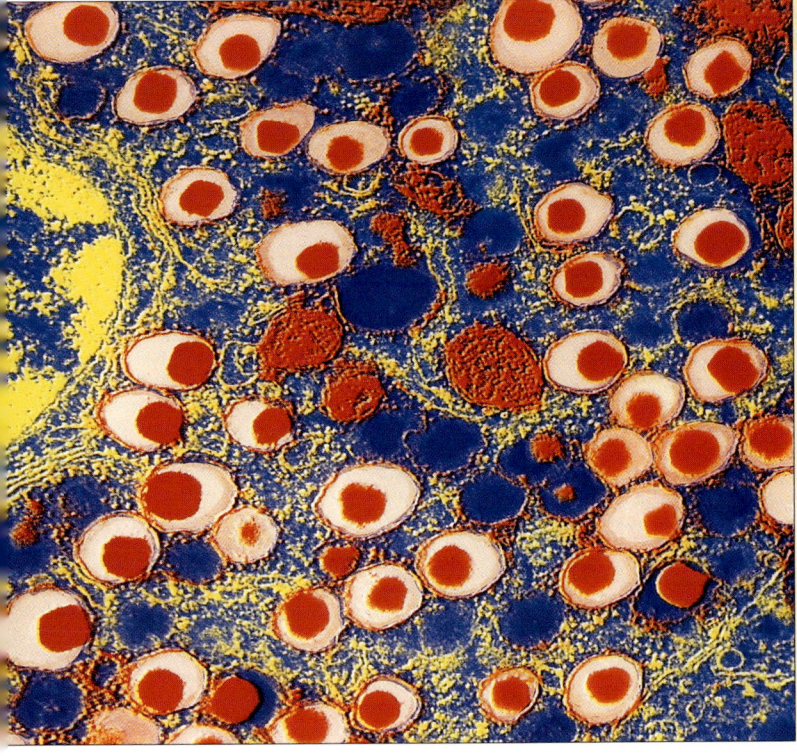

Inselzellen

In der Bauchspeicheldrüse entsteht die Zuckerkrankheit, wie sie für junge Menschen typisch ist (Diabetes Typ 1). Hier liegen Zellgruppen verstreut wie Inseln im Ozean: Sie bilden das blutzuckerregulierende Insulin. Die elektronenmikroskopische Aufnahme zeigt das Innere einer gesunden Inselzelle. Die roten Kreise in den weißen Bereichen sind kleine Säckchen, die Insulin und einen anderen Regulationsstoff für den Blutzuckerspiegel, das Glucagon, enthalten. Bei einem Diabetes Typ 1 werden diese Inselzellen von den eigenen Immunzellen angegriffen und vernichtet. Die Bauchspeicheldrüse kann schließlich nicht mehr genügend Insulin herstellen, der Blutzuckerspiegel gerät außer Kontrolle. Diese Inselzellen oder die ganze Bauchspeicheldrüse kann man heute auch transplantieren.

Die Sicherung im Thymus

Kein System ist perfekt, auch das Immunsystem macht Fehler. Manchmal greift es das eigene Körpergewebe an, und es entsteht eine Autoimmunerkrankung (auto, griech. = selbst): zum Beispiel die rheumatoide Arthritis, Multiple Sklerose oder der insulinabhängige Diabetes mellitus.

Bei Autoimmunerkrankungen greift das Immunsystem den eigenen Körper an, zum Beispiel bei Diabetes Typ 1, rheumatischer Arthritis und Multipler Sklerose.

Um das zu verhindern, dürfen die Rezeptoren der T-Zellen zu keinem körpereigenen Eiweißstoff passen. Wie aber kann das Immunsystem Gut und Böse unterscheiden?

Der einzelne T-Lymphozyt ist, nachdem er seine Gene für die einzigartige Erkennungsstruktur einmal kombiniert und den T-Zell-Rezeptor gebaut hat, zeitlebens festgelegt. Bei seiner Reifung im Thymus wird er wie alle T-Zellen von zwei Seiten geprüft: von den Thymuswandzellen, die wie alle Körperzellen Bruchstücke von zelleigenen Eiweißen auf MHC-1-Molekülen zeigen, und von den antigenpräsentierenden Zellen, die verdaute Antigene auf MHC-2-Molekülen zeigen. So kann das Organ jene Zellen aussortieren, die die falschen, körpereigenen Antigene erkennen.

Manche Eiweißstoffe allerdings gelangen gar nicht in den Thymus und können daher dort auch nicht geprüft werden, etwa solche, die die Thymuswandzellen nicht produzieren und die Hans auf seinen MHC-2-Armen nicht transportieren kann: zum Beispiel bestimmte Enzyme aus der Bauchspeicheldrüse oder der Leber. Deswegen können die Kontrolleure des Thymus auch nicht alle T-Zellen erkennen, deren Rezeptor vielleicht zu diesen unsichtbaren Stoffen paßt. So entwischen immer wieder T-Zellen in die Lymphknoten. Doch außerhalb des Thymus gibt es noch eine weitere Sicherung im System: Dabei werden jene T-Zellen ruhiggestellt, die körpereigene Antigene binden, die dann aber kein zweites Signal für ihre Aktivierung bekommen. Dennoch kann es passieren, daß alle diese Sicherungen einen Menschen nicht vor seinem eigenen Immunsystem schützen können. Wie kommt es dazu?

Merkwürdige Beschwerden

„Hey, Vivian, was ist? Kommst du nicht mit?"
„Doch, ich komme schon. Ich habe nur solchen Muskelkater, oder was das ist."
Vivian humpelt ihrer besten Freundin hinterher, aber die ist schon im Partygewühl verschwunden. Laut und schnell hämmert der Technobeat. Normalerweise ist Vivian von der Tanzfläche nicht wegzubekom-

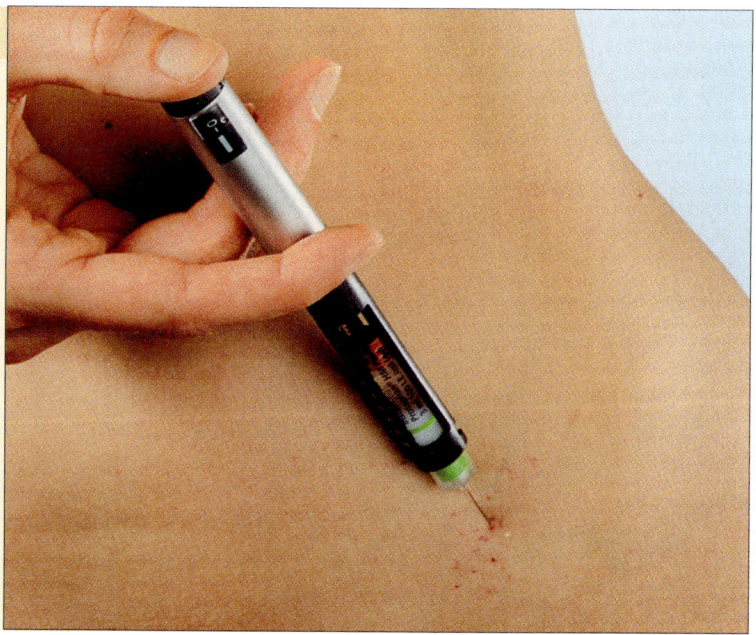

Volkskrankheit Diabetes

In Deutschland leiden rund vier Millionen Menschen an Diabetes (Zuckerkrankheit), Experten schätzen eine Dunkelziffer von weiteren zwei Millionen unerkannter Diabeteserkrankungen. Bei Diabetikern funktioniert der Zuckerhaushalt nicht, weil das regulierende Insulin fehlt (Typ 1) oder weil seine Botschaft von den Körperzellen nicht verstanden wird (Typ 2).
An Diabetes bei jungen Menschen (Typ 1) ist fast immer ein Fehler des Immunsystems schuld. 800 000 Patienten in Deutschland spritzen sich täglich Insulin in das Fettgewebe unter der Haut, meist an Bauch, Hüften oder Oberschenkeln, zum Beispiel mit Insulin-Pens (Foto), die die Verabreichung leichtmachen.

men, nur heute ist ihr irgendwie alles zu viel. Aber das will sie auf keinen Fall zugeben – dann würde sie ja als Spielverderberin dastehen. Außerdem ist dieser Typ hier, den sie schon seit Wochen toll findet, und die Gelegenheit will sie nicht verstreichen lassen.

Eigentlich versteht sie nicht, wieso ihr die Beine weh tun. Sie fühlt sich, als hätte sie ihre Muskeln überlastet, dabei hat sie doch seit Wochen keinen Sport mehr getrieben. Außer tanzen natürlich. Müde läßt sie sich auf einen Stuhl fallen. Am liebsten wäre sie jetzt zu Hause, in ihrem Bett. Als sie auch noch angerempelt wird und die Cola über ihr T-Shirt tropft, merkt sie überrascht, daß sie beinahe anfängt zu heulen. Was ist nur mit ihr los?

Ursache von Vivians Beschwerden ist ein Virus – aber das wird sie erst später erfahren.

Diebstahl mit Folgen

Tom junior stürzt sich auf eine virusinfizierte Zelle in der Bauchspeicheldrüse. Die trägt nämlich ein Virusantigen in der Grube ihres MHC-Moleküls auf der Oberfläche – sein Virusantigen! Er und seine Klon-Brüder sind gerade heftig dabei, dieses Virus wieder aus Vivian hinauszujagen. Topfit sind sie, und voll dabei.

„Wieder eine gelöchert!" prahlt Tom. Und zum Zeichen ihres Triumphes pustet die Killerzelle eine ganze Menge des Immunbotenstoffes Interleukin-2 in die Umgebung. Damit stacheln sich die Immunzellen noch einmal zu Höchstleistungen an – Zelldoping gewissermaßen.

„Guck mal, die da drüben", raunt eine andere T-Zelle ihrer Nachbarin zu, „toll, die Jungs. So möchte ich das auch mal können."

„Ja, nur leider passen unsere Rezeptoren überhaupt nicht auf Virusantigene."

„Sondern nur auf dieses Allerwelts-Antigen, das hier auf jeder Zelle vorkommt."

„Deswegen hätten sie uns ja fast nicht laufenlassen, damals im Thymus."

„Sieh mal! Die Jungs sind ja wirklich gut drauf. Da könnten wir uns ein Stück abschneiden …"

Die T-Zelle überlegt.

„Warum eigentlich nicht?"

„Wie?"

„Warum schnappen wir uns nicht einen von diesen Aktivstoffen?"

„Du meinst, das Interleukin-2, das die Jungs hier herumspritzen?"

„Na klar! Das ist die Chance! Unser zweites Signal. Dann können wir uns auch teilen und angreifen."

„Aber wen nehmen wir uns dann vor? Viren sind ja keine passende Zielscheibe für uns."

T-Zellen, die ein Antigen erkennen, brauchen zu ihrer Aktivierung ein zweites Signal, das ihnen zeigt, daß das Antigen gefährlich ist.

117

„Egal, wir finden schon was. Komm, los!"

Der kleine Diebstahl der beiden T-Zellen hat fatale Folgen. Ihr Rezeptor erkennt Antigene auf körpereigenen Zellen. Normalerweise dürften sie deswegen gar nicht in der Bauchspeicheldrüse umherkriechen, sondern hätten schon im Thymus abgefangen und inaktiviert werden müssen. Doch sie konnten der Kontrolle im Thymus entkommen, da ihr Antigen im Thymus nicht erkannt worden ist.

Das allein wäre noch nicht so schlimm, denn T-Zellen, die zum ersten Mal ihr Antigen erkennen, können noch keinen großen Schaden anrichten, wenn sie kein aktivierendes zweites Signal erhalten. Hier aber haben sie das Signal, das eigentlich für die Virusabwehr bestimmt war, für sich abgezweigt und können jetzt beginnen, sich zu teilen und zu aktiven Immunzellen zu werden. Wenn sie einmal aktiviert sind, können sie auch ohne zweites Signal ihre tödliche Wirkung entfalten.

Ihr Antigen finden sie auf allen insulinproduzierenden Zellen der Bauchspeicheldrüse, auf den Inselzellen. Und die gibt es hier reihenweise, dicht an dicht.

„Juhuuu! Endlich können wir auch mal so richtig herumballern!"

„Und wenn es einer merkt?"

„Wer soll uns denn noch etwas anhaben wollen? Jetzt sind wir aktiviert, und keiner kann uns mehr bremsen!"

> Bei Autoimmunerkrankungen erkennen T-Zellen harmlose Körperstrukturen als Antigene. Das zweite Signal erhalten sie zufällig – zum Beispiel von T-Zellen bei einer Virusabwehr.

Zuckerflut

„Geht's dir eigentlich wieder gut?" will Vivians Freundin wissen und macht sich über den Erdbeerkuchen her.

„Klar, wieso?"

„Ich meine, dein Muskelkater – ist der wieder vorbei?"

„Ach, das. Ich weiß auch nicht, was das war."

„Und sonst? Ist mit dem Typen irgendwas gelaufen?"

„Mmmhhh." Jetzt kaut Vivian, um nicht von ihrer Pleite erzählen zu müssen. War ja auch zu blöd, daß sie es auf der Party nicht mal geschafft hat, ihn wenigstens anzuquatschen.

„Habt ihr euch verabredet?"

„Lecker, der Kuchen!" sagt Vivian und hofft, daß ihre Freundin das Ablenkungsmanöver nicht erkennt. Sie hat Glück.

„Stimmt. Der beste Erdbeerkuchen in der ganzen Stadt." Die Freundin ist mit ihrem Kuchen beschäftigt und hat das Interesse an Vivians Liebesleben schon wieder verloren.

Vivians Eltern sind mal wieder beide nicht zu Hause, und Vivian und ihre Freundin nutzen die Gelegenheit: Die beiden Vierzehnjährigen sitzen in einem Straßencafé in der Nähe der Schule und setzen ihr

Taschengeld in die köstlichen Kuchen um. Mit vollen Backen kauen sie, während sie interessiert die anderen Gäste beobachten, die meisten in ihrem Alter. Wenn sie Glück haben, lernen sie vielleicht ein paar coole Jungs kennen. Wenn nicht: Für den Kuchen lohnt sich der Café-Besuch immer.

Kuchen enthält eine Menge Zucker – ein Kohlenhydrat, aus dem der Körper Energie gewinnt. In dem Augenblick, in dem der Erdbeerkuchen in Magen und Darm verdaut wird und die vielen Zuckermoleküle ins Blut gelangen, braucht Vivian jedoch nicht viel Energie, weil sie noch im Café sitzt und sich kaum bewegt. Später, beim Radfahren, ist ein höherer Energiebedarf da. Damit sie auch dann nicht zusammenklappt, sondern Kraft für ihre Muskeln hat, braucht der Körper Speicher für die Energie, die bei jeder Mahlzeit aufgenommen wird.

Deswegen baut er einen Teil des Zuckers zu einem anderen Kohlenhydrat um, dem Glycogen, das in der Leber abgelagert wird. Von diesem Glycogen kann dann immer die benötigte Energiemenge freigesetzt werden, bis der Speicher leer ist. Bei jeder Mahlzeit wird er wieder aufgefüllt. Der Körper reguliert das so fein, daß die Konzentration von Zuckermolekülen im Blut immer gleichbleibt: 70 bis 115 Milligramm pro Deziliter. Insulin, das Hormon, das die Aufnahme von Zucker in die Zellen und den Umbau von Zucker in Glycogen reguliert, wird von den Inselzellen in der Bauchspeicheldrüse gebildet.

Der Irrtum

Doch Vivians Inselzellen geht es schlecht. Sie sind durch den Irrtum ihres Immunsystems das Ziel heftiger Angriffe geworden. T-Zellen haben die Moleküle auf der Oberfläche der Inselzellen aus Versehen als Ziel entdeckt und unglücklicherweise just in diesem Moment ein Aktivierungssignal bekommen. Nun setzen sie die Immunmaschinerie in Gang, als wären die Inselzellen von einem Virus infiziert und müßten zerstört werden.

Doch die Zellen in der Bauchspeicheldrüse waren bis dahin ganz gesund. Sie haben immer brav Insulin produziert und mit einem solchen Angriff nicht gerechnet. Unvorbereitet und wehrlos ergeben sie sich dem Immunangriff. Eine nach der anderen gibt auf und stirbt.

„Bist du fertig mit den Schularbeiten?"

„Neee."

„Heute hätte ich mal Zeit", schlägt Vivians Mutter vor, „wir könnten in die Stadt fahren und dir neue Jeans kaufen."

„Ach, nein, ich bleib' lieber hier."

Bei der Zuckerkrankheit von Jugendlichen vernichtet das Immunsystem die Inselzellen der Bauchspeicheldrüse. Sie produzieren dadurch nicht mehr genügend Insulin, das den Blutzuckerspiegel reguliert.

Autoimmunangriff im Nervensystem: Multiple Sklerose (MS)

In Deutschland leben rund 100 000 MS-Kranke. Sie leiden unter Augenflackern, Störungen von Wahrnehmung und Empfindungen oder Gleichgewichtsproblemen. Blasen- und Darmstörungen treten häufig auf, ebenso organische Störungen des Sexuallebens. Schließlich kann es zu Spastiken und Lähmungserscheinungen kommen, weswegen MS als die „Krankheit im Rollstuhl" gilt.

Die genauen Ursachen sind noch unklar, im Verdacht stehen bestimmte Erbanlagen und Virusinfektionen. Die Entstehung der Krankheit stellt man sich heute so vor (Grafik ganz rechts):

① Eine T-Zelle wird durch den Kontakt mit einem Virusantigen (zum Beispiel von einem Herpes- oder Grippevirus) aktiviert.

② Als aktivierte Zelle kann sie ins Gehirn einwandern. Dort gibt es neben Nervenzellen mehrere Typen von Gliazellen, die auch die Markscheiden der Nervenfortsätze bilden.

③ Die aktivierte T-Zelle erkennt ein Markscheidenprotein (MBP), das eine antigenpräsentierende Gliazelle aufgenommen hat und vorzeigt. Das MBP und das Virusantigen haben eine zufällige Ähnlichkeit.

④ Das stimuliert die T-Zelle zur Abgabe von Zellgiften und Botenstoffen wie Interferon-gamma.

⑤ Interferon-gamma bewirkt, daß eine Entzündungs-Gliazelle ihre Giftstoffe abgibt.

⑥ Die Zellgifte zerstören die gesunden Markscheiden. Meist bilden sich an mehreren Stellen („multiple") im Gehirn oder auch im Rückenmark (Bild rechts) Entzündungsherde und später Narben („Sklerosen").

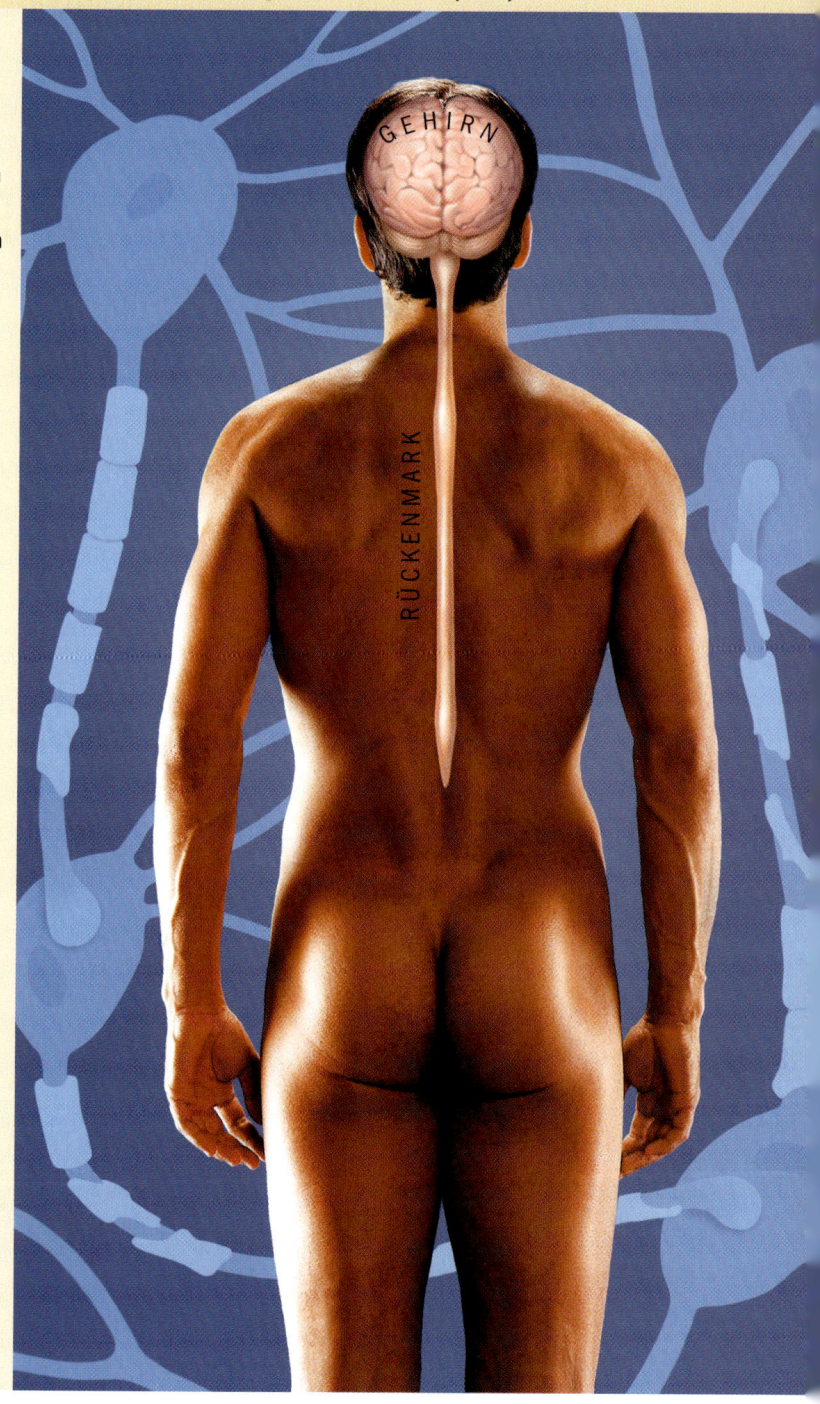

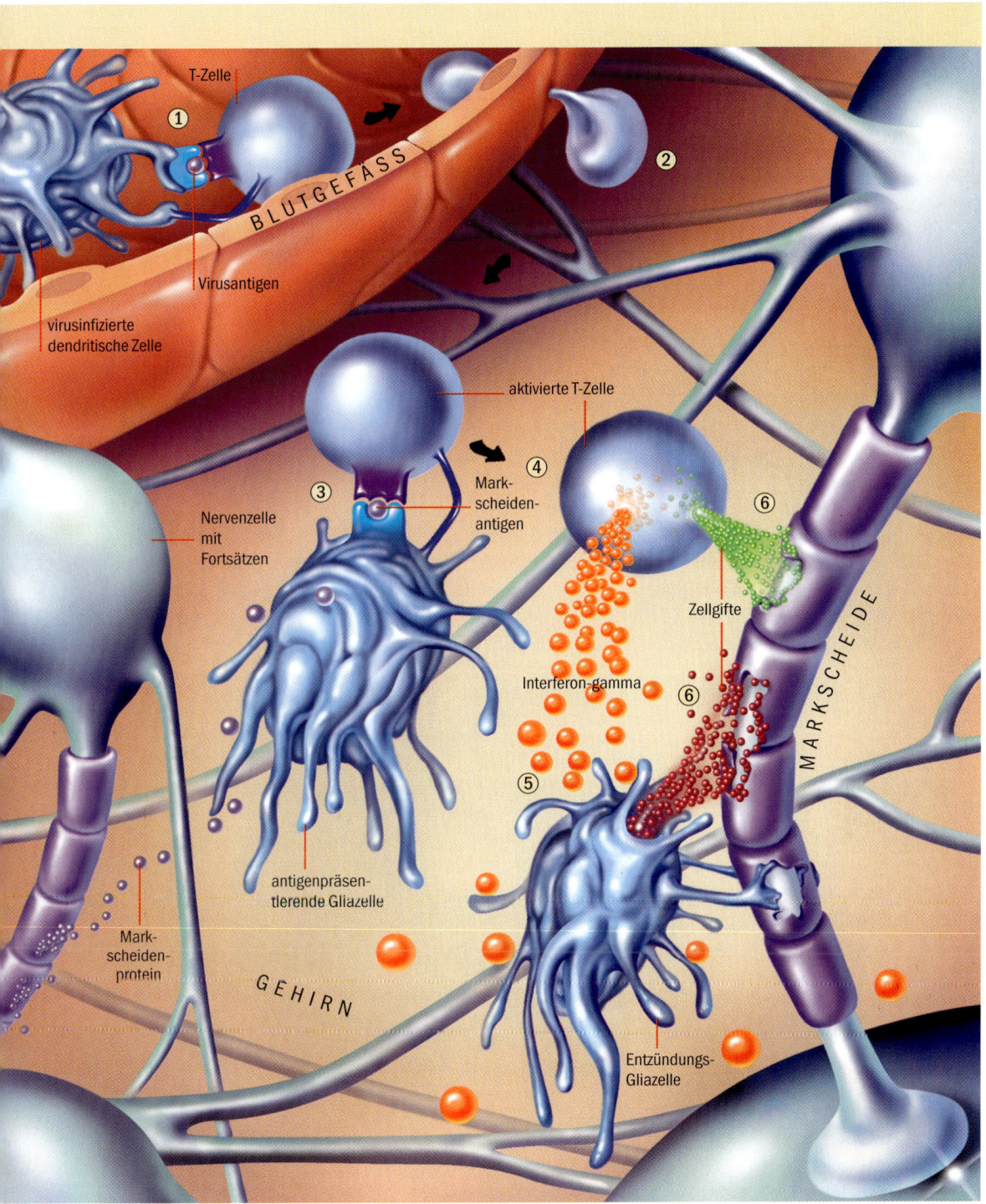

T-Zelle

① ②

BLUTGEFÄSS

Virusantigen

virusinfizierte
dendritische Zelle

aktivierte T-Zelle

③ ④ ⑥

Mark-
scheiden-
antigen

Nervenzelle
mit
Fortsätzen

Zellgifte

Interferon-gamma

⑥

MARKSCHEIDE

⑤

antigenpräsen-
tierende Gliazelle

Mark-
scheiden-
protein

GEHIRN

Entzündungs-
Gliazelle

„Vivi, was ist denn mit dir? Du bist so lustlos in letzter Zeit. Und du wirst immer dünner."

„Dabei esse ich doch so viel. Und trinken könnte ich den ganzen Tag, literweise."

„Merkwürdig."

„Vielleicht kriege ich die Grippe."

„Das glaube ich nicht. Dazu geht das schon zu lange. Ich denke, wir sollten dich mal bei einem Arzt checken lassen."

Die Zerstörung der Inselzellen

„Tchu, tchu", feuern die Makrophagen ihre Enzyme gegen die Inselzellen in Vivians Bauchspeicheldrüse. Auch die Granulos landen einen Treffer nach dem anderen. Sie sind durch Alarm-Botenstoffe angelockt worden. Die Übeltäter, die den falschen Alarm ausgelöst haben, hängen wie die Kletten an den Inselzellen und verlangen deren Kapitulation.

„Gib's doch auf", höhnt eine Helferzelle, als sie merkt, daß ihr Kampfpartner immer schwächer wird. Und tatsächlich: Die Inselzelle stoppt ihre Insulinproduktion und ergibt sich in ihr tödliches Schicksal.

„Gewonnen!" jubeln die Immunzellen und stürzen sich gleich auf die nächste.

Ist eine Autoimmunerkrankung einmal angestoßen, ist sie schwer wieder zu bremsen.

„Halt, halt, aufhören!", ruft eine noch unversehrte Inselzelle aus dem Hintergrund. „Seid ihr völlig verrückt geworden? Wir sind's doch, hier, seht ihr nicht unsere MHC-Moleküle? Wir sind Körperzellen von Vivian! Aufhören!"

Doch ihre ängstlichen Rufe verhallen ungehört.

Es ist doch nicht zu fassen! „He, Titus, merkt denn hier keiner etwas? Sieht denn niemand, was hier vorgeht? Wir gehen alle zugrunde, wenn uns keiner hilft und uns diese wildgewordenen Bestien vom Hals schafft!"

Doch die Ignoranz der anderen Immunzellen, die zufällig hier sind, ist kaum zu überbieten. Sie sehen weg oder wenden sich ab, als hätten sie nichts bemerkt. In stoischer Ruhe lassen sie die Zerstörung zu.

„Das wird schon seine Richtigkeit haben", sagt Titus.

„Aber siehst du denn nicht, daß sie uns alle kaputtmachen?"

„Ja, schon. Aber es sind Immunzellen, an denen ich nichts Verdächtiges feststellen kann. Sie tun ihren Job."

„Aber wir haben doch nichts getan!"

„Ach, nein?"

„Nichts. Ich schwöre es."

„Kein Virus in euch versteckt?"

„Kein einziges!"

„Na ja, stimmt, ich kann mit meinem Rezeptor auch nichts erkennen. Aber der, der euch mal zum Abschuß freigegeben hat, hat einen anderen Rezeptor als ich. Er wird schon was Gefährliches erkannt haben. Ich kann da nichts machen.“

Diabetes

Mit ernster Miene bietet der Arzt Vivian und ihrer Mutter einen Platz an. Vivian bekommt ein komisches Gefühl in der Magengrube. Unwillkürlich faßt sie nach der Hand ihrer Mutter – wie früher, als sie noch ein kleines Mädchen war.

„Tja“, sagt der Arzt und sieht Vivian an. Er räuspert sich. „So, wie es aussieht, bist du ziemlich krank, Vivian.“ Er macht eine kleine Pause. „Du bist zuckerkrank.“ Vivian sieht ihn fragend an. Zucker? Das kennt sie nur von alten Leuten.

„Das ist eine ziemlich schwere Krankheit. Aber es ist eine Krankheit, die man gut behandeln kann.“ Vivian fühlt sich ganz leer im Kopf. Was bedeutet das? Muß sie jetzt ins Krankenhaus? Kann sie nicht mehr zur Schule gehen? Und schließlich: Wird sie wieder gesund werden?

Plötzlich schießt ihr ein Gedanke durch den Kopf. „Hat mein Muskelkater von neulich auch etwas damit zu tun?“ fragt sie.

Der Arzt sieht sie interessiert an. „Was war da? Versuch mal, mir ganz genau zu beschreiben, wie sich dieser Muskelkater geäußert hat.“

Tatsächlich kann es zwischen Vivians „Muskelkater“ und der Diabeteserkrankung einen Zusammenhang geben. Die Ursache ihrer Muskelbeschwerden kann ein Virus gewesen sein: CoxsackieB-4 heißt es, und die Symptome, die es hervorruft, sind Muskel- und Fettgewebeentzündungen.

Bei manchen Diabetikern findet man Antikörper gegen CoxsackieB-4 im Blut, ein Zeichen dafür, daß einige Wochen oder Monate vor dem Ausbruch der Erkrankung eine Infektion stattgefunden hat. Dieses Virus verusacht nicht die Zuckerkrankheit, also nicht den irrtümlichen Angriff des Immunsystems auf eigene Antigene, und es ist auch nicht das einzige, das die Entstehung von Autoimmunerkrankungen begünstigen kann. Aber es kann durch einen fatalen Zufall dazu beitragen: Indem es gerade dort am Werk ist, wo autoreaktive T-Zellen ihr Ziel auf Körperzellen erkannt haben, könnte es indirekt diesen T-Zellen das zweite Signal geben, das diese immer zu ihrer Aktivierung und damit zum Angriff brauchen.

> Virusinfektionen können durch einen fatalen Zufall die Entstehung von Autoimmunerkrankungen begünstigen.

Vivian schwirrt der Kopf. Sie hat so viele Fragen, und auf der anderen Seite würde sie am liebsten nicht mehr zuhören. Hilflos sieht sie ihre Mutter an. Die legt ihr liebevoll den Arm um die Schultern. „Das ist jetzt alles ein bißchen viel für dich, stimmt’s? Ich muß es auch erstmal verdauen." Sie sieht den Arzt an. „Ich wußte gar nicht, daß auch Kinder zuckerkrank sein können."

„Das kommt sogar ziemlich häufig vor", antwortet der Arzt. „Es gibt zwei verschiedene Arten der Zuckerkrankheit: Diabetes Typ 1 und Diabetes Typ 2. Der Diabetes Typ 2 ist der sogenannte Altersdiabetes, den bekommen alte Leute. Was du hast, Vivian, ist Diabetes Typ 1, und der unterscheidet sich vom Altersdiabetes ziemlich."

„Und was – und was kann man dagegen tun?" Vivian bringt die Frage kaum über die Lippen.

„Man kann die Krankheit leider nicht heilen. Aber man kann sie mit deiner Hilfe so gut behandeln, daß man es dir nicht besonders anmerken wird. Du kannst also ganz normal weiter zur Schule gehen, tanzen, Sport treiben – was du willst."

„Und woher habe ich diesen Typ 1?"

„Die Ursache dafür kennt man noch nicht genau. Vielleicht hast du eine erbliche Veranlagung…"

„Soviel ich weiß, gab es in unserer Familie bisher keine Zuckerkrankheit", wendet Vivians Mutter ein.

„Es muß ja auch nicht so sein. Jedenfalls greift Vivians Abwehrsystem ihre eigene Bauchspeicheldrüse an. Es handelt sich sozusagen um einen Irrtum des Immunsystems."

„Und die Bauchspeicheldrüse macht den Zucker?" fragt Vivian.

„Nein, sie produziert ein Hormon, das den Blutzuckerspiegel senkt. Und deine Bauchspeicheldrüse ist bereits ziemlich angegriffen. Deshalb kann sie diese Hormone kaum noch produzieren."

„Aber warum ausgerechnet bei mir?" Endlich fängt Vivian an zu weinen.

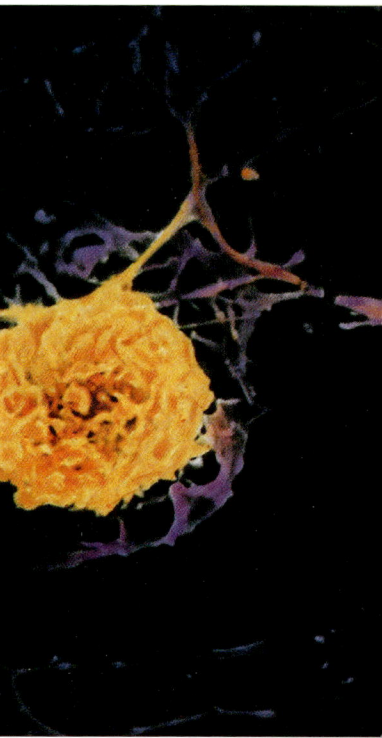

Ursachensuche

In manchen Familien kommt Diabetes häufiger vor als in anderen, und auch Geschwister von Diabetikern haben ein höheres Risiko, selbst zu erkranken. Welche Gene diese Veranlagung vererben, ist noch nicht genau bekannt. Eine Möglichkeit ist, daß die MHC-2-Gewebemarker am Rand ihrer Bindungsgrube für das Antigen so verändert sind, daß sie nun andere Antigene binden.

Denn auch die Inselzellen tragen einen Teil zu ihrer eigenen Zerstörung bei. Sie müssen nämlich, um von Autoimmunzellen angegriffen zu werden, den anderen Gewebemarkertyp auf ihre Oberfläche bringen: MHC-2. Körperzellen tragen normalerweise MHC-1-Moleküle, die MHC-2-Moleküle sind den antigenpräsentierenden Zellen vorbehalten.

Doch unter bestimmten Bedingungen, etwa wenn bestimmte Botenstoffe wie Gamma-Interferon in der Umgebung sind, können normale

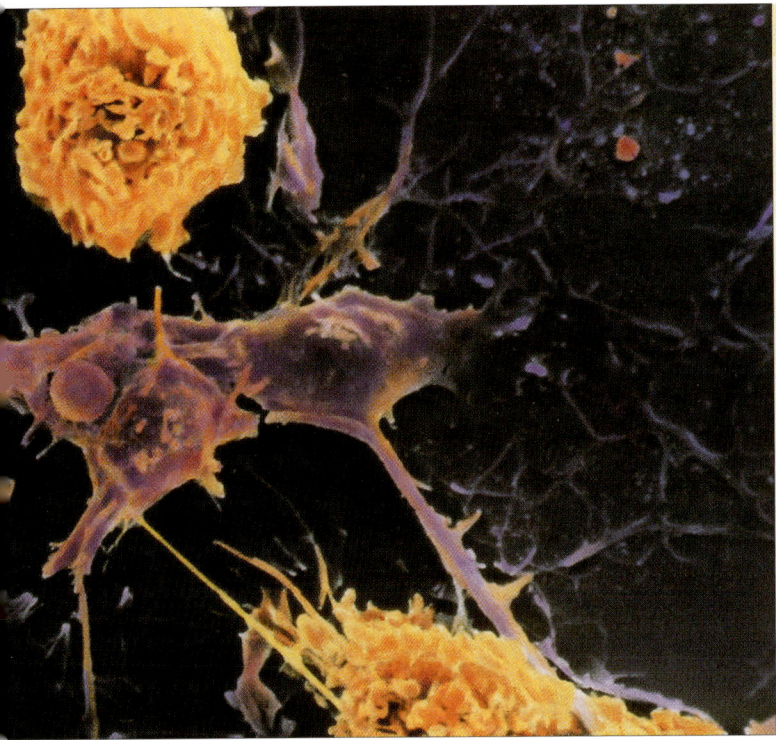

Auf frischer Tat ertappt

T-Zellen (gelb) greifen die Zellen der Nervenscheiden (violett) an und lösen eine Multiple Sklerose aus.

Die T-Zellen erkennen ein bestimmtes Eiweiß auf der Oberfläche der Gliazellen und interpretieren es fälschlicherweise als Antigen eines Krankheitserregers. Der Interpretationsfehler kommt durch ein zweites Aktivierungssignal, etwa einen Botenstoff, zustande, dessen Ursprung noch nicht genau bekannt ist. Ohne das zweite Signal würden die T-Zellen ruhiggestellt werden oder gar zugrunde gehen. Hier aber schütten sie alarmierende Substanzen wie zum Beispiel Interleukin-1 oder Tumor-Nekrose-Faktor (TNF) aus und geben damit die Gliazellen frei zum Angriff und zur Zerstörung durch Entzündungs- und andere Immunzellen.

Gewebezellen dazu veranlaßt werden, ebenfalls MHC-2 zu bilden und an ihre Oberfläche zu bringen. In den Bindungsgruben dieser MHC-2-Moleküle präsentieren sie zu allem Übel besondere Antigene, die normalerweise nicht gezeigt werden. Welche das im einzelnen sind, ist noch nicht genau bekannt. Doch damit fördern sie eine Immunreaktion gegen sich selbst.

Der Fehler liegt also nicht allein bei den T-Zellen, die fälschlicherweise körpereigene Antigene erkennen und all den Sicherheitseinrichtungen entwischen, sondern auch bei den Körperzellen selbst, die schließlich Ziel einer Autoimmunattacke werden.

Eine weitere Möglichkeit, wie es zu Autoimmunreaktionen kommen kann, ist eine Verwechslung.

Molekulare Mimikry

Einige Krankheitserreger haben sich, um dem Immunsystem zu entwischen, einen Verkleidungstrick einfallen lassen: Ihre Oberflächen ähneln körpereigenen Molekülen so sehr, daß sie das Immunsystem täuschen. Es erkennt die Betrüger nicht als fremd und als gefährlich, sondern hält ihre Oberflächenantigene für harmlos.

Zum Beispiel haben das Zytomegalievirus (das Neugeborenen und immunschwachen Patienten schaden kann) und das Bakterium Klebsiella pneumoniae (ein Erreger der Lungenentzündung) ähnliche Eiweiß-Bestandteile wie die körpereigenen Gewebemarker, die MHC-Moleküle. Das Masernvirus imitiert einen Teil des Hormons Corticotropin und eines Eiweißes in der Markscheide von Nervensträngen. Das Poliovirus verkleidet sich als Nervenbotenstoff Acetylcholin und ein Papillomavirus und das Tollwutvirus haben Ähnlichkeit mit dem Insulinrezeptor.

Doch die Täuschung funktioniert nicht immer. Irgendeine T- oder B-Zelle erkennt den Eindringling doch und ruft die übrigen Immunzellen und löslichen Stoffe zum Angriff auf den Erreger. Weil die virusinfizierten Zellen aber ein Virusantigen zeigen, das Körpermolekülen ähnlich sieht, kann es passieren, daß die spezifische Immunabwehr nun auch das ähnliche Körpermolekül angreift. So kann die molekulare Mimikry der Krankheitserreger auch Autoimmunangriffe auslösen.

Autoimmunerkrankungen: das falsche Feindbild

Jeder zwanzigste Europäer erkrankt an einer Autoimmunkrankheit (auto = selbst).

Diabetes Typ 1 (Zuckerkrankheit)
Durch T-Zellen ausgelöste Attacke auf die Inselzellen der Bauchspeicheldrüse. Insulinmangel führt zur Entgleisung des Zuckerstoffwechsels.

Rheumatoide Arthritis
Durch T-Zellen ausgelöste Attacke auf ein noch unbekanntes Antigen in den Gelenkkapseln (Foto rechts). Es kommt zu schmerzhaften Gelenkentzündungen.

Multiple Sklerose
Durch T-Zellen ausgelöste Attacke auf ein Eiweiß der Markscheiden (Gliazellen) der Nerven. T-Helferzellen wandern ins Gehirn und führen dort zur Bildung von Entmarkungsherden (Foto links), die verschiedene Ausfallerscheinungen verursachen.

SLE: Systemischer Lupus Erythematodes
Antikörper markieren körpereigene Substanzen und bilden Immunkomplexe. Diese setzen sich in den Nieren, den Gefäßen oder Gelenken fest und führen dort zu Entzündungen.

Basedow-Krankheit
Autoantikörper binden an den Rezeptor für das schilddrüsenstimulierende Hormon auf den Zellen der Schilddrüse. Es kommt zur Überfunktion der Schilddrüse.

Myasthenia gravis
Autoantikörper blockieren die Übertragung von Nervenreizen an die Muskeln. Dadurch fortschreitende Schwäche.

Schuppenflechte
Wahrscheinlich beruht auch die Psoriasis auf einer Autoimmunreaktion.

Uveitis
Autoimmune Entzündung im Auge.

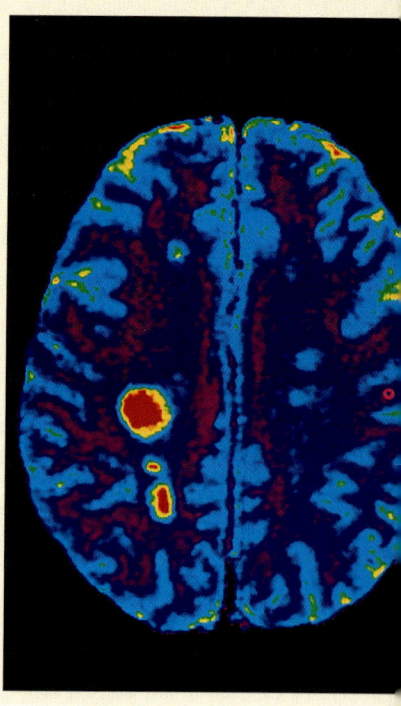

Lebenswende

Der Arzt schiebt Vivian die Kleenexschachtel auf seinem Schreibtisch hinüber.

„Du siehst, ich kann dir nicht genau erklären, warum ausgerechnet bei dir die Inselzellen der Bauchspeicheldrüse angegriffen wurden. Tatsache ist, daß sie nicht mehr genügend Insulin produzieren. Und wenn wir da nichts tun, dann kann das unangenehm werden."

„Was passiert denn dann?"

„Du könntest bewußtlos werden und ins Koma fallen, du könntest später daran erblinden, einen Herzinfarkt bekommen oder Durchblutungsstörungen, Krämpfe, Hautkrankheiten…"

Vivian sieht ihn entsetzt an.

„Keine Angst", sagt der Arzt begütigend. „Wenn du bei der Behandlung mitmachst, wird das alles nicht passieren."

„Was muß ich denn tun?"

„Also, erst mal müssen wir das fehlende Insulin ersetzen, und dann müssen wir auch deine Ernährung umstellen."

Vivian ist nun Diabetikerin und ihr Leben wird sich dadurch ein wenig verändern. Sie wird sich täglich eine für sie genau eingestellte Dosis Insulin spritzen, und sie wird nicht mehr alles in beliebigen Mengen gerade dann essen können, wenn ihr danach ist.

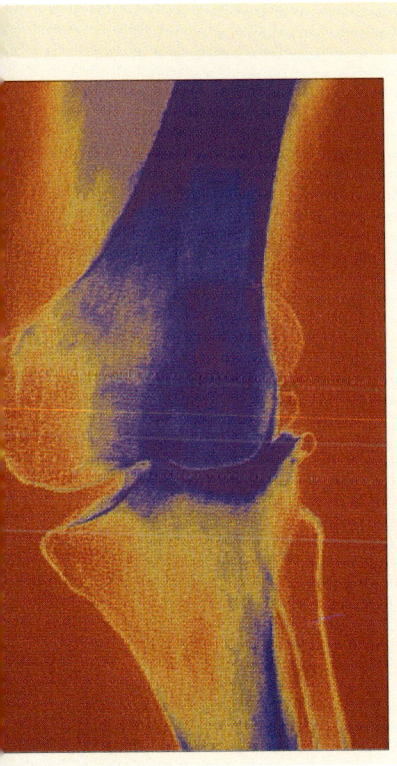

Diabetes Typ 1 (Typ 2 ist der Altersdiabetes, der nicht auf einer Autoimmunreaktion beruht) ist eine schwere Erkrankung, aber sie führt, wenn sie kontrolliert und behandelt wird, nicht zum Tod und schränkt Vivians Leben auch nicht allzustark ein, wenn sie erst einmal gelernt haben wird, mit ihrer Krankheit zu leben. Bei anderen schweren Autoimmunerkrankungen ist die medizinische Forschung noch nicht so weit: zum Beispiel bei der rheumatoiden Arthritis und der Multiplen Sklerose. Bei der rheumatoiden Arthritis, bei der die genetische Veranlagung ebenfalls eine große Rolle spielt, sind die Angriffsziele Membranen in der Gelenkinnenhaut, was starke Schmerzen und Bewegungsprobleme hervorruft. Bei der Multiplen Sklerose greift das Immunsystem ein Eiweiß in den Nervenhüllen an, was zunächst zu Sehstörungen, dann zu anderen Nervenschädigungen und schließlich oft zu Lähmungen führt. Allen drei Erkrankungen gemeinsam ist, daß sie durch eine fehlgeleitete Aktivität der T-Zellen ausgelöst werden.

Immunkomplexe

Nicht immer sind T-Zellen am versehentlichen Angriff auf Körpergewebe beteiligt. Auch die B-Zellen, die Antikörper produzieren, können Autoimmunerkrankungen auslösen, zum Beispiel den Systemischen

Lupus Erythematodes (SLE). Diese schwere Erkrankung kann den ganzen Körper betreffen, also alle Körperteile und Organsysteme befallen – daher die Bezeichung systemisch. Eine schmetterlingsförmige Rötung, die Nase und Wangen überzieht, ist oft das erste Anzeichen (erythema, griech. = Röte).

Beim Systemischen Lupus Erythematodes sind Auto-Antikörper entweder gegen die eigene Erbsubstanz gerichtet, oder gegen die Eiweiße, auf die sie aufgewickelt ist (Histone), oder auch gegen die Proteinfabriken in den Zellen.

Solche Substanzen, die aus toten Zellen stammen, können mitunter im Blut zu finden sein. Diese Antikörper bilden mit diesen körpereigenen Antigenen Komplexe, die sich zum Beispiel in den Wänden der Nierengefäße festsetzen. Dort findet dann eine Entzündungsreaktion durch Komplementmoleküle und Freßzellen statt, die auch das Nierengewebe in Mitleidenschaft zieht. Es entzünden sich die Bereiche, die giftige Substanzen aus dem Blut filtern. Warum SLE überwiegend bei Frauen auftritt, ist bisher unbekannt, doch eines ist klar: Die Gene spielen eine Rolle, denn wenn ein eineiiger Zwilling an SLE erkrankt, tritt die Krankheit in bis zu 60% der Fälle auch beim anderen Zwilling auf.

> Der Systemische Lupus Erythematodes (SLE) ist eine Autoimmunerkrankung, bei der Antikörper sich an Körpermoleküle hängen und so Entzündungsreaktionen auslösen.

Schädliche B-Zellen

„Ich sterbe vor Langeweile!" Bobo junior sitzt im Lymphknoten und hat nichts zu tun. Noch nie hat ein Titus ihm das Signal gegeben, sich zu teilen und zu arbeiten.

„Was machen wir heute?" fragt er seinen Freund.

„Weiß nicht, warten", antwortet die andere B-Zelle, „ist ja mal wieder nichts los hier."

„Fast alle Krankheitserreger waren schon hier, aber immer haben andere sie sich geschnappt."

„Und jetzt sind die Kollegen draußen und fangen die Bakterien und Viren gleich dort ab. Und wir können hier warten bis zum Sanktnimmerleinstag."

Bobo hat aus Versehen einen Autoantikörper gebastelt, also einen, der körpereigene Antigene erkennt, aber das weiß er nicht. Schließlich hat er sein Antigen noch nie gesehen.

„Mach dir nichts draus," tröstet ihn sein Freund, „du bist doch noch jung."

Bobo starrt betrübt vor sich hin. Ihm ist, als sei eine halbe Ewigkeit vergangen, als er plötzlich hellwach ist. Ein Antigen!

„Halt, halt!" warnt ihn die andere B-Zelle. „Woher weißt du, daß dieses Antigen gefährlich ist?"

„Das weiß ich einfach."

„Sieh dich vor! Wenn du es festhältst, und es ist ein Irrtum, dann geht das nicht gut für dich aus."

„Das ist kein Irrtum."

„Sei lieber vorsichtig…", warnt der Freund noch, aber zu spät. Schon hat Bobo sein Antigen gebunden und hält es, so fest er nur kann. Nun wartet er auf die erlösende Botschaft in Form eines Signalstoffes, das ihm das Startsignal zur Teilung und zur Umformung in eine Plasmazelle gibt. Doch er wartet vergeblich, denn sein Antigen ist ein körpereigenes Molekül.

Schon wird er müde: „Gleich kann ich es nicht mehr festhalten. Hilf mir doch!" fleht Bobo.

„Tut mir leid, ich habe keine Signalstoffe für dich."

„Mir ist so übel!"

„Ich hab' dich ja gewarnt."

„Was soll das? Es ist mein Antigen, das siehst du doch. Ich mußte es festhalten."

„Und nun hast du es, und es kommt keine Botschaft, dagegen vorzugehen."

„Ja. Und ich fühle mich schon so schwach. Ich glaube, meine letzte Minute hat geschlagen."

„Bobo! Was ist mit dir?"

Aber Bobo antwortet nicht mehr. Das gebundene Antigen ohne das zweite Signal hat in ihm das Sterbe-Programm ausgelöst.

„Vielleicht ist es besser so", denkt sein Freund. „Wer weiß, was Bobo sonst angerichtet hätte. Womöglich hätte er sich geteilt und Millionen von Antikörpern gegen dieses Molekül produziert. Dabei ist es doch so wichtig in Vivians lebenden Zellen."

B-Zellen, deren Antikörper zu körpereigenen Strukturen passen, sind allerdings nicht so gefährlich wie T-Zellen mit dieser Eigenschaft. Tatsächlich gibt es im Körper immer einige Antikörper, die auch gegen das eigene Material gerichtet sind, aber normalerweise in so geringer Konzentration und mit so geringer Bindungsstärke, daß sie keine Krankheiten auslösen. Diese Fehlertoleranz könnte auf mehreren Mechanismen beruhen. Die falsch programmierten B-Zellen könnten nach der Antigenbindung ein Sterbesignal erhalten, so wie in der eben geschilderten Situation. Sie könnten auch nur ruhiggestellt werden, oder sogar toleriert.

Die Garantie, daß die Zahl dieser Auto-Antikörper nicht in die Höhe schnellt, gewähren jedenfalls die T-Helferzellen. Wenn sie beim Kontakt zwischen B-Zellen und körpereigenen Antigenen keine Hilfe geben, bleibt die Antikörperproduktion unterhalb der kritischen Schwelle. So sind es die T-Zellen, die die entscheidende Kontrolle darüber ausüben, was das Immunsystem angreift und was nicht.

B-Zellen, deren Antikörper sich gegen Körpergewebe richten, werden nicht wie die T-Zellen im Thymus herausgefiltert. Doch T-Zellen halten sie unter Kontrolle.

129

FORSCHUNG UND THERAPIE

Neue Wege bei Rheuma, Multipler Sklerose und Diabetes

Keine Autoimmunerkrankung ist bis heute heilbar, weder die rheumatoide Arthritis, noch Diabetes Typ 1, noch Multiple Sklerose oder irgendeine andere. Erschwerend kommt für die Wissenschaftler hinzu, daß nur ein Teil der großen Volkskrankheiten Rheuma und Diabetes tatsächlich auf autoimmunen Vorgängen beruhen. Gelenkverschleiß etwa oder Altersdiabetes sind keine Autoimmunerkrankungen.

In der Praxis kommt es für die betroffenen Patienten und ihre Ärzte im wesentlichen auf drei Dinge an: die Symptome zu lindern, eine Verschlimmerung hinauszuzögern und mit der Krankheit leben zu lernen.

sind, heute ein weitgehend freies und selbstbestimmtes Leben führen. Sie üben fast alle Berufe aus, gehen mit dem Insulin auf Reisen, sind sportlich aktiv und gründen Familien (wobei allerdings eine schwangere Diabetikerin wegen möglicher Gefahren für sich und das Baby besondere Richtlinien beachten muß und eine besondere ärztliche Überwachung benötigt).

Wichtig ist wie bei allen chronischen Erkrankungen, sich nicht zu verstecken und zu isolieren, sondern aktiv am Leben teilzuhaben und bei allem mitzumachen, was die

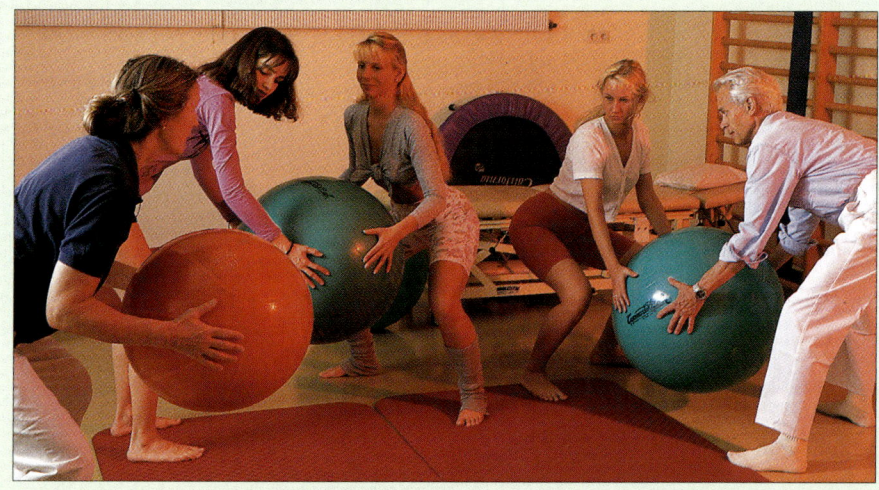

Rheumapatienten entlasten mit einer gezielten Gymnastik die kranken Gelenke.

ptome zu lindern, eine Verschlimmerung hinauszuzögern und mit der Krankheit leben zu lernen.

Mit professioneller Hilfe können Patienten neben der Einnahme der notwendigen Medikamente selbst eine Menge tun, um sich das Leben mit der Erkrankung zu erleichtern und zu verschönern: Rheumapatienten profitieren von Gymnastik und gezielter Bewegung und von einer Ernährung, die Übergewicht vermeidet oder reduziert und damit die Gelenke entlastet.

Insulinpflichtige Diabetiker können, wenn sie die Ernährungsregeln beachten und therapeutisch gut eingestellt

Erkrankung erlaubt, und das ist meist mehr, als die Betroffenen zunächst annehmen.

Ohne Medikamente, die Entzündungen oder die Immunabwehr allgemein dämpfen und damit die Schübe verkürzen und die Folgen in Grenzen halten, kommt kein MS-Kranker und kein Patient mit rheumatischer Arthritis aus. Cortison und andere Immunsuppressiva gehören für die meisten immer noch zum Alltag und entwickeln leider zahlreiche unangenehme Nebenwirkungen, auch wenn diese durch eine Verfeinerung der Therapie heute nur noch einen Bruchteil der Beschwerden erzeugen, die Patienten früherer Jahrzehnte erleiden mußten. Doch die Wissenschaft sucht, gestützt auf neue Erkenntnisse über die molekularen Mechanismen bei der Krankheitsentstehung, nach Alternativen zur biochemischen Immunkeule.

Multiple Sklerose (MS):

Seit Ende 1995 ist in Deutschland ein Medikament auf dem Markt, das regulierend auf die entgleiste Immunabwehr wirken soll. Untersuchungen an vielen tausend Patienten weltweit haben gezeigt, daß es bei zahlreichen Patienten mit schubförmiger MS die Häufigkeit der Schübe vermindert und die schubfreie Zeit verlängert. Es ist ein körpereigener Botenstoff: ein Interferon-beta. Interferone sind (wie zum Beispiel die Interleukine) eine Klasse von Immunbotenstoffen, die bestimmte Aktionen des Immunsystems beschleunigen oder bremsen. Inzwischen gibt es mehrere gentechnisch produzierte Abkömmlinge des Interferon-beta, die zur Prophylaxe von MS-Schüben eingesetzt werden können.

Große Hoffnungen setzen die Biomediziner auf eine weitere Neuentwicklung aus den Laboren der molekularen Medizin: das Copolymer-1, kurz Cop-1. Die synthetische Mischung verschiedener kurzer Eiweißmoleküle wurde in Israel entwickelt. Sie ahmt in ihrem chemischen Aufbau jenes Protein in den Nervenscheiden nach, das durch die Krankheit zerstört wird. Es scheint deswegen in einem biochemischen Ablenkungsmanöver den Angriff der Immunzellen auf sich zu lenken und damit die Nervenscheiden zu schützen. Zusätzlich soll es die Gegenspieler der krankmachenden T-Helferzellen (Suppressor T Zellen) aktivieren und auch dadurch das Geschehen bremsen.

Cop-1 könnte der „Beginn einer neuen Ära" werden, wie euphorische Wissenschaftler tönen, oder wieder in der Versenkung verschwinden wie schon DSG (Desoxyspergolin), das 1989 durch einen Selbstversuch eines MS-kranken Medizinprofessors Schlagzeilen machte, oder Anti-CD4-Antikörper (gegen T-Helferzellen gerichtet), die sich bis jetzt als wirkungslos erwiesen haben.

Die neuen Strategien

Wissenschaftler finden heraus, wie es genau zu den Immunreaktionen gegen körpereigenes Gewebe kommt. Mediziner entwickeln daraus für Patienten mit Autoimmunerkrankungen neue Medikamente:

▬▬▬ Interferon-beta

Gentechnisch hergestellter, körpereigener Wirkstoff zur Schubverzögerung der Multiplen Sklerose. Als Arzneimittel bereits zugelassen.

▬▬▬ Cop-1

Gemisch synthetischer Peptide (kurze Eiweißstücke) zum Schutz der Nervenhüllen bei Multipler Sklerose. Noch in der klinischen Erprobung.

▬▬▬ COX-2-Blocker

Neue Klasse von nicht-steroidalen Antirheumatika, im Vergleich zu Acetylsalicylsäure (Aspirin) magenschonendere Wirkung. Noch in der Entwicklungsphase.

▬▬▬ Zytokinblocker

Immunbotenstoffe oder Abkömmlinge davon zur Behandlung der rheumatoiden Arthritis. Zum Teil schon in der klinischen Prüfung.

▬▬▬ Gentherapie

Erster Versuch in Europa bei rheumatoider Arthritis. In der Anwendung noch unreif, möglicherweise aber die Methode der Zukunft.

SLE (Systemischer Lupus Erythematodes)

Das schwere Autoimmunleiden, an dem in Deutschland rund 25 000 Menschen leiden (meist junge Frauen), galt bisher als unheilbar. Eine neue Kombination aus bekannten Verfahren gibt nun Anlaß zu einem neuen Hoffnungsschimmer. Kieler Wissenschaftler haben sie an einigen SLE-Patienten mit Erfolg versucht. Die Antikörper, die im Blut der Patienten die krankmachenden Immunkomplexe bilden, werden durch eine spezielle Blutwäsche (Plasmapherese) aus dem Blut entfernt. Zusätzlich erhalten die Patienten ein halbes Jahr lang hohe

FORSCHUNG UND THERAPIE

Gentechnisches Insulin

Rund 65 Jahre lang wurde Insulin zur Behandlung von Zucker-kranken mühsam aus den Bauchspeicheldrüsen von Rindern und Schweinen gewonnen: Für fünf Gramm Insulin mußten rund 250 Rinder sterben. Zusätzlich wurde die Reinheit des isolierten Wirkstoffes mit jeder Charge wiederum an Tieren überprüft.

Seit Ende der 80er Jahre erhalten Diabetiker mit Hilfe der Gentechnik menschliches Insulin: Mikroorganismen, denen das menschliche Insulingen eingepflanzt wurde, produzieren nahezu beliebige Mengen des reinen Originalstoffes.

Neue Verabreichungsmethoden erleichtern oder ersetzen die mehrfachen täglichen Spritzen: Insulin-Pens in Form eines Kugelschreibers sind einfach zu handhaben. Programmierbare Insulinpumpen, implantiert oder äußerlich getragen, geben selbständig geringe Basis-Insulindosen ab. Zusätzliche Dosen, etwa vor dem Essen, können von Hand nachgepumpt werden.

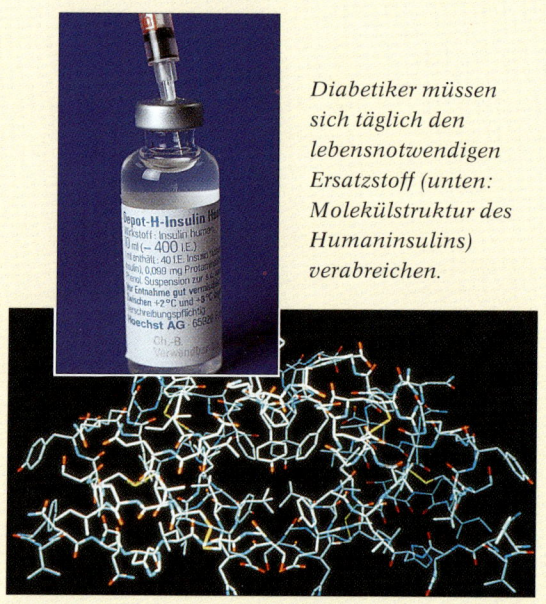

Diabetiker müssen sich täglich den lebensnotwendigen Ersatzstoff (unten: Molekülstruktur des Humaninsulins) verabreichen.

Dosen zweier Chemotherapeutika (Prednisolon und Cyclophosphamid). Bei fast allen Patienten, die so behandelt wurden, waren die Beschwerden danach verschwunden, bei einzelnen blieb dieser Zustand sogar jahrelang stabil.

Diabetes Typ 1

Insulinpflichtige Diabetiker können womöglich in Zukunft auf das tägliche Spritzen oder die Injektionspumpe verzichten, wenn eine Neuentwicklung aus Japan hält, was sie verspricht: vor der Verdauung durch die Magensäfte geschützt durch eine Gelkapsel, soll das Insulin auf dem Magen-Darm-Weg seinen Zielort erreichen können. Die Patienten könnten ihr Insulin einnehmen. Die orale Verabreichung scheiterte bisher schon daran, daß das Insulin nicht unversehrt an seinen Wirkort gelangte. Skeptiker geben aber zu bedenken, daß, selbst wenn die Schutzkapsel funktionieren sollte, das Medikament nicht exakt genug dosiert werden könnte.

Insulinfreiheit bietet dagegen eine Organtransplantation: eine neue, gesunde Bauchspeicheldrüse (kombi-niert mit einer neuen Niere, wenn die eigenen schon versagt haben) kann den Zuckerstoffwechsel normalisieren und die Folgeerkrankungen stoppen.

Die Alternative, nicht die ganze Bauchspeicheldrüse, sondern lediglich die Inselzellen zu verpflanzen, wird von Patienten mitunter als schonenderes Verfahren bevorzugt, ist aber bisher weniger erfolgversprechend.

Als Fernziel sehen die Diabetes-Forscher die Vorbeugung mit Medikamenten am Horizont. Da sich der Ausbruch eines Diabetes oft schon Jahre vorher durch den Konzentrationsanstieg bestimmter Antikörper im Blut andeutet, könnte so die Gefahr erkannt und durch eine Art Impfung gebannt werden.

Rheumatoide Arthritis

Patienten, denen sogenannte nicht-steroidale Antirheumatika wie der Schmerz- und Entzündungshemmer Acetylsalicylsäure (ASS, Aspirin) bisher halfen, die aber durch die nötigen hohen Dosen Magenprobleme bekamen, könnte das neue COX-Konzept Erleichterung bringen, das vor allem von dem britischen Nobel-preisträger Sir John Vane propagiert wird. Es beruht auf der Erkenntnis, daß ASS und vergleichbare Wirk-stoffe ein Enzym blockieren, das in zwei Formen auftritt: die Cyclooxygenase-1 (COX-1), zuständig unter anderen für den Schutz von Magen und Nieren, und die Cyclooxy-genase-2 (COX-2), die an Entzündungsreaktionen betei-ligt ist. Neue Medikamente, die nur das „böse" COX-2 blockieren, das „gute" COX-1 jedoch in Ruhe lassen, sollen die Nebenwirkungen bei gleicher Wirkung min-dern.

Neue Erkenntnisse über die Rolle von Zytokinen (Immun-botenstoffen) bei der Entstehung der rheumatoiden Arthritis führten zur Entwicklung von Zytokinblockern. Zwei davon haben in klinischen Studien schon gute Er-folge gebracht, andere stehen kurz vor ihrer Erprobung an Menschen.

Diese Blockadestoffe müssen in Zukunft vielleicht nicht mehr als Medikament verabreicht werden. Man könnte die kranken Gelenke mit einer Gentherapie dazu bringen, die Substanzen selbst zu produzieren, so die Theorie zur Gentherapie der rheumatoiden Arthritis, die Mitte 1997 in Europa zum ersten Mal durchgeführt wurde. Die erste Patientin bekam in Düsseldorf gen-technisch veränderte Zellen der betroffenen Gelenkin-nenhäute in die kranken Fingergelenke gespritzt. Sie waren ihr zuvor entnommen und mit einem zusätzlichen Gen ausgestattet worden, das die Information für den Zytokinblocker „Interleukin-1-Rezeptor-Antagonist" trägt. Doch die umprogrammierten Zellen könnten auch das empfindliche Gleichgewicht der Botenstoffe in die an-dere Richtung umkippen lassen. Aber trotz aller Schwie-rigkeiten gilt die Gentherapie bei vielen als Therapie der Zukunft.

Genetische Veranlagung

Für fast alle Erkrankungen gibt es eine erbliche Veranlagung, wahrscheinlich auch für die rheumatoide Arthritis und andere Autoimmunerkrankungen. So fand man bei mehr als der Hälfte der Patienten mit rheumatoider Arthritis eine Häufung des HLA-DR4-Gens. Dieses Gen trägt die Information für einen bestimmten Gewebemarker aus der MHC-Familie, deren Aufgabe die Präsentation der Antigenstücke für die T-Zellen ist. Der DR4-Typ scheint also mit der Entstehung der rheumatoiden Arthritis in Zusammenhang zu stehen. Auch andere Autoimmunerkrankungen treten zusammen mit bestimmten Gewebetypen auf: Multiple Sklerose mit DR2, Diabetes Typ 1 mit DR3 und DR4, oder Lupus erythema-todes (SLE) mit DR3. Da an allen Autoimmunreaktionen T-Zellen beteiligt sind und die Reaktionsfreudigkeit der T-Zellen auf eine bestimmte Erkennungsstruktur auch von der Art des Gewebetyps abhängt, paßt die Beobachtung ins wissenschaftliche Bild. Noch können die Wissenschaftler die Krankheits-Anfälligkeit aber nicht aus den Genen herauslesen.

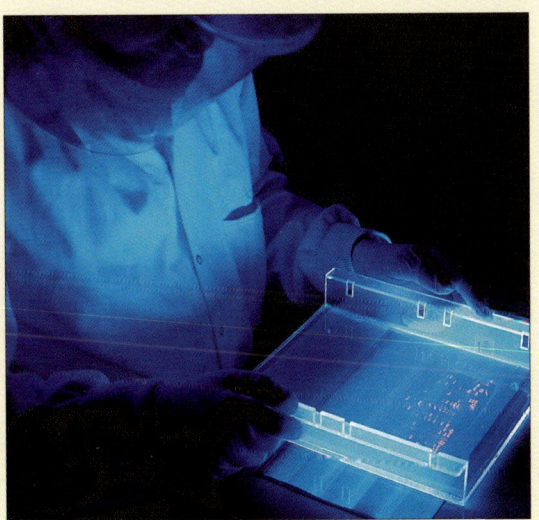

Wissenschaftler buchstabieren die Erbinformation mit Gelplatten, in denen sie die einzelnen Buchstaben Genstück für Genstück so ausbreiten, daß sie für Biologen lesbar werden.

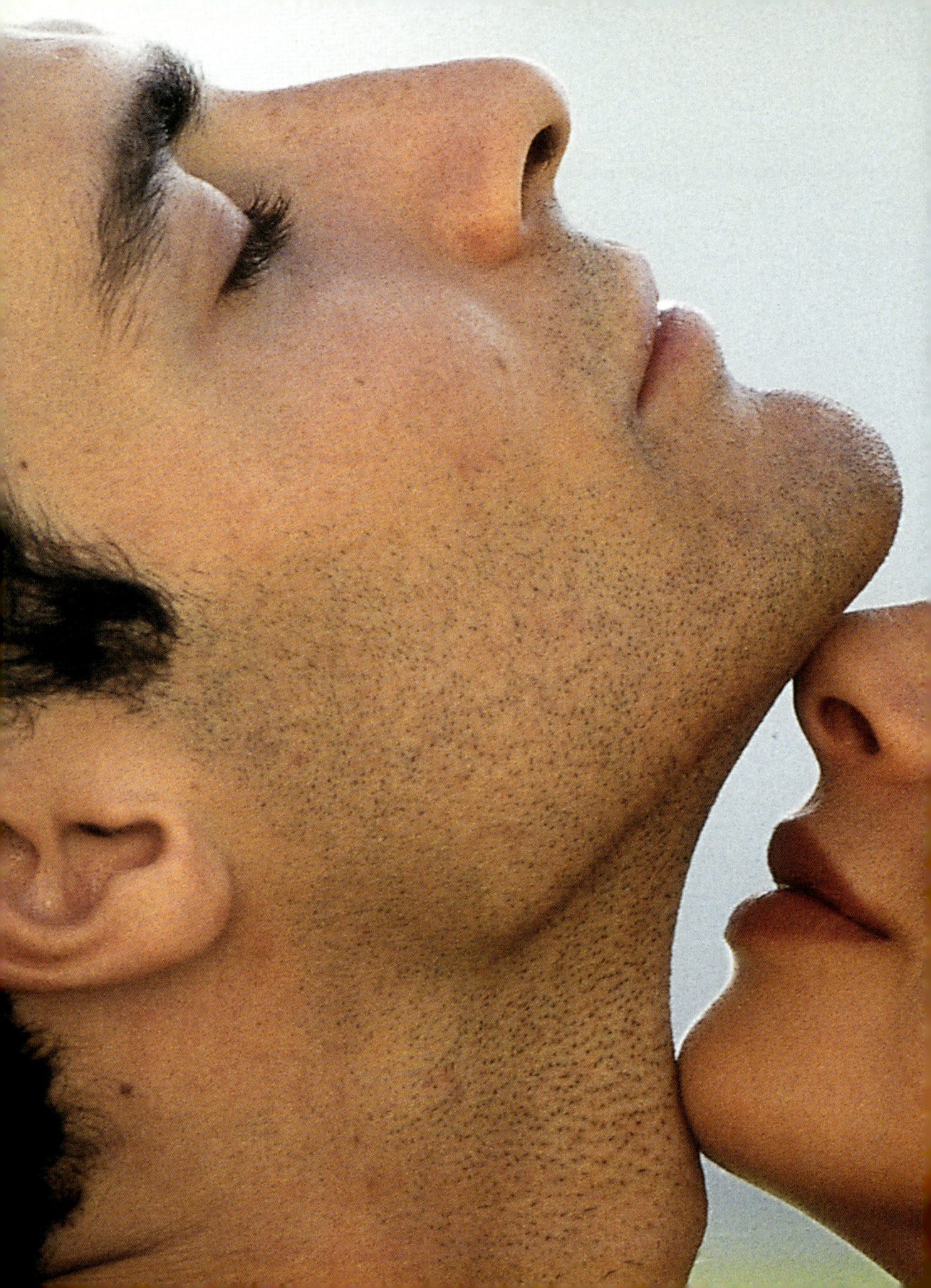

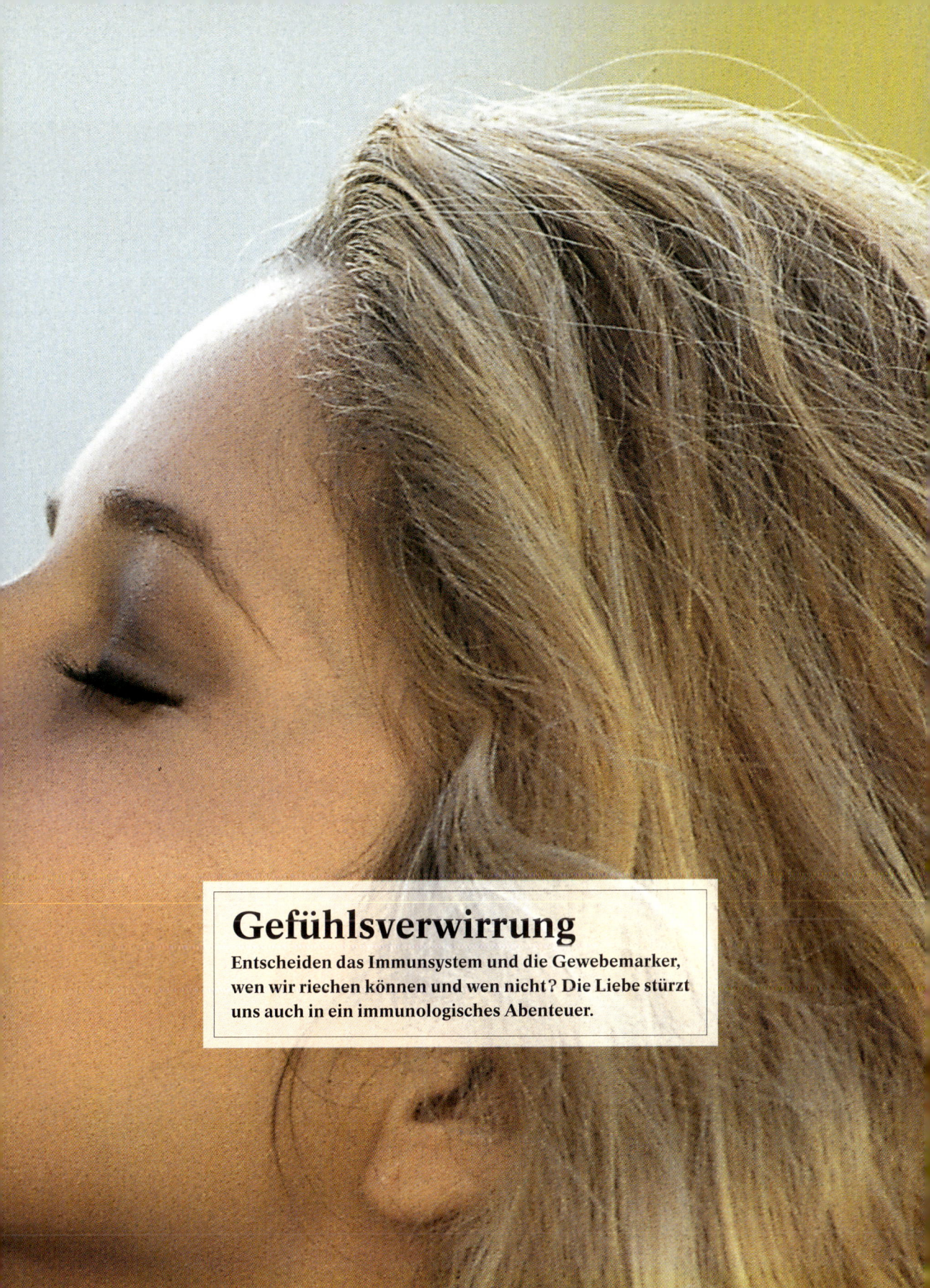

Gefühlsverwirrung

Entscheiden das Immunsystem und die Gewebemarker, wen wir riechen können und wen nicht? Die Liebe stürzt uns auch in ein immunologisches Abenteuer.

Magic Moments

Vivian bringt kein Wort über die Lippen. Da wartet sie seit Wochen auf eine günstige Gelegenheit, und jetzt, wo der Moment da ist, versaut sie alles. Typisch!

Thomas steht neben ihr und sagt zögernd: „Na, dann will ich mich mal auf den Weg machen." Da nimmt Vivian ihren ganzen Mut zusammen. „Wollen wir noch woanders hin gehen?"

„Das wollte ich auch gerade vorschlagen", antwortet Thomas, einen Sekundenbruchteil zu schnell vielleicht. Er sieht sie einen Moment lang an, und Vivian spürt, wie ihr Herz schneller schlägt.

„Ich kenne eine nette Bar, gleich zwei Straßen weiter", stottert sie. Guter Gott! Wie geistreich!

Vivian beobachtet Thomas schon lange. Er besucht das gleiche Abendseminar an der Uni wie sie. Und heute hat es eine politische Diskussion gegeben. Sonst interessiert sich Vivian eigentlich nicht für Hochschulpolitik, Hauptsache, sie kommt gut durch ihr Studium und ergattert die nötigen Seminarplätze. Aber Thomas, der Jurastudent mit den blauen Augen, ist so unglaublich wortgewandt. Eigentlich sieht er gar nicht so gut aus. Aber Vivian fühlt sich magisch zu ihm hingezogen, warum auch immer. Stundenlang könnte sie ihm zuhören. Und als die Diskussion nach dem Seminar weiterging, blieb sie. Weil er blieb.

Gottseidank scheint Thomas nicht zu merken, wie nervös sie ist. „Na, dann nichts wie weg hier", sagt er und nimmt ihren Arm.

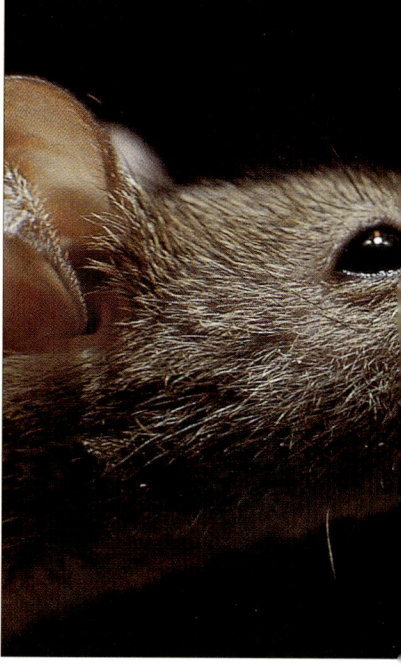

Nasal attraction

Vielleicht ist es der Klang von Thomas' Stimme, vielleicht seine Art zu reden – vielleicht ist es aber auch sein Geruch, von dem Vivian sich nicht trennen kann: Jeder Mensch hat einen individuellen Körpergeruch. Seine Einzigartigkeit entsteht durch die Komposition der Duftstoffe, deren Basis-Bestandteile bei jedem annähernd gleich sind. Auch die Faszination eines neuen Parfums entsteht ja nicht durch neue Zutaten, sondern durch die besondere Duftpartitur.

Menschenduft setzt sich aus mehreren, immer gleichen Substanzen zusammen: zum Beispiel dem moschusartigen Androstenol oder der schweißig riechenden Methylhexensäure. Doch möglicherweise sind im Duft eines Menschen auch seine Gene abgebildet: Einige Wissenschaftler haben aufgrund psychologischer Studien die Hypothese aufgestellt, daß sich Teile der Gewebemarker, die alle Zellen auf ihren Oberflächen tragen, auch im Körpergeruch befinden und von anderen Menschen erschnuppert werden. Nicht bewußt, aber wirkungsvoll. Nach dieser Hypothese entscheiden die MHC-Moleküle, eben jene

> Je verschiedener die Gewebemarker, desto geruchsattraktiver sind zwei Menschen füreinander, und umgekehrt: je ähnlicher die Gewebemarker, desto unattraktiver.

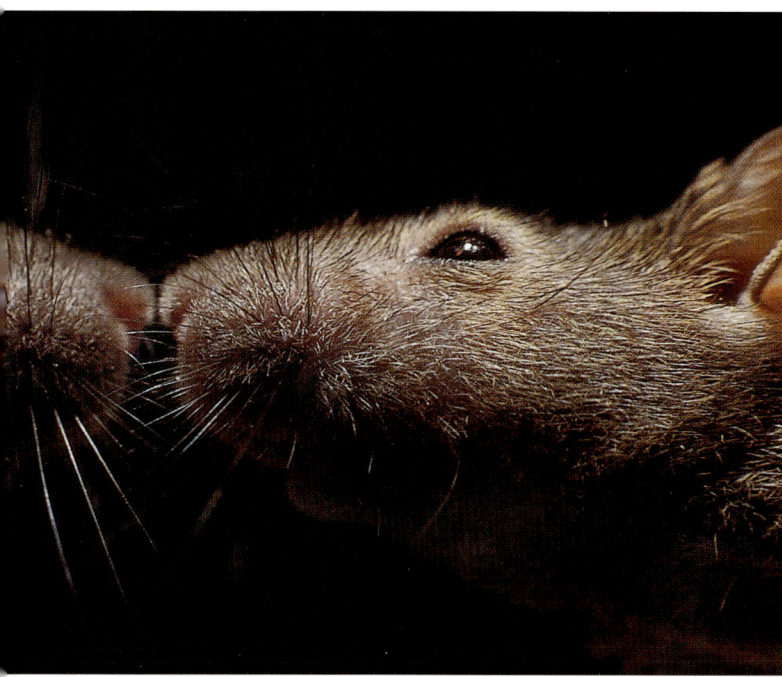

Schnuppertest

Das soziale Verhalten von Nagetieren wird vor allem über den Urinduft gesteuert. Verwandte werden toleriert, Fremde dagegen vertrieben. Über ein winziges Organ in der Nase, das Vomeronasalorgan, erkennen Tiere den Verwandtschaftsgrad. Offenbar werden mit dem Urin genetisch festgelegte Geruchsstoffe ausgeschieden. Viele Studien lassen vermuten, daß die Gene für die immunologische Markierung der Zellen hier eine wesentliche Rolle spielen. Dieser Major Histocompatibility Complex (MHC) entscheidet über das molekulare Selbst. Mit Hilfe dieser Molekülstruktur erkennt die Nase einer Maus oder Ratte, mit wem das Tier verwandt ist und mit wem es sich paaren soll.

Gewebemarker auf allen Körperzellen, die das immunologische Paßbild des Menschen darstellen, über Sympathie und Antipathie, also buchstäblich darüber, ob Menschen sich „riechen" können oder nicht. Diese Zucker-Eiweiß-Stoffe oder Bruchstücke davon können sich von der Haut lösen und in das sogenannte vomeronasale Organ in der Nase des Gegenübers geraten. Dieses Organ, das man lange Zeit beim Menschen nicht fand und dann für nutzlos hielt, kann durch „Vomeropherine" aus der Luft stimuliert werden und – so die Vermutung amerikanischer Forscher – die Signale weiterleiten, bis sie tief im Inneren des Gehirns ankommen: im limbischen System, das unter anderem unsere Gefühle steuert, und im Hypothalamus, der für die Hormonregelung wichtig ist. Solche Vomeropherine könnten auch Teile aus MHC-Molekülen sein, und dann könnte es auch von den MHC-Molekülen und damit von den Genen abhängen, ob der Duft eines Menschen das eine oder das andere Gefühl hervorruft.

Je verschiedener sie sind, desto geruchsattraktiver sind Männer und Frauen füreinander, und umgekehrt: je ähnlicher die Gewebemarker, desto unattraktiver. Das haben psychologische Schnuppertests ergeben. Da die Ähnlichkeit der Gene vom Verwandtschaftsgrad abhängt, ist diese Einrichtung der Natur möglicherweise ein wirkungsvoller Trick, um die Anzahl von benachteiligten „Inzuchtkindern" gering zu halten.

Im Körpergeruch jedes Menschen befinden sich Teile seiner individuellen Gewebemarker. So können Menschen MHC-Gene erschnuppern.

Bei den wissenschaftlichen Tests, die dieses Phänomen ans Licht brachten, verkehrten sich die Ergebnisse allerdings ins Gegenteil, wenn die schnüffelnden Versuchsfrauen die Pille nahmen. Dann fühlten sie sich vom Duft MHC-ähnlicher, also näher verwandter Männer angezogen. Die Forscher hatten auch eine mögliche Erklärung: Die Pille simuliert hormonell eine Schwangerschaft, und in der Schwangerschaft bieten Verwandte für Mutter und Kind den größeren Schutz.

Wenn Frauen die Pille nehmen, kehrt sich ihr Geruchsgeschmack um: dann fühlen sie sich vom Duft MHC-ähnlicher, also näher verwandter Männer angezogen.

Geduldete Eindringlinge

„Phänomenal."

Vivian läßt sich in wohliger Erschöpfung in die Kissen sinken. Schweißnaß kleben ihre beiden Körper aneinander. Drei Monate kennen sie sich nun schon – und lieben sich jeden Tag mehr. Nie hätte sie gedacht, daß Sex so gut sein kann.

„Männer sind doch das Beste, das die Natur erfunden hat", denkt Vivian. Sie spürt der Wärme in ihrem Körper nach und vergräbt ihre Nase noch tiefer in Thomas' Haar. Sie kann gar nicht genug von seinem Geruch bekommen.

„Vorsicht, gleich kriegen wir nasse Füße."

Der alte Myelo tritt einen Schritt zurück.

„Haben wir doch sowieso schon", brummt sein Begleiter. Die beiden betagten Freßzellen machen gerade ihren Abendspaziergang in Vivians Gebärmutterschleimhaut.

„Achtung, Flutwelle!" warnt Myelo und verzieht sich auf einen etwas höher gelegenen Beobachtungsposten. „Was kommt denn da herein?"

„Die haben aber lange Schwänze!"

„Ganz schön flott, diese wuseligen Schwimmer", staunt Myelo, etwas neidisch angesichts seiner eigenen Behäbigkeit.

„Ja, ja. Die Jugend."

„Die kommen mir aber gar nicht bekannt vor."

„Sollen wir sie zum Abendessen anrichten?"

„Ach nein, laß sie nur. Sie sind ohnehin in der Überzahl." Myelos Freßlust hat nachgelassen. Mit der Gelassenheit eines alten Makrophagen, der in seinem Leben schon genügend Erfahrungen gemacht hat, winkt er ab. „Außerdem: Da warten doch schon die neun Komplementfaktoren. Die werden sich die Schwänzlinge schon vornehmen, falls sie hier wirklich nichts zu suchen haben. Laß das mal nicht unsere Sorge sein. Die Antikörper werden sie schon aufwecken."

„Komisch."

„Was findest du daran komisch?"

„Sie schwimmen ganz nahe an den Komplementfaktoren vorbei. Und die bleiben völlig ruhig."

Spermazellen sind im Körper einer Frau immunologisch fremdes Material. Es sind Zellen eines anderen Organismus, und sie tragen dessen Gewebemarker. Daß sie dennoch nicht durch das Abwehrsystem vernichtet werden, hat mehrere Gründe.

Zum einen sind Scheide und Gebärmutter Hohlräume, in denen sich nur wenige Immunzellen aufhalten. Sie sitzen zwar in den Schleimhäuten der jeweiligen Organ-Innenwände, und können dort vereinzelt gestrandete Spermien abfangen, doch die Mehrzahl bleibt auf dem Weg nach oben in der Flußmitte, wo sich Freßzellen – wie Krokodile – nur selten aufhalten. Zum anderen besitzen Spermazellen ganz bestimmte Oberflächenmoleküle, die sie brauchen, um mit der Eizelle Kontakt aufzunehmen und in sie einzudringen. Diese Moleküle sind zum Teil Enzyme, die den Weg in die Eizelle öffnen, manche haben aber auch die Fähigkeit, die Aktivität des Komplementsystems zu bremsen. Und schließlich gibt ein Spermium eine wesentliche Erkennungsstruktur erst dann zu erkennen, wenn es schon Kontakt zur Eizelle hat, das heißt, kurz bevor es in ihr verschwindet. Es winkt sozusagen dem Immunsystem erst dann zu, wenn es bereits in Sicherheit ist.

> Spermazellen sind immunologisch fremdes Material. Dennoch werden sie kaum vom Immunsystem angegriffen.

Ein neues Leben

„Sieh mal, was da kommt." Myelos Begleiter zeigt nach oben.

„Was soll schon sein? Wahrscheinlich wieder eine Eizelle. Ist es mal wieder so weit? Dann haben wir ja noch zwei Wochen Zeit, diese Schleimhaut wieder zu verlassen."

„Wie meinst du das?"

„Wenn wir nicht hinausgespült werden wollen", erklärt Myelo, doch dann blickt er auf und stutzt.

„Das ist doch keine Eizelle. Das ist ein ganzer Eizellhaufen. Aber auf seiner Oberfläche ist etwas anders als sonst."

„Myelo? Mein Fuß kribbelt."

„Ja und?"

„Entweder ändert sich das Wetter, oder es geht etwas Besonderes vor."

„Hm. Vielleicht hat es mit diesem Zellklumpen zu tun."

Noch im Eileiter teilt sich die befruchtete Eizelle mehrmals, und es entsteht ein Zellhaufen. Dessen äußere Schichten werden später die Plazenta oder den Mutterkuchen bilden, die inneren Zellen werden zum Embryo.

Die väterlichen Gene aus dem Spermium haben den mütterlichen Gensatz der Eizelle komplettiert, und auch neue MHC-Gene mitgebracht. Die Zellen des Embryos besitzen eine ganz neue Kombination von jeweils drei Gewebemarkern: A, B, und C von der Mutter und A, B und C vom Vater. Jedes der sechs MHC-Markergene kann in bis zu

Der lange Weg zum Licht der Welt beginnt mit einer heroischen Eroberung

Der Schnellste gewinnt das Rennen um das Ei. Sobald das erste Spermium mit seinem enzymatischen Kopf die Membran der Eizelle für sich durchgängig gemacht hat, haben die anderen keine Chance mehr (Bild 1). Auf ihrem Weg vom Eileiter in die Gebärmutter (Bild 2) teilt sich die befruchtete Zelle mehrfach.

Wenn sich der Embryo – bis jetzt nur ein äußerlich unstrukturierter Zellhaufen, „Morula" genannt – nach rund sechs Tagen in die Gebärmutterschleimhaut einnistet (Bild 3), wächst aus der äußeren Zellschicht (Trophoblast) die Plazenta, die innengelegenen Zellen (Embryoblast) bilden den Embryo. Ab der 9. Woche nennt man das Ungeborene „Fötus" (Bild 4), etwa ab der 14. Woche bildet er ein eigenes Immunsystem aus.

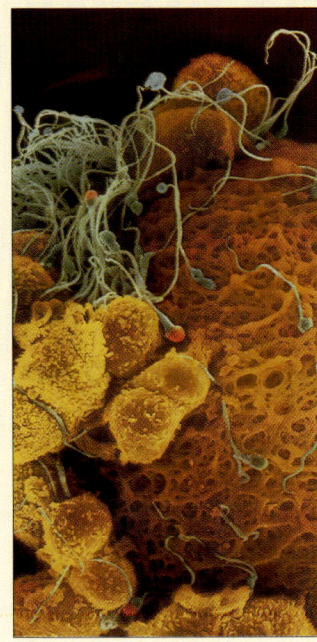
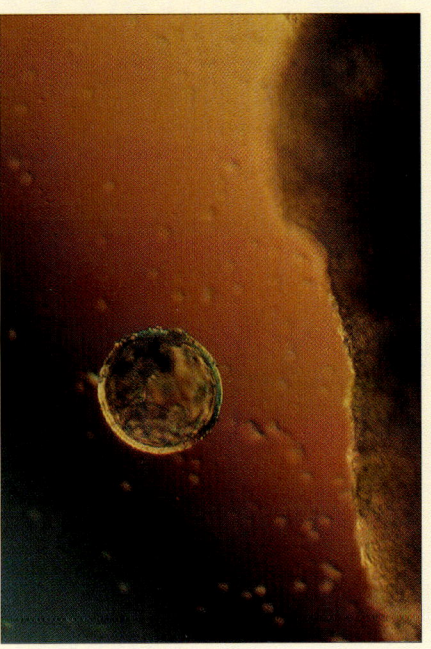

150 verschiedenen Variationen auftreten – die Wahrscheinlichkeit, daß zwei nicht verwandte Menschen dieselben MHC-Gene haben, ist also so gering wie die Trefferquote für einen Sechser im Lotto.

Nach etwa sechs Tagen beginnt der neue Keim, sich in die Gebärmutterschleimhaut einzunisten. Seine Zellen nehmen Kontakt mit den Zellen der Gebärmutterschleimhaut auf, und beide Gewebe beginnen, sich zu verändern. Die äußeren Schichten des kindlichen Gewebes bilden Fortsätze aus, die als Zotten in die Gebärmutterschleimhaut einwandern und zusammen mit dem mütterlichen Gewebe jene einzigartigen Grenzstrukturen bilden, die das wachsende Leben gleichzeitig schützen und ernähren.

„Ich bin's, Vivian."

„Und? Nun sag schon! Ja oder nein?"

„Ich – ich bin tatsächlich schwanger."

Am anderen Ende der Leitung bleibt es still.

„Thomas? Bist du noch da?"

„Ja, ich … also stimmt es!"

„Ja, es stimmt. Und weißt du was? Ich freu' mich!"

In den nächsten Monaten wird Vivian nun besonders darauf achten, daß es ihr und ihrem ungeborenen Baby gutgeht. Als Diabetikerin muß

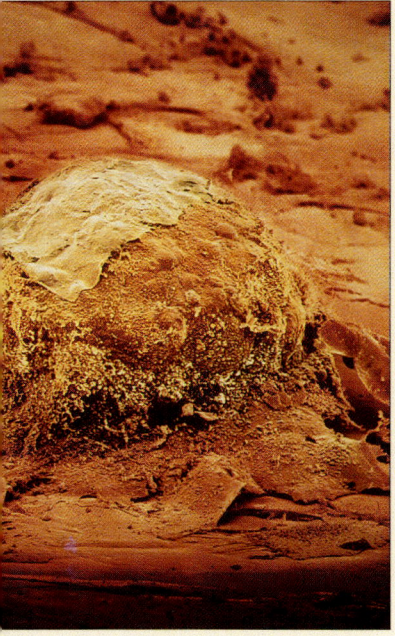
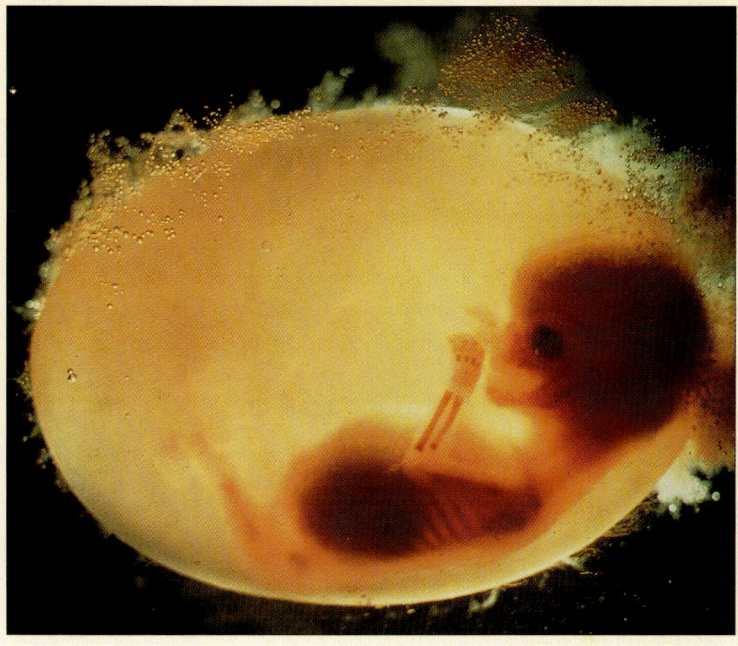

Jede Schwangerschaft ist ein immunologisches Phänomen: der mütterliche Körper toleriert ein gewebetypisch unterschiedliches Kind.

sie sich außerdem darum kümmern, daß ihr Blutzuckerspiegel im Normbereich bleibt. Dabei hilft ihr eine Insulinpumpe, die sie an einen Arm gebunden trägt und die durch eine Kanüle regelmäßig eine Basisdosis Insulin abgibt. Vor dem Essen drückt Vivian auf einen Knopf, und eine zusätzliche Dosis fängt den Zuckerschub bei der Mahlzeit ab. In der Schwangerschaft müssen sich zwei immunologisch ganz verschiedene Wesen miteinander anfreunden: Mutter und Kind. Denn wenn das Immunsystem der Mutter die väterlichen Gewebemarker der kindlichen Zellen als fremd erkennen und wie sonst üblich reagieren würde, dann würde der Embryo wie ein nicht passendes transplantiertes Organ abgestoßen werden. Warum geschieht das nicht?

Im Grenzland

Die entscheidenden Vorgänge zwischen mütterlichen Immunzellen und eingewachsenen Zottenzellen kindlichen Ursprungs finden zunächst in einer Zone statt, die die Mediziner Dezidua nennen. Sie ist aus der Gebärmutterschleimhaut entstanden und die eigentliche Grenzzone zwischen Mutter und Kind. Später entsteht in der Grenz-

141

zone ein Raum, in dem das mütterliche Blut und damit ihre Immunzellen unmittelbar an die Zottenoberflächen herankommen. Dort werden Stoffwechselprodukte zwischen mütterlichem und kindlichem Blut ausgetauscht, der wachsende Embryo wird mit Sauerstoff und Nährstoffen versorgt, aber auch mit mütterlichen Antikörpern, und die Abbauprodukte seines eigenen Stoffwechsels werden entsorgt.

Das Immunsystem der Mutter ist im Grenzbereich zu ihrem Kind anders zusammengesetzt als im Blut und in den lymphatischen Organen. Die T-Zellen tragen nur noch sehr wenige T-Zell-Rezeptoren, B-Zellen und Plasmazellen kommen in der Nähe der Plazenta praktisch nicht vor. So trägt die Mutter durch eine lokal verminderte Aggressivität ihres Immunsystems zum Schutz des Kindes bei.

Doch auch der menschliche Embryo und später der Fötus schützen sich vor einer möglichen Immunattacke: seine Zellen geben sich im Grenzland nicht in der gewohnten Weise durch ihre MHC-Oberflächenmarker zu erkennen. Sie sind quasi inkognito in der Gebärmutterschleimhaut. Anstelle der sechs üblichen MHC-Marker tragen sie lediglich einen (MHC-G), der noch dazu bei jedem Menschen in mehr oder minder gleicher Weise ausgeprägt ist. Vermutlich deswegen wird er vom mütterlichen Immunsystem als „eigen" akzeptiert und von den Immunzellen in Ruhe gelassen.

„Wo bin ich hier?"

„Das siehst du doch: an der Grenze."

„Tut mir leid, ich kann das leider nicht sehen. Ich bin blind."

„Und wie heißt du?"

„Mein Name ist Titus, ich bin eine T-Helferzelle, aber ich kann meinen Beruf nicht mehr ausüben."

„Was ist denn deine Arbeit?"

„T-Helferzellen erkennen mit ihrem T-Zell-Rezeptor fremde Antigene, wenn sie von anderen Immunzellen in MHC-Fahnen vorgezeigt werden. Dann helfen sie zum Beispiel den B-Zellen und den Killerzellen, fremde Zellen oder kranke Zellen zu töten. Aber ich kann das alles nicht mehr."

„Warum nicht?"

„Ich bin ja blind. Ich habe kein Auge, keinen T-Zell-Rezeptor mehr. Und ich kann auch den wichtigsten Botenstoff, Interleukin-2, nicht mehr erkennen."

„Das ist ja schrecklich!"

„Ja, nicht schön. Aber ich hoffe, das geht vorüber. – Und wer bist du?"

„Ich heiße Lago."

„Lago? Nie gehört. Zu welchen Immunzellen gehörst du?"

„Wir sind die Grenzpatrouille. LGL heißen wir."

„LGL? Das gibt es nicht."

„Doch, das gibt es schon, aber nur hier. Wir sind Lymphozyten und mit den natürlichen Killerzellen verwandt."

Im Grenzbereich zwischen Mutter und ungeborenem Kind gibt sich das Immunsystem der Mutter harmlos. Dort zeigt es nicht seine gewohnte und überlebenswichtige Wirksamkeit.

„Aha. Und was für eine Grenze ist das hier? Wohin geht es da?"

„Zu einem anderen Menschen."

Die LGL (für large granular lymphocytes) machen in den ersten drei Monaten einer Schwangerschaft mehr als ein Drittel der Zellen im Mutter-Kind-Grenzgebiet aus. Man vermutet, daß sie dort eine besondere Rolle spielen, doch welche, das ist noch nicht bekannt. Es sind Lymphozyten wie T- und B-Zellen, jedoch mit einem ungewöhnlichen Oberflächentyp, weswegen die Immunologen sie den bekannten Zellgruppen nicht eindeutig zuordnen können. LGL scheinen aber mit natürlichen Killerzellen verwandt zu sein. Im späteren Schwangerschaftsverlauf verschwinden sie wieder nahezu: Zum Zeitpunkt der Geburt sind nur noch vier Prozent der Zellen im Grenzbereich LGL-Zellen.

Der Rhesusfaktor

„Sie sind Rhesus-negativ." Die Gynäkologin sieht sich Vivians Laborergebnisse aufmerksam an.

„Was bedeutet das?"

„Da der Vater des Kindes Rhesus-positiv ist, kann es gut sein, daß Ihr Kind auch Rhesus-positiv ist. Das ist für Sie und das Kind kein Problem. Es könnte aber bei einer zweiten Schwangerschaft eines werden."

Vivian ist in der 16. Schwangerschaftswoche. Sie und Thomas haben sich rasch mit der Aussicht angefreundet, bald eine Familie zu sein. Beide freuen sich auf das Baby, und Vivian wartet nun sehnsüchtig darauf, daß sich ihr Bauch endlich rundet.

„Ich möchte eigentlich erstmal dieses Kind gesund zur Welt bringen", wendet Vivian ein.

„Ja, natürlich … Ich möchte Ihnen nur erklären, daß wir, wenn Sie das möchten, einer Antikörperbildung jetzt schon vorbeugen können."

„Was heißt das, Antikörperbildung?"

Ohne Rhesus-Vorbeugung kommt es bei bis zu 13 % der Rhesus-negativen Erstgebärenden zur Antikörperbildung gegen das kindliche Rhesus-Antigen.

„Also: Auf Ihren roten Blutzellen findet sich kein sogenanntes D-Antigen, kein Rhesusfaktor – auf den Blutzellen Ihres Kindes aber wahrscheinlich schon. Normalerweise kommen die Blutzellen Ihres Kindes bis jetzt nicht in Ihren Kreislauf und umgekehrt auch nicht. Das verhindert die Plazentaschranke. In der späten Schwangerschaft und vor allem bei der Geburt kann es aber passieren, daß rote Blutkörperchen des Kindes in Ihren Kreislauf gelangen und daß Ihr Immunsystem, das D-Antigene bisher nicht kennt, Antikörper dagegen bildet. Die schaden Ihnen aber nicht."

„Wo liegt dann das Problem?"

„Wenn Sie ein zweites Kind erwarten, das wieder Rhesus-positiv ist, und wenn Ihre Anti-D-Antikörper dann in den kindlichen Kreislauf gelangen, dann können sie an die D-Antigene auf den Blutzellen Ihres ungeborenen Kindes binden und sie zerstören. Das Kind kann eine Anämie bekommen und schwere Schäden davontragen, zum Beispiel am Herzen."

„O Gott! Und dagegen muß man jetzt schon etwas tun?"

„Man muß es noch nicht. Man kann warten bis kurz nach der Geburt. Man kann aber die Antikörperbildung schon einige Wochen vorher unterdrücken."

„Wie denn?"

„Sie bekommen in einer passiven Impfung Antikörper gegen die roten Blutkörperchen ihres Kindes. Sollten die Blutkörperchen in Ihren Kreislauf geraten, dann werden sie sofort von diesen Antikörpern abgefangen. Wir vermeiden dadurch, daß Sie aktiv gegen das Rhesus-Antigen immunisiert werden."

„Hat dieses Rhesus-Antigen mit meiner Blutgruppe zu tun?"

„Ja und nein", antwortet Vivians Ärztin. „Der Rhesusfaktor ist auch eine Art Blutgruppe, aber landläufig versteht man unter Blutgruppen das A-B-Null-System."

„Und das stört das Kind nicht, wenn wir verschiedene A-B-Null-Gruppen haben?"

„Normalerweise nicht. Eine solche Unverträglichkeitsreaktion kann zwar vorkommen, ist aber im allgemeinen nicht so gefährlich wie eine Rhesus-Unverträglichkeit."

Die weißen Blutzellen und die Blutplättchen tragen wie alle Körperzellen Gewebemarker, also MHC-Moleküle. So auch die Blutgruppenantigene. Die mit den Buchstaben A und B bezeichneten Antigene sind im Hinblick auf die Verträglichkeit einer Bluttransfusion die wichtigsten. Ein Mensch mit der Blutgruppe A hat A-Antigene auf den Zelloberflächen, ein Mensch mit der Blutgruppe B hat B-Antigene. Blutgruppe Null bedeutet: weder A- noch B-Antigene.

In den ersten Lebensmonaten bildet das Immunsystem eines Kindes Antikörper gegen die Blutgruppenantigene aus, obwohl diese noch gar nicht vorhanden sind. Sie bilden sich erst später. Die Antikörperbildung beruht wahrscheinlich auf der Ähnlichkeit dieser Zuckermoleküle mit solchen auf der Oberfläche bestimmter Darmbakterien. Da das Immunsystem im Laufe des Lebens gegen alle körperfremden Antigene Antikörper ausbildet, haben Menschen mit der Blutgruppe A Antikörper gegen B in ihrem Blut, denn die eigenen Zellen tragen kein Antigen, die Immunzellen deuten B als körperfremd. Bei einer Bluttransfusion mit Blut der falschen Blutgruppe können die Antikörper des Empfängers gegen die roten Blutkörperchen des Spenders vorgehen. Es kommt zu einer massiven Aktivierung des Komplementsystems und zu einer Auflösung der roten Blutkörperchen. Dabei werden Stoffe freigesetzt, die zum Kreislaufschock und zu Nierenversagen führen.

Menschen mit der Blutgruppe A haben Antikörper gegen B in ihrem Blut und umgekehrt.

Die Plazenta: Versorgungs-Relais für das Ungeborene

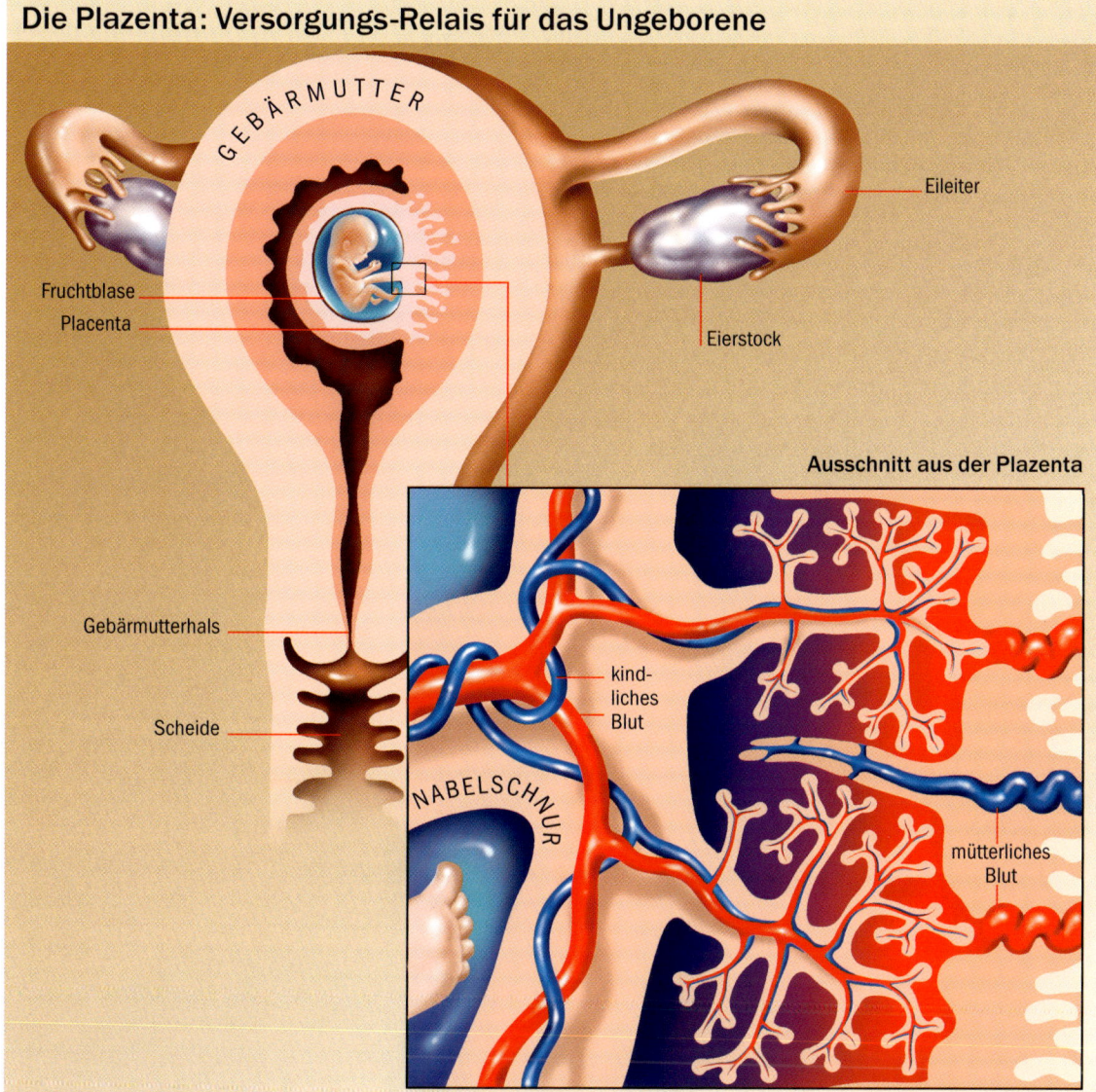

GEBÄRMUTTER

Eileiter

Fruchtblase

Placenta

Eierstock

Gebärmutterhals

Scheide

Ausschnitt aus der Plazenta

NABELSCHNUR

kind-
liches
Blut

mütterliches
Blut

Nach der Einnistung des umhüllten Embryos in die Gebärmutterschleimhaut beginnen dort ungeheure Veränderungen: Aus mütterlichen und kindlichen Zellen wachsen durch ständige Zellteilungen Strukturen aufeinander zu. Sie verzahnen sich und bilden schließlich eine funktionelle Einheit, die das Kind mit Nährstoffen versorgt: die Plazenta. Die Blutgefäße aus der Nabelschnur des Kindes verästeln sich hier in feine Kapillaren und tauchen in Lagunen aus mütterlichem Blut ein.

Eigentlich müßten hier die Immunzellen der Mutter das Gewebe des Kindes angreifen, denn seine Zellen tragen zur Hälfte väterliche und damit fremde Oberflächenstrukturen. Das Kind wurde wie ein transplantiertes Organ abgestoßen. Damit das nicht geschieht, herrscht in der Plazenta eine immunologische Sondersituation: Die mütterlichen Immunzellen verlieren ihre Waffen, und die Zellen des Kindes ziehen ihre Erkennungsfahnen ein.

Die Plazentaschranke: Ein Aktiv-Filter

In der Schwangerschaft schützt die Plazentaschranke das kindliche Blut vor den mütterlichen Immunzellen und gefährlichen Antikörpern. Ohne diese Schranke könnten Schwangerschaften nicht ausgetragen werden, denn das Kind besitzt andere Gewebemarker als die Mutter, möglicherweise auch eine andere Blutgruppe aufgrund der Blutgruppenantigene, die es von seinem Vater geerbt hat. Würden sich alle Bestandteile des mütterlichen und kindlichen Blutes mischen, so käme es zu tödlichen Unverträglichkeitsreaktionen.

Die Zellbarriere der Plazentaschranke schützt jedoch nicht nur vor dem Übertritt von Zellen, sondern hält auch bestimmte Antikörper zurück: die der Gruppe M (IgM), die sich meist zu Fünferpäckchen zusammenschließen. Antikörper gegen die Haupt-Blutgruppenantigene (A-B-Null) sind solche IgM-Moleküle.

Antikörper der Gruppe G jedoch (IgG), die einzeln auftreten, können durch die Plazentaschranke hindurchtreten, sie müssen es sogar, denn sie bilden als immunologische Erstausstattung den mütterlichen Schutzschirm für das ungeborene Kind. Sie werden vermutlich aktiv durch die Schrankenzellen hindurchgeschleust – auf den Zellen der Plazentaschranke sitzen Andock-Moleküle (Rezeptoren) für die Fußteile der IgG-Antikörper.

Setzt ein Antikörper seinen Fuß in den Rezeptor, dann bilden beide einen Komplex, der in kleinen Membransäckchen verpackt durch die Zellen der Schranke transportiert werden. Der Rezeptor schützt die

Die Plazentaschranke hält Blutzellen und IgM-Antikörper zurück. IgG-Antikörper werden dagegen aktiv hindurchgeschleust und bilden die immunologische Erstausstattung des ungeborenen Kindes.

Der schönste Geruch der Welt

Mütter erkennen nach wenigen Tagen den speziellen Geruch ihres Babys, ebenso wie Babys Brustwarzen, Milch und den Schweiß ihrer Mutter am Duft erkennen. Unter Dutzenden von Duftproben erschnuppern sich Mutter und Kind zielsicher. Diese Fähigkeiten haben einen evolutionären Sinn: Sie stärken die Bindung aneinander und helfen vor allem dem Neugeborenen sich seiner Mama zuzuwenden und sich von ihrem Duft beruhigen zu lassen. Neueste Forschungen lassen vermuten, daß ein Teil dieser Geruchserkennung durch Moleküle des Immunsystems gesteuert wird.

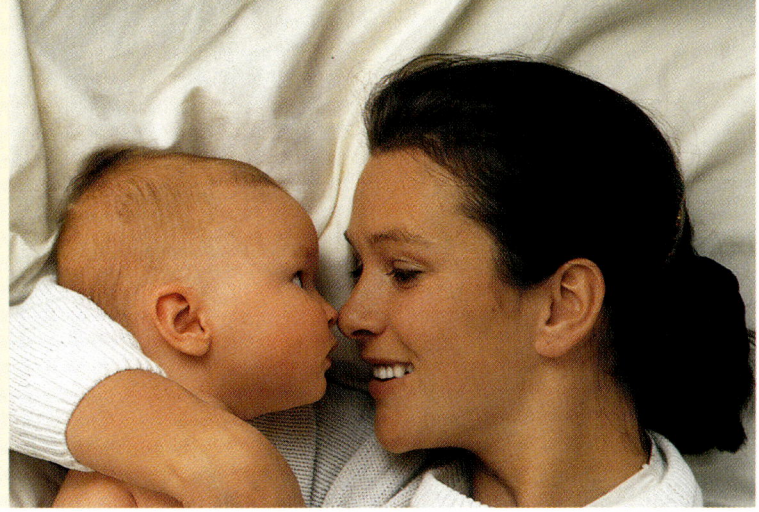

Antikörper davor, in der Zelle verdaut zu werden, als wären sie Eiweißnahrung. Auf der anderen Seite der Zellschicht werden die Säckchen dann in den kindlichen Blutkreislauf entleert und die Antikörper, vom Rezeptor abgekoppelt, wieder abgegeben.

In der späten Schwangerschaft allerdings, und vor allem bei der Geburt, wenn sich beide Körper voneinander lösen, dann kann es doch passieren, daß es zu einer Begegnung von Blutbestandteilen kommt, die sich nie zuvor gesehen haben.

Eine Begegnung bei der Geburt

„Na, wen haben wir denn hier?" tönt Bobo, der als Plasmazelle in Vivians Blut unterwegs ist. Die Wehen haben gerade begonnen. Die kleine Zelle neben ihm ist unscheinbar und macht einen verlorenen Eindruck.

Der kleine Tomte zuckt zusammen. Die junge T-Zelle aus dem Blut von Vivians Baby hat sich verirrt. Sie kennt sich gar nicht mehr aus, alles ist so groß hier, und so viele Fremde schwimmen eilig herum – Zellen, die sie noch nie gesehen hat. Und den Geruch des Thymus, wo sie eigentlich hin wollte, hat sie gänzlich aus der Nase verloren.

„Hast du dich verlaufen?" fragt Bobo liebevoll, denn nun tut es ihm leid, den Kleinen so erschreckt zu haben.

„Ja. Wo sind meine Geschwister?"

„Das weiß ich nicht", antwortet Bobo. „Wo kommst du denn her?"

„Aus einem Baby. Wo ist es? Ich will nach Hause!"

„Du meinst Vivians Baby? Das ist gerade dabei, den Bauch zu verlassen."

„Ich will zu meinen Geschwistern!"

„Das geht nicht mehr."

Tomte sieht Bobo entsetzt an. Aus seinen Augen blickt die Angst. Bobo hat Mitleid mit dem Kleinen.

„Na, komm. Wir versuchen es, aber wir müssen uns sputen. Wenn das Baby geboren ist, wird die Plazentaschranke für immer geschlossen."

„Und dann gibt es keinen Weg mehr zurück?"

„Nie mehr. Es ist sowieso fraglich, ob du noch einmal zurück kannst. Aber einen Versuch ist es wert. Ich helfe dir, den Weg zu finden."

„Weißt du, wo es lang geht?"

„So ungefähr. Wir müssen einmal durch den ganzen Kreislauf, und dann werden wir vielleicht wieder dort herauskommen, wo du hereingekommen bist."

„Haben wir denn noch so viel Zeit?"

„Aber ja, mein Kleiner. So schnell geht eine Geburt nicht."

In der späten Schwangerschaft, durch geburtshilfliche Maßnahmen und vor allem bei der Geburt kann es zu einer Begegnung von Blutbestandteilen von Mutter und Kind kommen. In seltenen Fällen kann es zu Problemen führen.

147

FORSCHUNG UND THERAPIE

Wie Immunmarker unser Liebesleben beeinflussen

Geruchsforscher sind einem der letzten Geheimnisse auf der Spur: Wie beeinflussen Düfte die zwischenmenschliche Kommunikation? Dabei geht es nicht um die neuesten Kreationen der Parfümhersteller, sondern um unseren eigenen Körpergeruch. So besteht der Achselschweiß aus moschusartigem Androstenol, urinartigem Androstenon und schweißiger 3-Methylhexensäure. Hinzu kommen zum Beispiel Buttersäure und Fettsäure im Vaginalsekret und Laktone, die auf der Kopfhaut ein pfirsichartiges Aroma verströmen. Das Ganze verbindet sich zu einem erogenen Duftbukett, das sich je nach Erregung und Hormonlage ändern kann. Dabei müssen die Gerüche noch nicht einmal bewußt wahrgenommen werden. Beduftet man Männer im Schlaf zu Beginn der Traumphase mit Vaginalsekret, sind ihre Trauminhalte äußerst positiv. Für die unbewußte Wahrnehmung spricht auch folgendes Experiment: 50 Prozent aller Männer und zehn Prozent aller Frauen behaupten, sie könnten Androstenon – ein Abkömmling des männlichen Geschlechtshormons Testosteron – nicht riechen. Trotzdem zeigen sie bei einer Hirnstrommessung eine eindeutige Reaktion. Das Hirn nimmt den Geruch also sehr wohl wahr – das zeigt das EEG –, aber bewußt riechen die Versuchspersonen nichts.

Doch was macht, neben Knoblauchdüften vom Vorabend und Deodorants, unseren ureigenen Körpergeruch aus?

Den richtigen Partner „erschnuppern"

Heiße Kandidaten für den individuellen Körperduft sind Moleküle des Immunsystems: Der Major-Histocompatibility-Complex (MHC) dient als molekulares Erkennungszeichen auf allen Zellen. Er ist für die immunologische Einzigartigkeit jedes Menschen verantwortlich. Neben den MHC-Genen auf dem Chromosom 6 haben Forscher

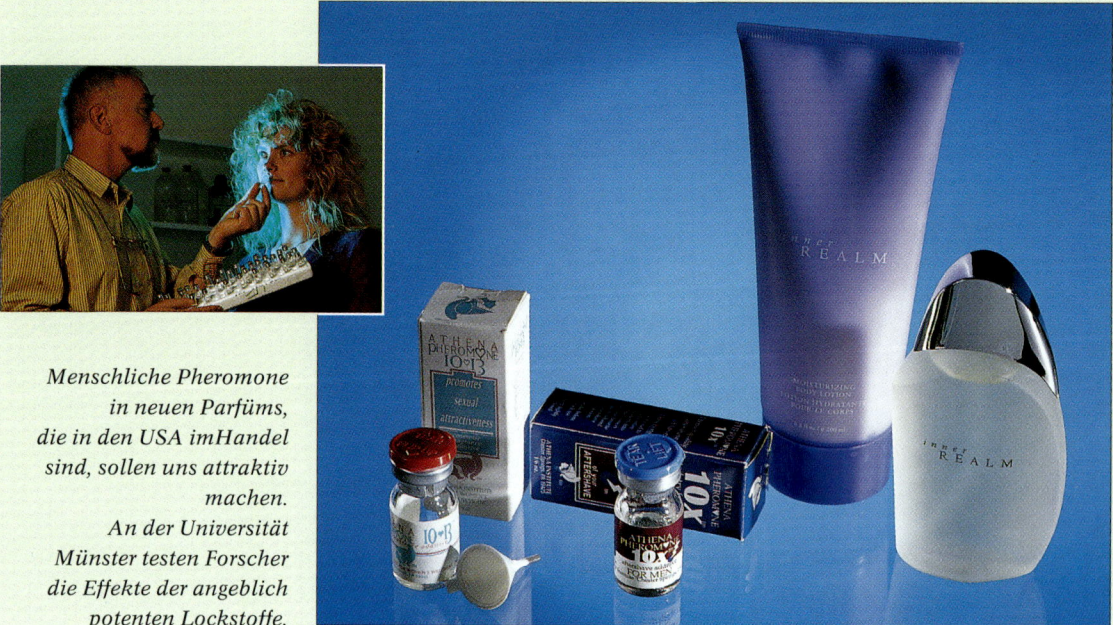

Menschliche Pheromone in neuen Parfüms, die in den USA im Handel sind, sollen uns attraktiv machen. An der Universität Münster testen Forscher die Effekte der angeblich potenten Lockstoffe.

jetzt auch die Gene für die Rezeptoren dieser MHC-Duftmoleküle entdeckt.

MHC-Moleküle könnten durch Stoffwechselprozesse abgebaut und dann über Körperflüssigkeiten riechbar werden – so die theoretische Annahme. MHC-assoziierte Gerüche könnten beim Menschen im Schweiß, im Urin und im Blut vorkommen. Ob sie ein verhaltenswirksames Signal darstellen, war lange unklar. Doch mit psychologischen Schnuppertests an T-Shirts scheint sich zu bestätigen, daß unser Immunsystem uns mittelbar mitteilt, mit wem wir uns paaren sollten und mit wem besser nicht.

Riechen weibliche Versuchspersonen an drei Tage lang getragenen T-Shirts von Männern, finden sie einige Düfte angenehm, andere abstoßend. Identifiziert man nun über eine Blutanalyse die MHC-Marker der Riecherinnen und der T-Shirt-Träger, kommt man zu einem erstaunlichen Ergebnis: Je stärker sich die MHC-Marker unterscheiden, desto größer ist die Chance, daß die Testfrauen den Duft des Mannes anregend finden. MHC-Marker unterscheiden sich natürlich vor allem, wenn Menschen nicht miteinander verwandt sind. Der MHC gibt also ein Maß für die genetische Distanz an. Als Begründung für diese Distanz führen Forscher an, daß in der Evolution eine molekulare Inzestschranke aufgebaut worden sei. Außerdem hätte dies einen Vorteil für den Nachwuchs: Besitzen Eltern möglichst unähnliche MHC-Gene, sind die Kinder besser gegen den Ansturm von Krankheitserregern gefeit. Das ist zumindest eine der Theorien, die das „Duftphänomen" erklären könnten. In weiteren Untersuchungen verkehrten sich die Ergebnisse allerdings ins Gegenteil, wenn die Testfrauen die Antibabypille einnahmen. Dann nämlich fühlten sie sich vom Duft MHC-ähnlicher, also theoretisch näher verwandter Männer, stärker angezogen. Eine mögliche Erklärung für das verblüffende Ergebnis: Die Pille simuliert hormonell eine Schwangerschaft, und in der Schwangerschaft bieten Verwandte für Mutter und Kind einen größeren Schutz als potentielle Liebhaber.

Was die Nase alles kann

Duftmoleküle

werden mit jedem Atemzug von der etwa 10 cm² großen Riechschleimhaut aufgenommen und in Nervenimpulse umgewandelt.

Geruch und Gehirn

Die Signale aus der Nase gelangen über den Riechkolben und die Riechrinde direkt in das emotionale Zentrum unseres drei Pfund schweren Gehirns. In dem kleinen Areal – limbisches System genannt – mitten im Kopf lösen auf diese Weise Düfte sofort Gefühle aus: Entweder mögen wir einen Duft oder wie mögen ihn nicht. Selten sind Gerüche neutral.

Unbewußte Geruchswahrnehmung

Während wir normalerweise einen Duft bewußt riechen und ihn auch benennen können, behaupten amerikanische Forscher, daß wir wie die Nagetiere ein Organ in der Nase haben, mit wir unbewußt Gerüche wahrnehmen, die unser Verhalten beeinflussen. Läßt man männliche Versuchspersonen Kopuline aus weiblichem Vaginalsekret riechen – wobei sie bewußt keinen Duft wahrnehmen –, beurteilen sie zum Beispiel Frauen auf Photos als wesentlich attraktiver und reizvoller als ohne den Duft.

Ein US-Forscherteam glaubt seit 1991, die Lösung für ein weiteres Rätsel gefunden zu haben. Sie nehmen an, daß wir Menschen ebenso wie viele Tiere, ein zusätzliches chemosensorisches Sinnessystem haben, und zwar das „Vomeronasalorgan" in der Nase. Dachte man früher, es würde im Embryonalstadium degenerieren, sind heute immerhin einige Geruchsforscher überzeugt, daß es durchaus funktionstüchtig ist und wertvolle Arbeit leistet. Jetzt sucht das US-Forscherteam nach menschlichen Pheromonen, die unser Liebesleben beeinflussen. Darunter könnten auch MHC-Moleküle sein. Erste Parfüms mit angeblich menschlichen Sexuallockstoffen – sogenannte Vomeropherine – sind in den USA bereits im Handel.

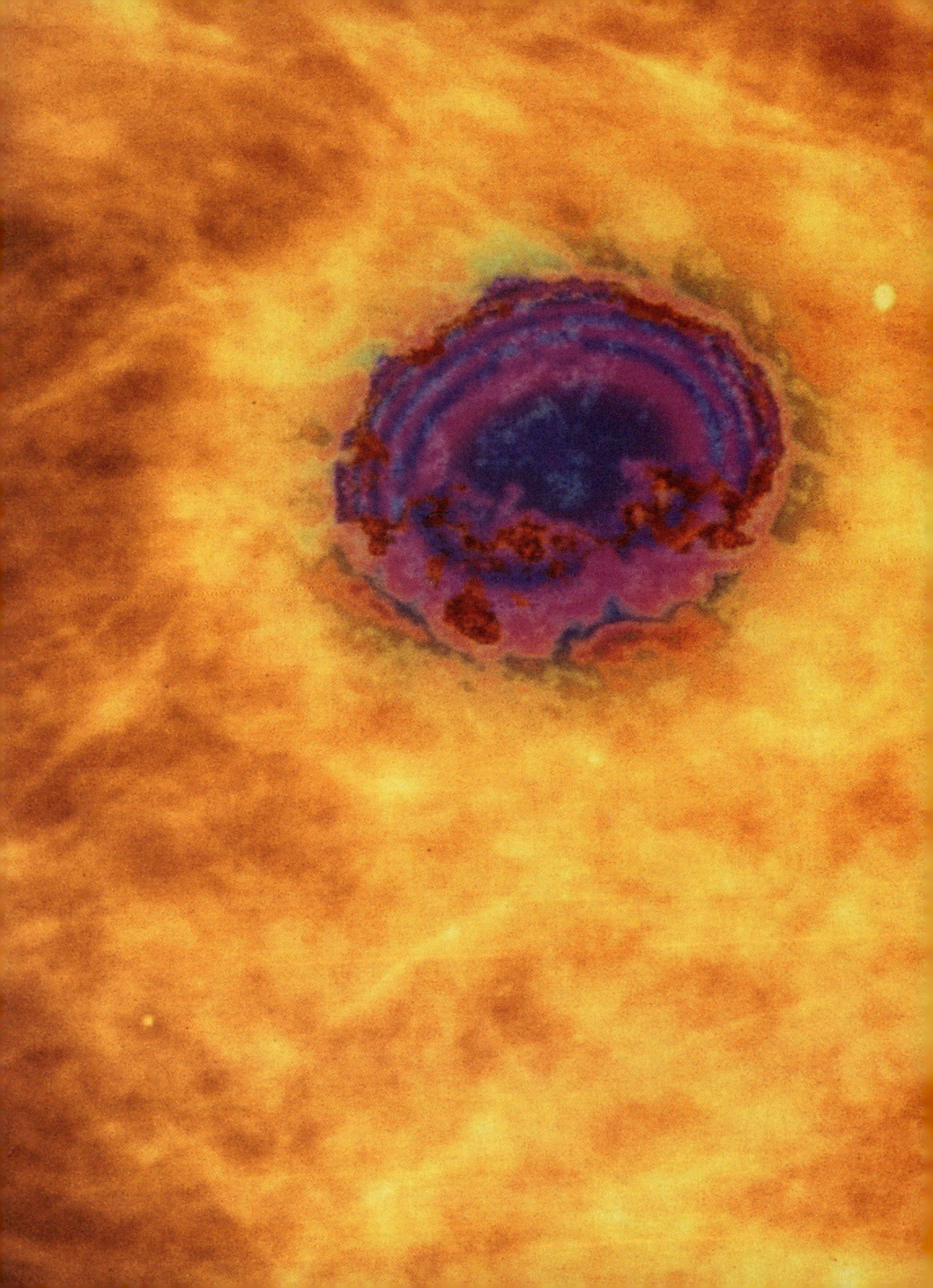

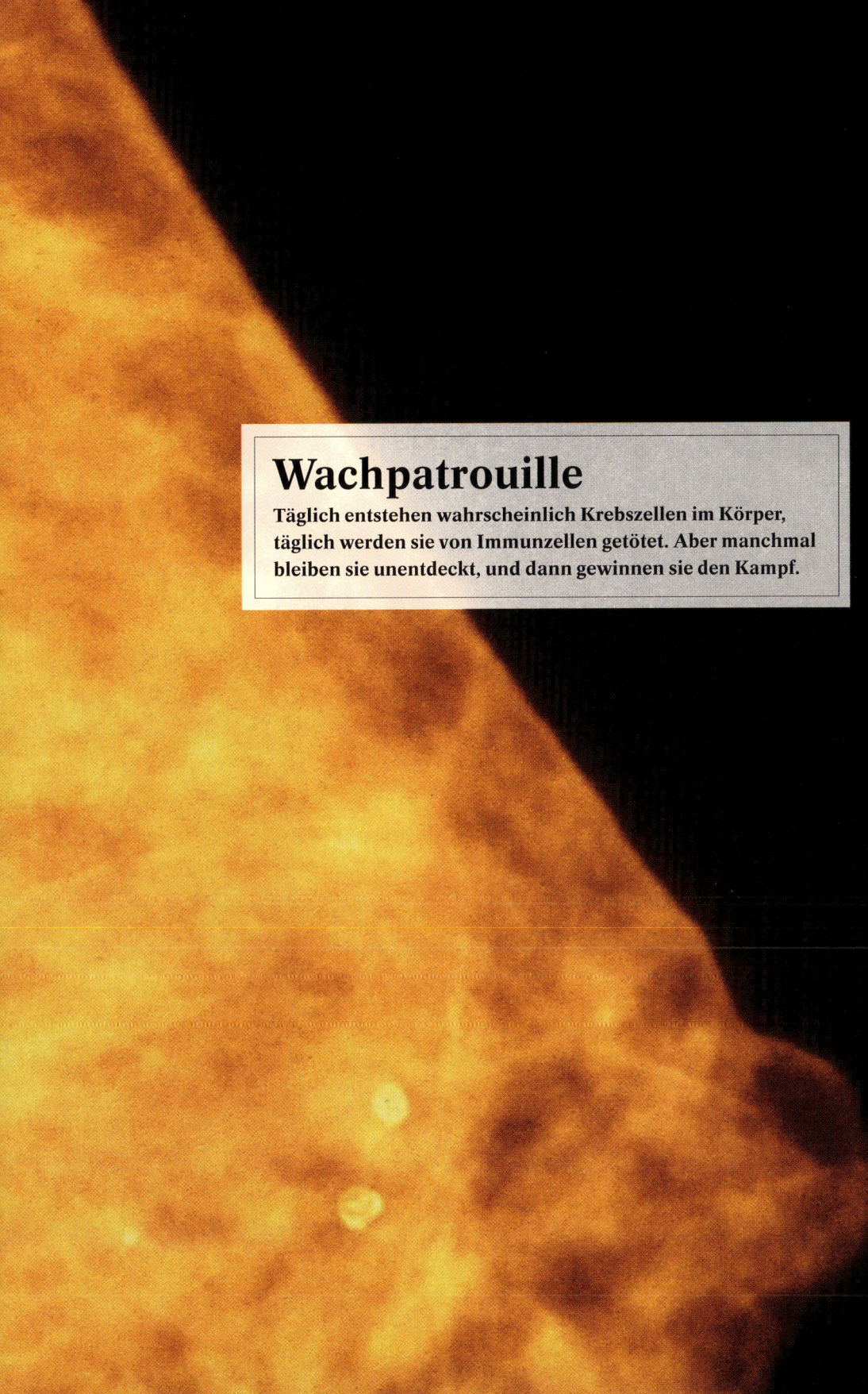

Wachpatrouille

Täglich entstehen wahrscheinlich Krebszellen im Körper, täglich werden sie von Immunzellen getötet. Aber manchmal bleiben sie unentdeckt, und dann gewinnen sie den Kampf.

Innenansicht

Vivian fröstelt. Sie steht mit nacktem Oberkörper in einem kalten, fensterlosen Raum, der eine Reihe von technischen Geräten beherbergt. Sie ist allein und wartet, umgeben von kühlem Metall.

Endlich öffnet sich eine der Türen, und herein kommt schnellen Schrittes eine burschikose junge Frau mit kurzem blonden Haar: „So, dann wollen wir mal." Offenbar die Röntgenassistentin. „Kommen Sie zu mir?"

Vivian geht zögernd die wenigen Schritte bis zum Untersuchungsgerät. „Sind Sie zum ersten Mal hier? Dann erkläre ich Ihnen, was jetzt passiert", sagt die junge Frau routiniert und schraubt an einem Drehknopf des Röntgengerätes.

„Diese Platte stellen wir genau auf Ihre Höhe ein, und dann legen Sie bitte Ihre linke Brust darauf."

Vivian tut, wie ihr geheißen. Sie blickt auf ihre Brust, die nun wie ein Fremdkörper ausgebreitet liegt und zu einem Teil des Gerätes geworden zu sein scheint. Von oben bewegt sich langsam eine schwere Apparatur zu ihr hinab.

„Das ist die Röntgenquelle, damit machen wir jetzt die Aufnahme", erläutert der Blondschopf knapp und fährt das Gerät so weit herunter, bis es die Brust von oben berührt. Vivian verzieht das Gesicht.

„Es drückt etwas, aber das ist normal. Gleich vorbei", verspricht die Röntgenassistentin, verläßt den Raum und schließt nachdrücklich die Tür. Vivian hört ihre Stimme aus dem Off: „So, jetzt bitte nicht mehr bewegen." Vivian hält still, das Gerät summt auf. „Danke, ich komme zu Ihnen."

Vivian hat sich entschlossen, eine Mammographie aufnehmen zu lassen, ein Röntgenbild der Brust. Seit einigen Jahren weist ihre Gynäkologin sie immer wieder darauf hin, daß es ab 35 sinnvoll sei, einmal eine Basisaufnahme anfertigen zu lassen, mit der man spätere Bilder vergleichen und Veränderungen erkennen könne. Reine Vorsorge, betont sie immer. Vivian hat das nie besonders ernst genommen. Schließlich tastet sie seit vielen Jahren ihre Brust selbst regelmäßig auf Veränderungen hin ab und geht jedes Jahr brav zur Früherkennungsuntersuchung – immer negativ, nie ein zweifelhafter Befund.

Nun ist Vivian 40 Jahre alt, und ihre Freundin hat Krebs. Mit 47 Jahren Brustkrebs. Eine erfolgreiche Ärztin mit eigener Praxis, ganz auf ihren Beruf konzentriert, keine Kinder, und nun ist sie krank. So schnell kann es gehen, dachte Vivian, als die Freundin von ihrer Diagnose erzählte, und richtete den Blick insgeheim in ihren eigenen Körper.

Was da wohl vorgeht? Ob da nicht auch schon Krebszellen unbemerkt ihr Unwesen treiben?

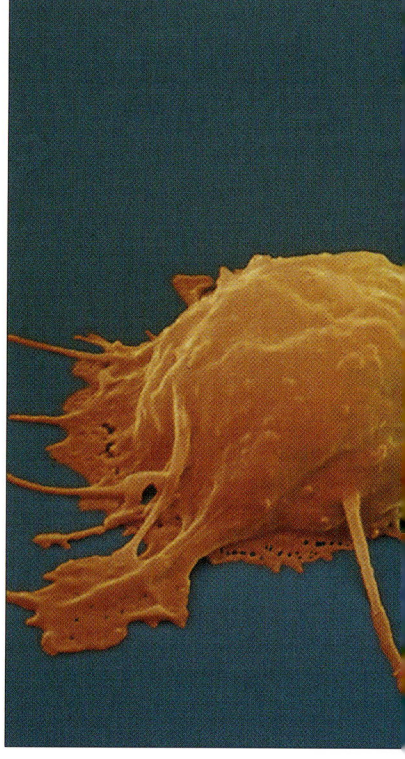

Verdacht

„Lymphknoten, T-Zell-Bereich."

„Hallo Tom, hier Niko."

„Hallo! Wo steckst du?"

„Im Brustgewebe, und ich könnte deinen Rat brauchen."

„Was gibt es?"

Niko, die natürliche Killerzelle, ist ratlos. Erst gestern ist er einer Zelle begegnet, die einen seltsam stummen Eindruck machte, introvertiert, fast wie versteinert: nahezu alle MHC-Fahnen und Antennen waren eingefahren, als wäre ihr die Kommunikation mit den Nachbarzellen gleichgültig. Zunächst hat Niko keinen Verdacht geschöpft, doch heute hat er in Vivians Brust wieder solch ein Exemplar gefunden. Falls das der Beginn einer gefährlichen Entwicklung sein sollte, ahnt Niko, dann kann er nicht allein damit zurechtkommen.

„Könntest du nicht herüber in das Brustgewebe kommen und dir die Sache mal ansehen?" bittet Niko.

„Ohne Antigen komme ich aus dem Lymphknoten hier doch nicht weg!"

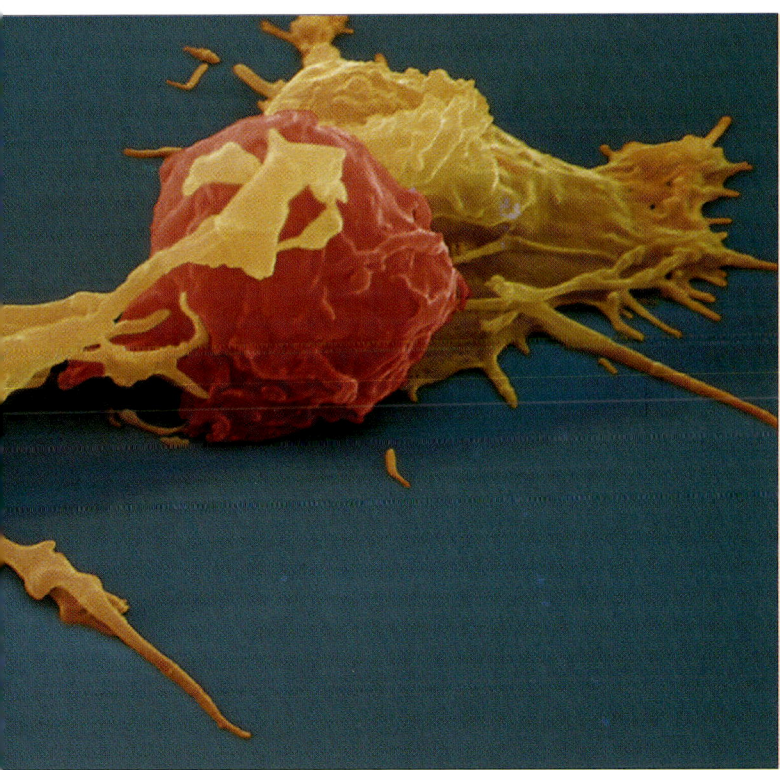

Krebszelle in der Zange

Zwei natürliche Killerzellen haben eine Krebszelle entdeckt und greifen sie von zwei Seiten her an. Zusammen mit den spezifischen T-Killerzellen und Antikörpern bilden sie die natürliche Krebsabwehr.

Krebszellen verraten sich gegenüber den Immunzellen durch winzige Unterschiede in ihren Oberflächenmerkmalen. Denn die Eiweißstoffe oder Enzyme, die im Inneren der Zelle bewirken, daß aus ihr eine Krebszelle wird, werden wie alle anderen Eiweiße in kleinen Häppchen an die Oberfläche gebracht. Immunzellen, die ein solches Antigen erkennen, reagieren wie auf einen gefährlichen Krankheitserreger von außen: sie töten die Übeltäter. Manche Krebszellen tarnen sich aber mit einer Schleimschicht, oder sie greifen die Abwehrzellen ihrerseits mit biochemischen Waffen an.

„Ach so, ja."

„Schick doch Hans mit einem Antigenstück zu uns in die Achsel-
höhle", schlägt Hans vor. „Sobald er hier ist, prüfen wir, wer von uns
helfen kann."

„Gute Idee", antwortet Niko erleichtert.

„Keine Sorge. Wir werden uns darum kümmern."

Überläufer

In Vivians Brust ist eine Krebszelle entstanden. Woher sie kam und
warum ausgerechnet diese Zelle entartet ist, wird immer im Dunkeln
bleiben. Klar ist, daß sich in ihren Zellkern, in ihre Erbinformation ein
Schaden eingeschlichen hat, der der Reparaturmannschaft der Zelle
entgangen ist.

Die meisten Veränderungen in der Erbinformation, Mutationen genannt, bedeuten für die Zellen einen Nachteil. Sie können etwa ihren
Aufgaben nicht mehr gerecht werden oder haben Probleme zu überleben. Doch manchmal und zufällig finden Mutationen in jenen Bereichen der Erbsubstanz statt, die für den Lebenszyklus der Zellen
zuständig sind und die die Vermehrung außer Kontrolle geraten lassen.
Der Rhythmus, in dem sich eine Körperzelle teilt und vermehrt, hängt
von ihren Aufgaben ab. Eine hoch spezialisierte Zelle, wie zum Beispiel eine Nervenzelle des Gehirns, teilt sich im Normalfall überhaupt
nicht mehr, Stammzellen des Knochenmarks dagegen verdoppeln sich
täglich. Hautzellen teilen sich in genau der Rate, die den Ersatz der
abgeschilferten Hornhaut gewährleistet. Wird die Haut jedoch verletzt,
geben die Zellen einander Signale, sich häufiger zu teilen – so lange, bis
die Wunde geschlossen ist. Dieses komplexe und vielfältig ausbalan-
cierte System funktioniert nur, weil zahlreiche Gene und Eiweißstoffe
dafür sorgen, daß es in ständigem Gleichgewicht bleibt. Doch die
Balance des Lebens kann gestört werden.

Es kann vorkommen, daß ein Gen mutiert, dessen Aufgabe es ist, die
Zellteilung zu bremsen. Als eigentliche Bremse wirkt der Eiweißstoff,
der nach Vorschrift dieses Gens hergestellt wird. Schleicht sich durch
die Mutation ein Fehler im Gen ein, dann wird auch das Eiweiß fehler-
haft sein, so daß es möglicherweise seine Aufgaben schlechter wahrnehmen kann als vorher oder gar nicht mehr. Die Bremse wird dadurch
gelöst und die betroffene Zelle beginnt eine außerplanmäßige Vermeh-
rungsrunde.

**Eine Krebszelle ist eine Körperzelle
mit unkontrolliertem Wachstum.**

Eine solche genetische Veränderung kann aus der Sicht der einzelnen
Zelle von Vorteil sein, denn sie wird sich erfolgreicher als bisher fort-
pflanzen. Für den Körper jedoch, dessen Teil diese Zelle ist, kann daraus eine höchst kritische Situation entstehen.

Doch der Organismus hat eine Chance: Alle Zellen bringen die Proteine, mit denen sie gerade arbeiten, in kleinen Portionen an die Zelloberfläche. Dort werden sie, in MHC-1-Moleküle (die Gewebemarker) verpackt, den Nachbarzellen und auch den Immunzellen gezeigt. Eine Krebszelle muß, um sich unkontrolliert vermehren zu können, andere Eiweißstoffe als gesunde Zellen benutzen oder mehr von einer bestimmten Sorte. Es besteht dadurch die Wahrscheinlichkeit, daß sie auch ein anderes Muster von Proteinen auf ihrer Oberfläche zeigt. Ihre Verwandlung bleibt nicht verborgen, und das ist die Stunde des Immunsystems.

Verräterische Zeichen

„Diese Zelle ist eine Körperzelle, das steht schon einmal fest", analysiert Tom, der in die Brust geeilt ist und seine Untersuchung begonnen hat. „Sie hat eindeutig eine MHC-1-Fahne von Vivian."

„Und? Was siehst du noch?" Niko wartet gespannt auf das Urteil seines Kollegen.

„Nichts. Doch! Das ist allerdings merkwürdig."

„Was siehst du?"

„Ich bin mir noch nicht ganz darüber im klaren."

Tom tastet mit seinem T-Zell-Rezeptor die MHC-Fahnen der verdächtigen Zelle ab und testet eine nach der anderen auf ihren Inhalt. Die meisten Proteinstücke sind für ihn völlig nichtssagend, denn es sind ganz normale Zellbestandteile, wie sie überall in dieser Gegend vorkommen. Doch jetzt stutzt Tom. Ist sein Rezeptor nicht gerade an einem neuen, passenden Stück vorbeigestreift? Er tastet noch einmal.

„Du hast recht, Niko. Hier stimmt irgendwas nicht."

Im Brustgewebe hat Tom das Bruchstück eines Eiweißes entdeckt, das aus Vivians Körper stammt und doch anders aussieht als gewöhnlich. Das Eiweiß heißt p53 und gehört zu den Molekülen, die die Zellteilung unterdrücken. In zahlreichen Krebszellen jedoch haben Wissenschaftler ein verändertes p53 gefunden. Sie führen es auf einen Fehler im Erbgut der Zellen zurück, in jenem Gen, das die Informationen für den Bau des p53 speichert.

Die Veränderung kann von den Immunzellen bemerkt werden, wenn die Krebszelle neuartige Teile des p53 in den MHC-Molekülen – den Gewebemarkern – auf der Zelloberfläche zeigt. Das geschieht aber nur, wenn die Neuerung an bestimmten Stellen im p53 oder seinem Gen stattgefunden hat, zum Beispiel an den „Vorzeigestellen" solcher Teile. Wenn dagegen an einer Stelle, mit denen sich die p53-Bruchstücke an den MHC-Molekülen festhalten, plötzlich aufgrund der genetischen Veränderung der „Griff" fehlt, dann rutschen die Eiweißstücke ab, und die Immunzellen können sie nicht finden.

Eine Krebszelle stellt andere Proteine her als eine normale Körperzelle. Bruchstücke davon können auf ihrer Oberfläche erscheinen und sie zu erkennen geben.

155

Es können aber auch neue molekulare Griffe entstehen, so daß andere p53-Teile als bisher in den MHC-Gruben präsentiert werden, die dann den Immunzellen auffallen.

„Tatsächlich, ein neues Antigen!" bestätigt Tom. „Wenn ich nur wüßte, was dahintersteckt. Vielleicht ein Virus, oder diese Zelle hat sich in eine Krebszelle verwandelt."

„Auf jeden Fall gefährlich?" fragt Niko.

„So viel steht fest. Junge, da kannst du mithelfen. Wir planen jetzt eine konzertierte Aktion."

Bio-Harakiri als Normalfall: die zwei Todesarten einer Körperzelle

Zellen sterben auf zwei Wegen: Durch den programmierten Selbstmord (Pfeilrichtung rechts), wie er täglich millionenfach beim natürlichen Gewebeumbau stattfindet – etwa im Bindegewebe oder in den Schleimhäuten –, oder durch die sogenannte Nekrose (Pfeilrichtung links), die vor allem bei Sauerstoffmangel stattfindet, etwa im Herzmuskel bei einem Infarkt.

① Die Körperzelle schwillt an,

② die Zellmembran bricht auf und der Zellinhalt wird freigesetzt.

③ Makrophagen fressen Zellbestandteile. Sie werden von den freigesetzten Zellinhaltsstoffen aktiviert und geben Entzündungsstoffe ab. Es kommt zu einer Entzündung.

④ Beim programmierten Selbstmord dagegen löst sich der Zellkern auf, die darin enthaltene Erbsubstanz wird in Bruchstücke gespalten.

⑤ Alle Zellbestandteile werden in kleine Membransäckchen verpackt, die dann von Makrophagen aufgenommen werden. Da keine Zellsubstanzen frei herumschwimmen, wird dieser auch nicht aktiviert, und es kommt nicht zu einer Entzündung.

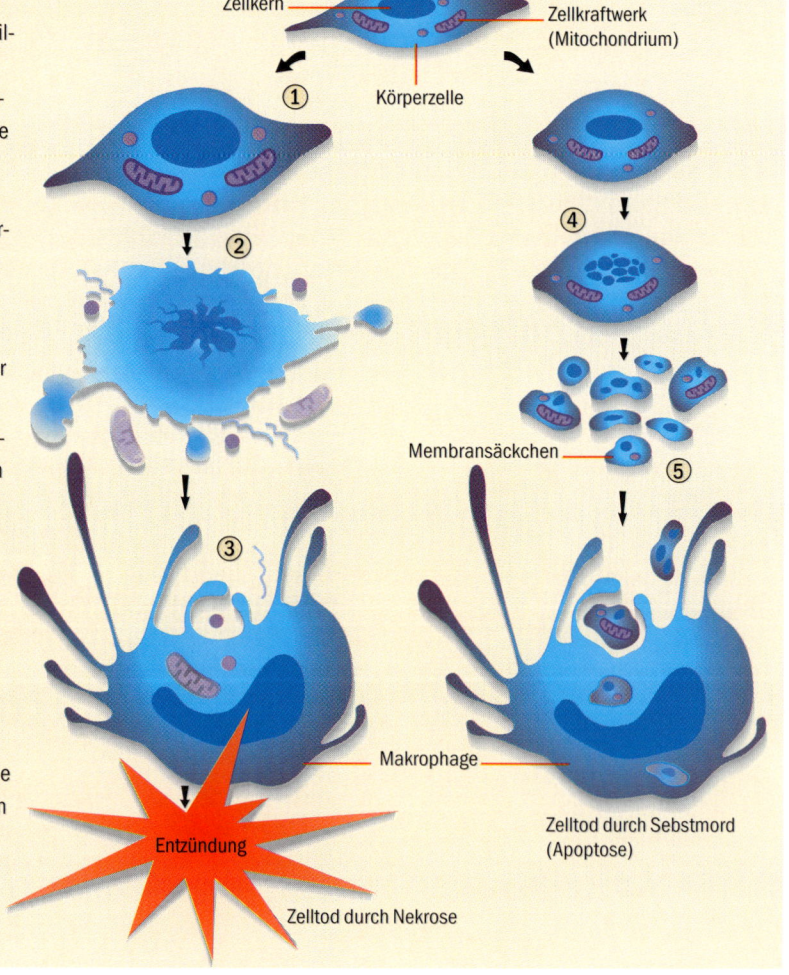

Zellkern — Körperzelle — Zellkraftwerk (Mitochondrium) — Membransäckchen — Makrophage — Entzündung — Zelltod durch Nekrose — Zelltod durch Sebstmord (Apoptose)

Immunüberwachung

Seit vielen Jahren gibt es die Hypothese, daß in einem gesunden menschlichen Körper täglich Krebszellen entstehen, die aber durch das Immunsystem erfolgreich bekämpft werden. Dafür sprechen verschiedene Beobachtungen, zum Beispiel:

– Die Anzahl der natürlichen Erbgutveränderungen, die zu einer unkontrollierten Zellteilung führen, ist sehr viel höher als die Zahl der Krebs-Neuerkrankungen.

– Sehr selten bildet sich eine Krebsgeschwulst ohne adäquate Behandlung zurück („Spontanheilungen", siehe unten). Bei solchen Patienten wurden T-Killerzellen nachgewiesen, die gegen Tumorantigene gerichtet waren – die also an der Vernichtung des Tumors beteiligt gewesen sein könnten.

– Es gibt T-Zellen und Antikörper, die Krebszellen von gutartigen Zellen unterscheiden und vernichten können.

Die Theorie der Immunüberwachung gilt in weiten Kreisen der Wissenschaft inzwischen als anerkannt. Es gibt aber auch immer noch Befunde, die dagegen sprechen:

– Menschen, deren Immunsystem durch eine medizinische Behandlung künstlich unterdrückt wird (zum Beispiel nach Transplantationen, um Abstoßungen zu vermeiden), müßten häufiger an Krebs erkranken. Sie tun es aber nicht, mit Ausnahme einer seltenen Krebsart des Lymphsystems. Eine Erklärung für diesen Widerspruch könnte sein, daß durch die immunsuppressiven Medikamente nur die T-Zellen unterdrückt werden, nicht aber die natürlichen Killerzellen, die als zweite Abwehrlinie bereitstehen.

– T-Zellen, die Tumorantigene erkennen, werden normalerweise ruhiggestellt, weil Tumorantigene auch körpereigene Substanzen sind, die T-Zellen also kein zweites aktivierendes Signal bekommen.

Außerdem wurde der letzte Beweis für die Immunüberwachung noch nicht erbracht: Kein Wissenschaftler konnte bisher beobachten, wie gerade entstandene Krebszellen durch das Immunsystem vernichtet werden.

> Nach der Theorie der Immunüberwachung entstehen im Körper täglich Krebszellen, die vom Immunsystem erkannt und unschädlich gemacht werden.

Gleich und doch verschieden

„Papa?"

„Ja, Tommi?" Tom, die T-Killerzelle, beugt sich hinunter zu seinem Jüngsten.

„Papa, Tomte aus meiner Klasse hat gesagt, es gibt ganz viele Krebszellen."

Tom runzelt die Stirn. Wie kommt der Junge nur darauf?

„Nein, hier nicht. Dafür sorgen wir schon. Aber wahrscheinlich meint Tomte, daß es viele verschiedene Krebszellen gibt. Das kommt daher, daß sich grundsätzlich jede Zelle in Vivians Körper in eine Krebszelle verwandeln kann."

„Jede?"

„Ja, jede. Also... fast jede."

„Auch du?"

Tom ist verblüfft. An diese Möglichkeit hat er noch gar nicht gedacht.

„Äh, ja, auch ich. Das nennt man dann T-Zell-Leukämie. Aber das wird wahrscheinlich nicht passieren. Weißt du, wie man Krebszellen erkennen kann?"

„Wie denn?"

„Paß auf, ich erkläre es dir. Die Krebszellen sehen auf den ersten Blick aus wie alle Körperzellen. Das sind sie ja auch. Aber wenn du genauer hinsiehst, haben die meisten von ihnen doch ein Erkennungszeichen."

„Wo denn?"

„In den MHC-1-Fahnen."

„Und wie sieht das aus?"

„Die können sehr verschieden aussehen. Aber du mußt nicht alle kennen. Wenn jeder von uns nur eines der möglichen Zeichen erkennt, dann haben wir gute Chancen, die Krebszelle unschädlich zu machen."

„Aber was für Erkennungszeichen sind das denn?"

„Es sind die gleichen Moleküle," erklärt Tom. „Aber an irgendeiner Stelle sind sie anders als sonst."

Tumormarker

Diese Erkennungszeichen von Krebszellen, die Tumorantigene, versuchen Wissenschaftler schon seit vielen Jahren zu identifizieren, um sie in der Diagnostik und in der Therapie von Krebserkrankungen zu nutzen. Wenn sie von den Krebszellen ins Blut oder in andere Körperflüssigkeiten abgegeben werden, wo sie mit Labormethoden nachweisbar sind, dann werden sie auch Tumormarker genannt.

Die Begriffe Tumor und Krebs werden oft synonym verwendet, auch wenn sie eigentlich nicht genau das gleiche bedeuten. Jede Krebsgeschwulst ist ein Tumor, aber nicht jeder Tumor ist Krebs. Nur ein Tumor, der aus seiner angestammten Umgebung ausbrechen und in andere Gewebe einwachsen kann, wird als bösartig oder als Krebs bezeichnet.

Die Messung von Tumormarkern hat einen wichtigen Stellenwert in der Kontrolle des Krankheitsverlaufes und des Behandlungserfolges, aber entgegen den ursprünglichen Erwartungen sind sie kein geeignetes Mittel zur Früherkennung (mit Ausnahme des Prostata-spezifi-

Jede Krebsgeschwulst ist ein Tumor, aber nicht jeder Tumor ist Krebs.

schen Antigens PSA bei älteren Männern im Hinblick auf Prostatakrebs). Es gibt mehr als zwei Dutzend verschiedener Tests, die je nach Krebsart eingesetzt werden. Dabei achten die Ärzte vor allem darauf, ob und wie sich der Wert verändert. Der absolute Wert schwankt allerdings von Mensch zu Mensch sehr stark und macht für sich genommen keine Aussage möglich.

Seit man weiß, daß es Tumorantigene auf Krebszellen gibt, haben Wissenschaftler über unzählige Möglichkeiten nachgedacht, wie man sie sich für eine Behandlung zunutze machen könnte. Wenn T-Zellen grundsätzlich in der Lage sind, Krebszellen zu erkennen – so der Ausgangsgedanke –, könnte man ihnen durch den einen oder anderen immunologischen Kniff beibringen, Krebszellen wirksamer zu bekämpfen.

Die übezeugendsten Theorien werden in der Praxis getestet – zuerst im Labor, dann an Tieren, einige auch an Patienten. Bisher wurden jedoch alle Hoffnungen enttäuscht. Zu wenig wirksam waren die Behandlungen, zu stark ihre Nebenwirkungen. Doch die Tumor-Immunologen geben nicht auf. Von der Gentherapie versprechen sich manche eine Revolution in der Krebsbehandlung.

Die ersten klinischen Tests mit dieser neuen Methode versuchen auf verschiedene Weise, jene T-Zellen im Körper eines Krebskranken zu mobilisieren, die einen geeigneten T-Zell-Rezeptor haben, der die spezifischen Tumorantigene erkennen kann. Doch einfach ist das nicht, denn auch die Tumorzellen haben vielfältige Tricks entwickelt, um dem Angriff der T-Zellen zu entkommen.

> Tumorantigene haben als Tumormarker einen medizinischen Nutzen. Sie geben in manchen Fällen Auskunft über den Verlauf der Erkrankung.

Gegenangriff

„Ich komme hier nicht so richtig ran", stöhnt Tom, der erkannt hat, daß er gut daran täte, die Krebszellen zu bekämpfen, bevor es noch mehr werden. „Das Biest wehrt sich."

Sein Freund, die Killerzelle Toby, versucht, Tom zu unterstützen. Er hat mit seinem T-Zell-Rezeptor die Krebszellen an einem anderen Tumorantigen erkannt. Doch auch er hat seine Schwierigkeiten.

„Was ist das nur für ein widerlicher Glibber auf dieser Zelle?"

„Das ist ihre Tarnkappe."

„Man kann ja gar nichts erkennen."

„Ich tappe auch im Nebel herum. Ich kann die Antigene nur ganz vage fühlen."

„Und was ist das Zeug, das hier herumschwimmt?" wundert sich Toby.

„Ich sehe nichts", brummt Tom.

„Es sieht aus wie mein Tumorantigen", mutmaßt Toby, „aber ohne Zelle."

Die häufigsten Krebserkrankungen bei Männern

Lungenkrebs

Weltweit fast eine Million Neuerkrankungen pro Jahr. Auch in Deutschland mit knapp 30 000 jährlichen Todesfällen Spitzenreiter unter den Krebskillern. Hauptursache: Rauchen. Heilungschancen: im allgemeinen gering.

Darmkrebs (Dick- und Enddarm)

Weltweit etwa halb so viele Fälle wie bei Lungenkrebs. Jährlich rund 80 000 Neuerkrankungen in Europa (EU, bei rund 350 Millionen Einwohnern). Risiko durch gesunde Ernährung reduzierbar. Bei Früherkennung gute Heilungschancen. Kostenlose jährliche Vorsorgeuntersuchung für Enddarmkrebs ab 45 Jahren (Männer und Frauen).

Prostatakrebs

Fast so häufig wie Darmkrebs bei Männern. Typischer Krebs alter Männer, im hohen Alter aber oft weniger gefährlich. Bei Früherkennung relativ gute Heilungschancen. Kostenlose jährliche Vorsorgeuntersuchung ab 45 Jahren.

Magenkrebs

Weltweit noch die zweithäufigste Krebsart bei Männern, in Europa sinkende Zahlen. In Deutschland sterben jährlich knapp 8000 Männer an Magenkrebs. Risiko durch gesunde Ernährung in Grenzen reduzierbar. Heilungschancen abhängig vom Stadium.

Blasenkrebs

Jährlich rund 45 000 Neuerkrankungen in Europa (EU, vor allem in Dänemark, Italien und Spanien), in Deutschland seltener. Bei Früherkennung sehr gute Heilungschancen, aber kein Screeningtest im kostenlosen Vorsorgeprogramm.

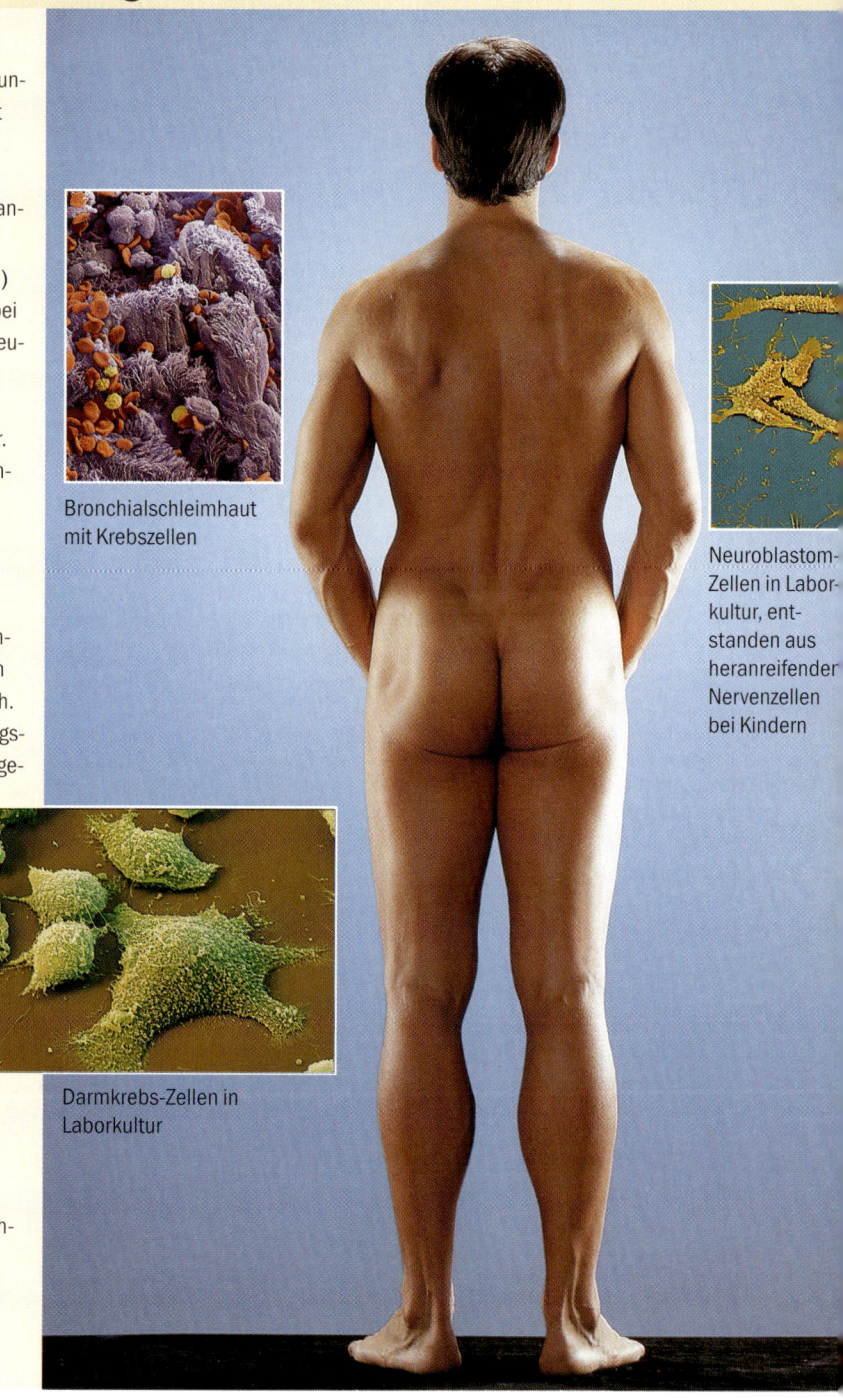

Bronchialschleimhaut mit Krebszellen

Neuroblastom-Zellen in Laborkultur, entstanden aus heranreifender Nervenzellen bei Kindern

Darmkrebs-Zellen in Laborkultur

Die häufigsten Krebserkrankungen bei Frauen

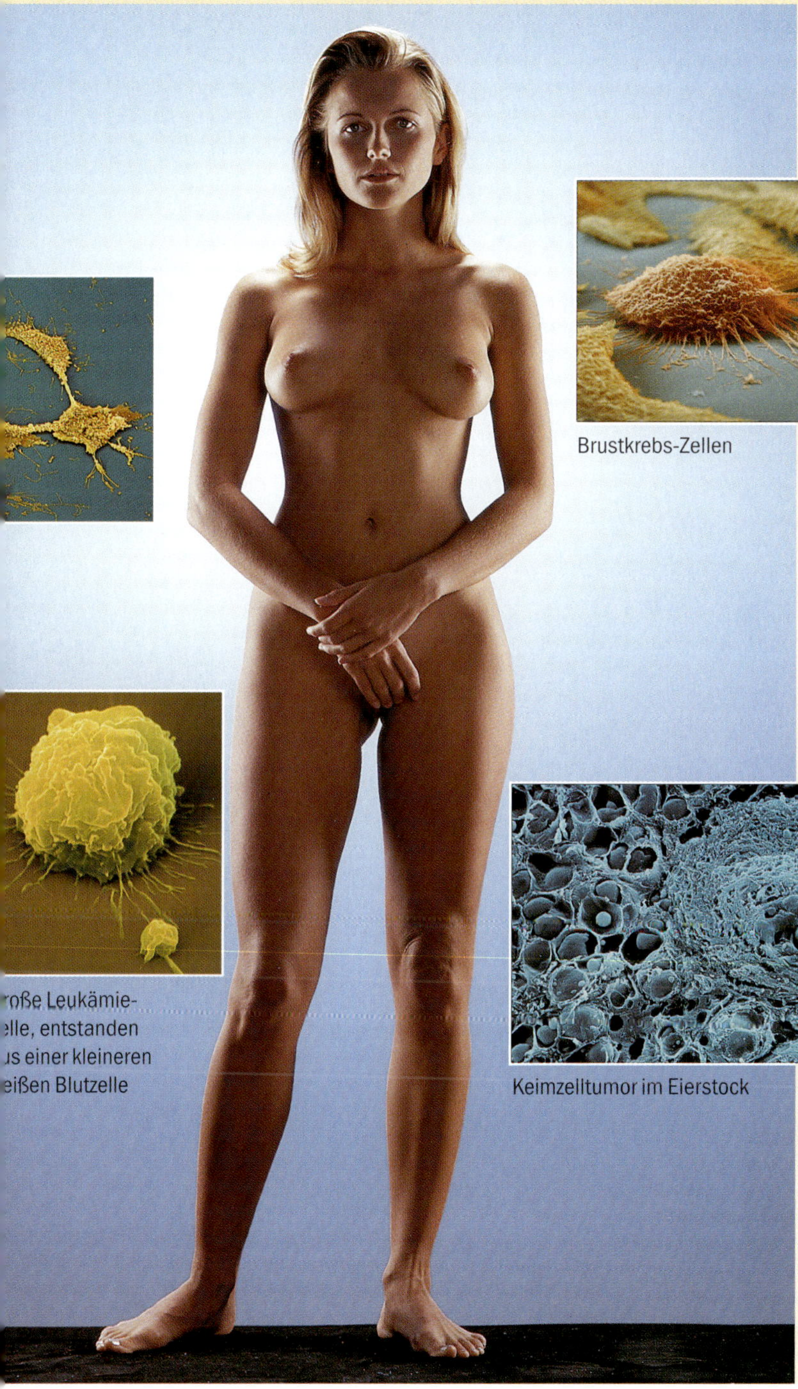

Brustkrebs-Zellen

Große Leukämie-
zelle, entstanden
aus einer kleineren
weißen Blutzelle

Keimzelltumor im Eierstock

Brustkrebs

Weltweit zunehmend, vor allem in den Industrieländern. In Deutschland wird etwa jede zehnte Frau im Laufe ihres Lebens an Brustkrebs erkranken, weniger als die Hälfte wird daran sterben. Bekannter Hauptrisikofaktor ist die erbliche Veranlagung. Früherkennung durch Selbstabtasten und Mammographie möglich. Kostenlos im Vorsorgeprogramm. Heilungschancen stark unterschiedlich, aber steigend. Operation meist brusterhaltend möglich.

Darmkrebs (Dick- und Enddarm)

Jährlich rund 89 000 Neuerkrankungen in Europa (EU), im Norden häufiger, im Süden seltener (Mittelmeerküche mit viel frischem Gemüse; siehe auch S. 160).

Lungenkrebs

Schon mehr als 8000 Frauen sterben jedes Jahr in Deutschland an Lungenkrebs. Zahlen auch international stark ansteigend durch die zunehmende Zahl älter werdender Raucherinnen.

Eierstockkrebs

Jährlich rund 20 000 Todesfälle in Europa (EU), mehr als 6000 in Deutschland. Zahlen leicht sinkend. Heilungschancen abhängig vom Stadium, eher gering.

Gebärmutterhalskrebs

Jährlich immer noch rund 13 000 Todesfälle in Europa (EU), mehr als 2000 in Deutschland. Schon im Vorstadium erkennbar und daher fast immer vermeidbar. Kostenlose jährliche Vorsorgeuntersuchung (Pap-Test, Abstrichuntersuchung) schon für junge Frauen.

„Sie wirft ihre Antigene ab, dieses Miststück!" Tom kennt die Tricks der Tumorzellen. „Damit wirft sie den Antikörpern ihre Antigene zum Festhalten vor, und die dummen Antikörper fallen auch noch darauf herein. Dadurch lenkt sie sie von sich selbst ab."

„Raffiniert", staunt Toby, „aber sie muß doch noch ein paar Antigene auf ihrer Zelloberfläche übrig haben. Wo sind die nur?"

„Vorsicht!" warnt Tom, doch zu spät.

Die Krebszelle geht ihrerseits zum Angriff über. Plötzlich gibt sie ein Stück ihrer Oberfläche frei, und Toby wittert seine Chance, hier an die Zelle heranzukommen. Doch statt eines Antigens zeigt die Krebszelle einen Todesbotschafter, ein Oberflächenmolekül, das Toby das Signal zum Selbstmord gibt. Als aktivierte Killerzelle ist er – das weiß die Krebszelle genau – empfänglich für ihre Botschaft.

„Toby! Was ist? Kann ich dir helfen?"

„Ich fürchte, nein. Sie hat mich erwischt."

„Aber…"

„Viel Glück."

Hilflos sieht Tom dem sterbenden Freund zu. Dann packt ihn die Wut. „Nestbeschmutzer", schleudert er der Krebszelle entgegen. „Dir werden wir es noch zeigen."

Krebszellen haben zahlreiche Tricks, um dem Immunsystem zu entwischen.

Der Immun-GAU

„Ich bewundere dich. Wie schaffst du das nur?" Vivian und ihre Freundin sitzen in der Cafeteria des Klinikums.

„Ich weiß es auch nicht. Ich denke an die Zukunft. Ich muß einen Weg finden. Ich will schließlich noch eine Weile leben."

„Wie geht es nun für dich weiter?"

„In zwei Tagen kann ich wahrscheinlich erstmal nach Hause."

„Schon?"

„Ja, sie haben keine Krebszellen in den Achsel-Lymphknoten gefunden, und der Tumor war gottlob noch recht klein."

„Und wie sieht deine Brust aus?"

„Nicht schön, aber sie ist noch dran. Später werde ich wahrscheinlich eine Rekonstruktion machen lassen. Weil sie die Brust nicht amputiert haben, sollte ich eigentlich noch bestrahlt werden, zur Sicherheit."

„Zur Sicherheit?"

„Ja, weil in dem übrigen Brustgewebe noch Krebszellen sein könnten. Aber ich muß erst darüber nachdenken, ob ich das wirklich will."

„Weißt du, daß ich gestern bei der Mammographie war?" Vivian lenkt das Gespräch auf sich.

„Ach ja? Und?"

„Nichts. Keine verdächtigen Ablagerungen."

Ein bösartiger Tumor kann seine Zellen auf den Wegen des Immunsystems verbreiten. Erste Metastasen finden sich oft in den Lymphknoten.

„Gut. – Bist du meinetwegen zur Untersuchung gegangen?"

„Ja. Plötzlich hab' ich Angst bekommen. Wer weiß, ob mein Immunsystem es immer schafft, neue bösartige Zellen zu vernichten."

„Du kennst dich ja gut aus", wundert sich die Freundin. „Als hättest du auch Medizin studiert."

„Das habe ich neulich in der Zeitung gelesen. Das Immunsystem paßt immer auf, daß kein Krebs entsteht. Ich frage mich nur, warum du dann krank geworden bist."

„Auch das beste Immunsystem bietet eben keine Garantie, nicht an Krebs zu erkranken. Eines Tages entwischt so eine gemeine Krebszelle der ganzen Immunüberwachung und teilt sich und teilt sich, und ganz schnell sind es Milliarden von Krebszellen geworden – zu viele für das Immunsystem."

„Aber jetzt ist der Tumor heraus", überlegt Vivian, „und falls da noch einzelne Krebszellen übriggeblieben sind, sind es doch jetzt wieder wenige, und wenn du dein Immunsystem jetzt gut triggerst..."

„Ach, hör mir auf mit diesem Abwehr-Steigerungs-Quatsch!"

„Aber du hast doch selbst immer wieder erzählt, daß deine Patienten ganz scharf auf das Zeug sind?"

„Ist ja auch nichts dagegen zu sagen. Schaden tut's nicht, vielleicht hilft es sogar, wenn man daran glaubt. Aber objektiv ist das doch alles Unsinn."

„Meinst du?"

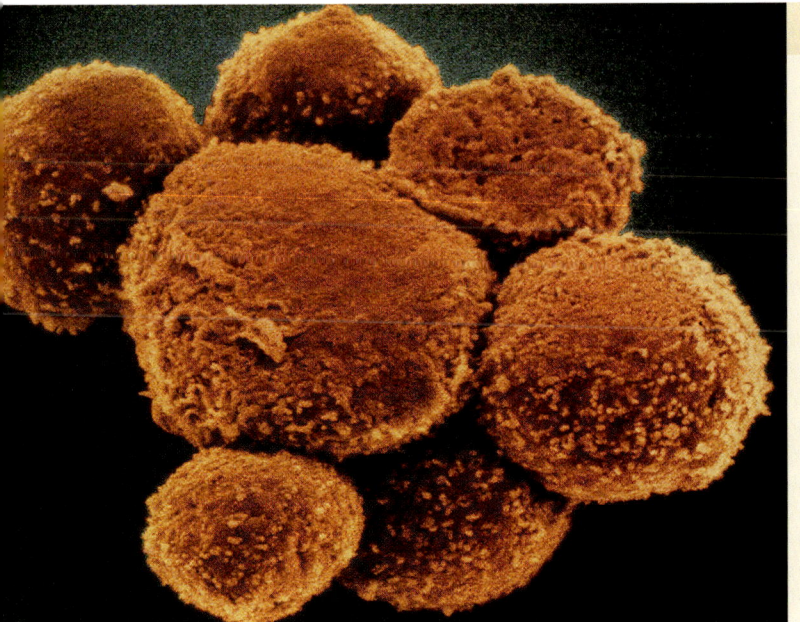

Monoklonale Antikörper

gehören zum Standardwerkzeug in der biologischen Forschung und sind für die medizinische Diagnostik unverzichtbar geworden: So kommen heute beispielsweise kaum ein Tumormarker-Test, kein Immunstatus mit Zelldifferenzierung, keine Hormonmessung mehr ohne sie aus, denn mit ihren hochspezifischen Ypsilonarmen finden sie die biochemische Stecknadel im Heuhaufen. Das Herstellungsverfahren stammt aus der Krebsforschung. Man verschmilzt eine Antikörper-produzierende Plasmazelle mit einer Krebszelle und erhält unsterbliche Hybridzellen (Foto), die dann große Mengen genau gleicher (monoklonaler) Antikörper herstellen.

Allround-Botenstoff für den Körper: Tumor-Nekrose-Faktor

Immunzellen produzieren eine große Zahl von Signalmolekülen: Interleukine, Interferone, Wachstumsfaktoren, stimulierende und hemmende Faktoren. Etwa 50 bis heute bekannte lösliche Stoffe faßt man unter dem Begriff Zytokine zusammen. Zytokine sind Eiweiße, die von Zellen in löslicher Form und geringer Menge abgegeben oder durch biochemische Prozesse freigesetzt werden. Sie können die Produktion anderer Signalmoleküle positiv wie negativ beeinflussen.

Eines der wichtigsten Zytokine mit vielfältigen Wirkungen ist der Tumor-Nekrose-Faktor (TNF). Er beeinflußt nahezu alle Organsysteme und Gewebe:

▶ Im Zentralnervensystem löst TNF in den Temperaturregulationszentren Fieber aus.

▶ TNF kann zur Abtötung von Tumorzellen führen.

▶ Im Knochenmark hemmt er die Blutbildung.

▶ Auf B- und T-Zellen wie natürliche Killerzellen, Makrophagen und Granulozyten wirkt er aktivierend.

▶ Durch die TNF-Wirkung bleiben Entzündungszellen auf den Gefäßwänden haften. Über die Gefäßwandzellen aktiviert TNF die Blutgerinnung.

▶ Die verstärkte Blutgerinnung und die erhöhte Durchlässigkeit der Blutgefäße kann zum lebensbedrohlichen Kreislaufschock führen.

▶ TNF führt zum Abbau von Fettzellen, was zum Beispiel bei Krebspatienten zu starkem Gewichtsverlust führen kann

▶ Durch TNF setzen Bindegewebszellen vermehrt Enzyme frei, die das Gewebe abbauen.

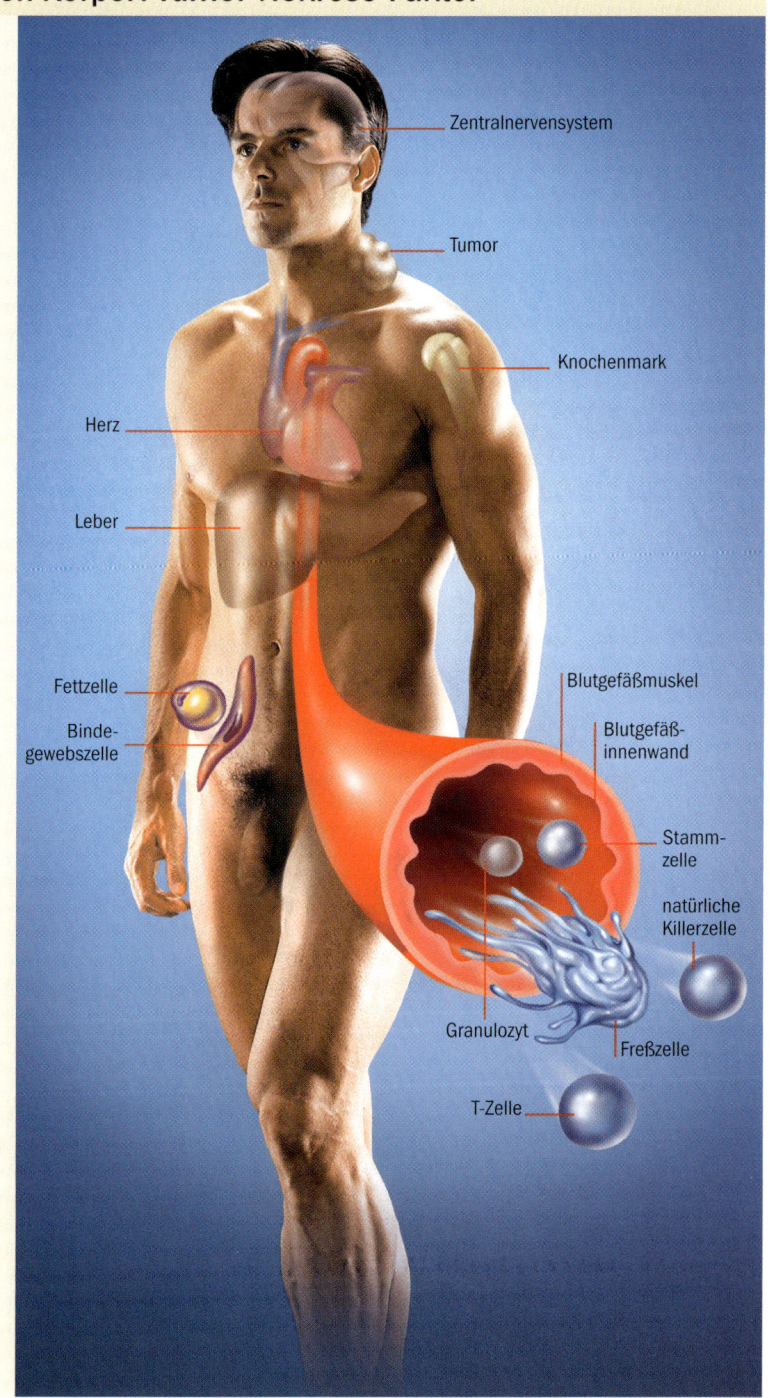

Zentralnervensystem

Tumor

Knochenmark

Herz

Leber

Fettzelle

Bindegewebszelle

Blutgefäßmuskel

Blutgefäßinnenwand

Stammzelle

natürliche Killerzelle

Granulozyt

Freßzelle

T-Zelle

Stärkung des Immunsystems

Wenn das Immunsystem bei gesunden Menschen darüber wacht, daß sich aus einzelnen Krebszellen keine gefährliche Krebsgeschwulst entwickeln kann, macht eine Stärkung des Immunsystems zur Vorbeugung von Krebs Sinn. Wenn das Immunsystem kleine Mengen von Krebszellen wirksam bekämpfen kann, dann möglicherweise auch die, die nach einer Operation im Körper geblieben sein könnten (Mikrometastasen).

Die meisten Krebspatienten hoffen, das Krebswachstum oder ein Wiederauftreten der Erkrankung dadurch bremsen zu können, daß sie ihr Immunsystem mit einem oder mehreren Präparaten stärken, die zu diesem Zweck verkauft werden. Es sind zum Beispiel pflanzliche Medikamente, Extrakte aus tierischen Organen oder Zubereitungen aus Vitaminen, Spurenelementen oder Enzymen. Am bekanntesten und beliebtesten sind Mistelpräparate, deren Anwendung auf die Vorstellungen der anthroposophischen Medizin zurückgeht. Die angebotenen Präparate der Erfahrungsheilkunde haben den bisherigen klinischen Prüfungen nach den Kriterien der naturwissenschaftlichen Medizin nicht, wie von vielen Patienten erhofft, standgehalten. Zwar fühlten sich die Patienten subjektiv oft besser als ohne die Präparate, diese konnten aber die Krankheit nicht bremsen oder zum Stillstand bringen.

Eine Immunstärkung scheint vor allem dann eine plausible Methode zu sein, wenn das Immunsystem von Patienten durch therapeutische Maßnahmen wie Operation, Strahlentherapie oder Chemotherapie (medikamentöse Krebsbehandlung) angegriffen ist.

> Auch das beste Immunsystem bietet keine Garantie, nicht an Krebs zu erkranken.

David gegen Goliath

Wenn ein Tumor so groß geworden ist, daß er sichtbar und fühlbar wird, besteht sein Inneres nicht mehr nur aus einer homogenen Masse von Krebszellen. Aus dem Tumor ist dann schon fast ein kleines „Organ" geworden, mit verschiedenen Zellbereichen und mit einer eigenen Blutversorgung.

Durch die kleinen Blutgefäße, die in den Tumor hineingewachsen sind, gelangen auch T-Zellen in das Krebsgewebe, die sogenannten tumorinfiltrierenden Lymphozyten (TILs).

„Das riecht hier wie in der Kanalisation." Titus rümpft die Nase.

„Genau. Und zwar um sieben Uhr morgens, wenn alle zur Toilette gegangen sind", bestätigt Tom.

„Nichts wie raus aus diesem Blutgefäß."

„Aber wie finden wir wieder hinaus?"

> Ein Tumor von einem Zentimeter Durchmesser enthält mehr als eine Milliarde Krebszellen.

Beide T-Zellen sind in ein Labyrinth geraten, in die verworrenen Blutgefäße einer Krebsgeschwulst.

„Da ist ein Spalt in der Wand."

„Also los, ab durch die Mitte."

Beide Lymphozyten landen mitten im Tumorgewebe.

„Vom Regen in die Traufe. Sieh dir nur diese unappetitliche Schleimschicht an."

„Aber darunter verstecken sich Antigene! Köstliche Tumorantigene. Ich kann es gar nicht erwarten…"

„Tom, du schaffst das nicht alleine."

„Klar schaff ich das! Dazu bin ich doch da!"

„Tom!" Titus versucht verzweifelt, die Kontrolle zu behalten. Es gelingt ihm nicht. Die Killerzelle ist wie im Rausch.

„Drei Krebszellen habe ich schon erledigt!"

„Drei von drei Milliarden. Sei doch vernünftig! Rechne dir doch aus, wie lange das dauern wird, bis du sie alle leckgeschlagen hast. Bis dahin ist Vivian längst tot."

„Und noch eine!"

„Tom, wir müssen zurück!"

„Ach was. Wir werden sie alle über den Tisch ziehen!"

„Aber es sind doch viel zu viele!"

„Na und? Da! Ich hab' doch schon wieder eine erwischt!"

Schweißgebadet erwacht Titus aus seinem Traum. Gottseidank haben sie die Krebszellen in Vivians Körper bisher immer unter Kontrolle gehabt, so daß das nicht geschehen konnte!

Spontanheilungen

Ganz selten gibt es aber doch ein Wunder. Ärzte nennen es Spontanheilung, wenn ein nachgewiesener bösartiger Tumor verschwindet, ohne daß der Patient mit entsprechenden Methoden behandelt wurde. Weltweit haben Krebsmediziner bisher über rund 1100 solcher Fälle berichtet, jährlich kommen 20 bis 30 neue dazu, mit einer wahrscheinlich hohen Dunkelziffer.

Nach vorsichtigen Expertenschätzungen kommt unter 60 000 bis 100 000 Krebserkrankungen einmal eine Spontanheilung vor. Es ist also ein extrem seltenes, aber eindeutig existierendes Phänomen, das die Wissenschaftler beschäftigt.

Wie es zustande kommt, ist noch nicht geklärt. Immunologen, Psychologen und Mediziner forschen nach den Gründen. Es gibt deutliche Indizien, daß das Immunsystem daran beteiligt ist: Oft lassen sich im Körper der genesenen Patienten spezifische Antikörper und Killerzellen nachweisen, die gegen den Tumor gerichtet sind. Wenn es gelänge,

Spontanheilungen sind zu selten, als daß man darauf bauen kann. Am häufigsten sind sie jedoch bei Nierenkrebs und dem schwarzen Hautkrebs (Melanom).

die Ursachen und Voraussetzungen für Spontanheilungen genau zu ermitteln, könnte auch das ein neuer Schlüssel zu einer wirksameren Immuntherapie sein.

Alles unter Kontrolle

In Vivians Brust setzen die Immunzellen alles daran, daß sich die Krebszellen nicht weiter ausbreiten können.

„Ich hab' ihn, den Übeltäter!"

Tom hat lange gesucht, bis er das Tumorantigen erkannt hat und sich an der Krebszelle festhalten konnte.

„Gratulation! Und wie weiter?" erkundigt sich sein Kollege.

„Jetzt fällt die Entscheidung. Ich benötige ein zweites Signal."

„Und was ist, wenn keins kommt?"

„Dann muß ich diese Krebszelle wohl oder übel tolerieren. Ich kann nichts gegen sie unternehmen. Im Gegenteil, das hätte für mich eine ziemlich fatale Wirkung. Sie würde mich ruhigstellen. Auf's Abstellgleis, sozusagen."

„Wie wäre es mit diesem Zytokin?"

Es geht doch nichts über fähige Mitarbeiter, denkt Tom.

„Super, das ist es! Das ist das Zeichen! Jetzt hat sie verspielt."

Es ist eine Auseinandersetzung mit gleich starken Mitteln. Das Immunsystem mit seinen vielfältigen Zellteams und Molekülen kann wohl einzelne Krebszellen eine Zeitlang in Schach halten, doch die Krebszellen haben Tricks, dem Immunsystem zu entwischen, Abwehrzellen ruhigzustellen oder gar ihrerseits zu attackieren.

Die Entstehung einer Krebserkrankung ist ein Prozeß in vielen Stufen: von der Veränderung der Erbsubstanz in der Ausgangszelle über die Vermehrung dieser Zelle zu einem kleinen Tumor, der schon aus Millionen von Krebszellen besteht, weiter über die Bildung von Blutgefäßen, die den Tumor mit Sauerstoff und Nährstoffen versorgen, das Einwachsen des Tumors in umliegende Gewebe, die Abtrennung einzelner Zellen, die durch den Körper wandern, sich andernorts niederlassen und dort die eigentlich gefährlichen Tochtergeschwülste (Metastasen) bilden können. Alle diese Schritte laufen ab, wenn es zu einer Krebserkrankung kommt. Und nur bei den allerersten hat das Abwehrsystem eine Chance einzugreifen.

Krebspatienten haben also ihre Erkrankung nicht bekommen, weil etwa ihr Immunsystem versagt hätte. Die meisten Krebspatienten haben zumindest lange Zeit ein sehr intaktes Abwehrsystem, das mit Krankheitserregern weiterhin sehr gut zurechtkommt. Die Immunabwehr mag Fehler machen, die Krebs begünstigen, doch Krebs ist keine Abwehrschwäche.

Nur ganz am Anfang einer Krebserkrankung hat das Abwehrsystem eine Chance einzugreifen.

FORSCHUNG UND THERAPIE

Immun- und Gentherapie: neue Strategien gegen Krebs

„Der Kampf gegen Krebs ist noch lange nicht vorbei", bilanzierte die führende amerikanische Fachzeitschrift für Medizin, das „New England Journal of Medicine", im Sommer 1997, und manche Krebsärzte halten die Krankheit gar für grundsätzlich unbesiegbar. Anlaß für die Ernüchterung sind nackte Bilanzzahlen: Obwohl weltweit jedes Jahr Milliarden in die Krebsforschung investiert werden, obwohl aus den Laboren der Grundlagenforscher ständig neue Erkenntnisse über die Entstehungs- und Metastasierungsmechanismen von Krebs fließen, die zur Erprobung immer wieder neuer, theoretisch überzeugender Behandlungsverfahren führen, hat sich an der Überlebenschance der Patienten in den vergangenen 25 Jahren nichts geändert. Davon gibt es nur wenige Ausnahmen wie zum Beispiel die Kinder-Leukämien oder den Hodenkrebs. Nach Jahrzehnten langsamer Verbesserungen stagnierte die Sterblichkeitsrate an allen Krebsarten zusammengenommen,

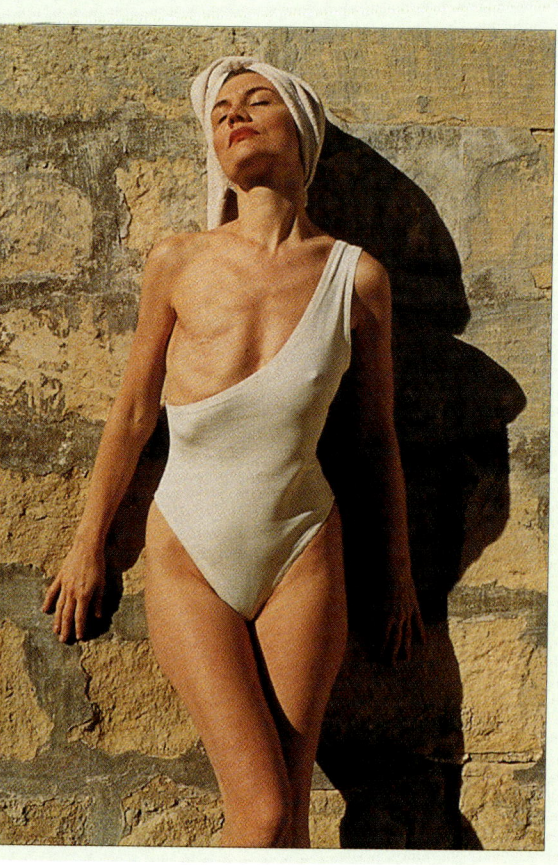

so die zugrundeliegende Statistik, und stieg zwischen 1970 und 1994 sogar wieder um sechs Prozent an.

In Deutschland erkranken jährlich rund 350 000 Menschen an Krebs, 210 000 sterben daran. Weltweit prognostizieren Experten bald zehn Millionen neue Krebsfälle in jedem Jahr. Für die nächsten Jahrzehnte werden steil ansteigende Zahlen erwartet, denn es tickt die „onkologische Zeitbombe", bestehend aus Bevölkerungsexplosion und einer immer höheren Lebenserwartung sowohl in den Industrie- als auch in den Entwicklungsländern.

Dennoch hat es Verbesserungen gegeben. Die modernen Behandlungsverfahren sind deutlich schonender geworden, sei es in der Chirurgie, wo heute nicht mehr möglichst radikal, sondern möglichst organerhaltend operiert wird, sei es in der Strahlentherapie, die bei sachgemäßer Anwendung heute eine hohe Treffsicherheit bietet und gesundes Gewebe stärker schont. Durch eine konsequente Schmerzbehandlung ist einer der größten Schrekken, ein qualvolles Leiden, heute vermeidbar. Immer noch werden die wesentlichen Fortschritte mit neuen Anwendungsformen der klassischen Behandlungsmethoden erzielt: Operation, Bestrahlung, Chemotherapie mit Zellgiften oder Hormonen.

Schönheit und Stärke trotz Amputation: der Leitsatz der amerikanischen Aktionskünstlerin Matuschka, die durch ihre erotischen Selbstporträts bekannt wurde.

So kombiniert man die Verfahren zum Teil in einer früher unüblichen Reihenfolge: man wendet in bestimmten Fällen etwa zuerst eine Chemo- oder Strahlentherapie an, verkleinert damit einen Tumor auf eine besser operierbare Größe und greift erst dann zum Messer. Oder man gibt eine Strahlen- und Chemotherapie gleichzeitig und versucht so zu erreichen, daß sich die jeweiligen Stärken der einzelnen Therapien nicht nur addieren, sondern gegenseitig verstärken. Wegen der möglichen Nebenwirkungen ist dieser Ansatz allerdings eine Herausforderung an den planenden Arzt. Schon älter ist der Versuch, nach der Entfernung des Tumors oder nach seiner Verkleinerung durch Strahlen zusätzlich und vorbeugend Medikamente zu verabreichen, die das Wachstum eventuell noch vorhandener, unerkannter Krebszellen (Mikrometastasen) verhindern sollen, die sogenannte adjuvante Therapie.

Da eine Chemotherapie einen massiven Eingriff darstellt, ist Ärzten und Patienten daran gelegen, sie vorbeugend nur dann anzuwenden, wenn das Risiko für ein Wiederauftreten der Krankheit besonders hoch ist. Deswegen wird seit Jahren versucht, mit immer neuen „Prognosefaktoren" solche Vorhersagen auf eine solide Basis zu stellen. Nicht nur die Tumorgröße ist heute entscheidend, sondern auch eine Vielzahl von Laborwerten. In den letzten Jahren wurden Substanzen in Tumorgeweben entdeckt, die die Bösartigkeit von Krebszellen beeinflussen: Wie hoch ist ihre Fähigkeit, aus dem Tumor auszubrechen, im Körper zu wandern und andernorts die gefährlichen Tochtertumoren (Metastasen) zu bilden? Vielversprechend scheinen zum Beispiel die Prognosefaktoren uPA (Plasminogenaktivator vom Urokinasetyp) und der dazugehörige Hemmstoff PAI-1 zur Voraussage der Metastasierungsgefahr bei Brustkrebs. Auch einzelne Krebszellen im Knochenmark können inzwischen – noch mit großem Aufwand – identifiziert werden und werden in Forschungsprojekten als Orakel herangezogen. Die wegen ihrer Nebenwirkungen in Verruf geratene Chemotherapie baut ebenfalls auf eine Reihe neuer Sub-

Die wichtigsten Neuerungen: alte Bekannte

Für die Patienten haben weniger die spektakulären Behandlungsversuche mit Gentherapie oder Immuntherapie einen Fortschritt gebracht. Die entscheidenden Fortschritte betreffen bekannte Therapien:

Operationstechniken

schonen stärker den gesunden Körper. Eine von Krebs befallene Brust kann fast immer erhalten werden, Rekonstruktionen vermeiden bleibende Entstellungen, zum Beispiel im Gesicht, Gehirnoperationen können computergesteuert sehr präzise geplant und durchgeführt werden. Erste Operationsroboter sind im Einsatz.

Strahlentherapie

wird heute gezielter eingesetzt. Gesundes Gewebe soll maximal geschont werden. Dadurch gibt es geringere Nebenwirkungen und Folgeschäden.

Chemotherapie

kann, wo es nötig ist, heute sehr hoch dosiert werden, ohne mit dem Tumor auch die Patienten umzubringen: Eine Transplantation von eigenen, vor der Behandlung gewonnenen Blutstammzellen, rettet das Immunsystem und die Blutbildung der Patienten. Prognosefaktoren erleichtern die Auswahl der Patienten, bei denen eine Chemotherapie erfolgversprechend ist. Neue Substanzen wie Taxane oder Epothilone mit neuen Angriffsorten erweitern das Einsatzspektrum.

Neue Kombinationen

Die Operation ist nicht immer die erste Behandlung. Tumoren können manchmal vorher mit anderen Methoden verkleinert und damit operabel gemacht werden. Medikamente und Strahlen können im Wechsel kombinert werden.

Schmerztherapie

Krebsschmerzen bei fortgeschrittener Erkrankung können mit einer konsequenten Therapie mit Morphinen oder anderen starken Schmerzmitteln vermieden oder stark gelindert werden.

FORSCHUNG UND THERAPIE

Immuntherapien

„Biological response modifier", kurz BRM, nannten Wissenschaftler in den 80er Jahren die neuen Hoffnungsträger: Immunverstärker sollten sie sein. Die körpereigenen Botenstoffe des Immunsystems oder daraus hergestellte Krebsimpfungen machten Schlagzeilen. Allen voran versuchte der Amerikaner Steven Rosenberg nacheinander die verschiedensten Botenstoff- und Zellgemische: Lymphokin-aktivierte Killerzellen (LAKs), Tumor-infiltrierende Lymphozyten (TILs) und andere. Wie fast alle neuen Therapien wurden sie bei Patienten angewandt, denen die Ärzte mit keinem bewährten Verfahren mehr helfen konnten. Die Nebenwirkungen waren immens, die Erfolge blieben aus. Erfolg mit einer Immuntherapie scheint der deutsche Immunologe Gert Riethmüller zu haben. Bei fortgeschrittenen Tumoren könne keine Immuntherapie mehr helfen, hatte er schon früh vermutet, denn die Abwehr der Patienten ist längst überfordert. Wenn eine Immuntherapie helfen soll, muß sie gleich nach der Operation ansetzen, dann hat sie eine Chance, Mikrometastasen zu vernichten. Tatsächlich gelang ihm 1994 bei Darmkrebspatienten die erste Studie, in der mit einer Immuntherapie (mit monoklonalen Antikörpern) die Zahl der Rückfälle reduziert werden konnte.

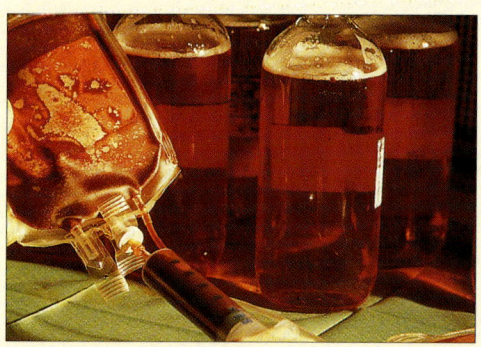 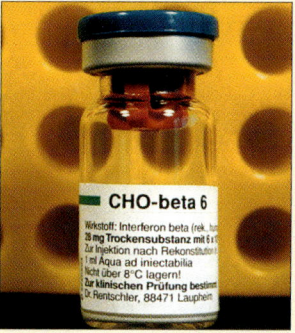 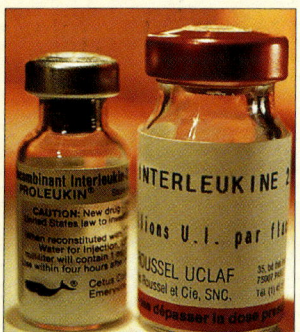

Aus dem Blut werden Lymphozyten (T-Killerzellen) entnommen und mit dem gentechnisch hergestellten menschlichen Immunbotenstoff Interleukin-2 (ein „Lymphokin") versetzt. Solche LAKs – lymphokin-aktivierte Killerzellen – waren die ersten „Impfstoffe", die die körpereigene Abwehr therapeutisch gegen den Tumor stärken sollten. Bisher hat keiner die großen Erwartungen erfüllt.

stanzen. Zwar können die meisten kindlichen Leukämien, Hodgkin-Lymphome und Hodenkrebserkrankungen junger Männer heute mit ausgefeilten Kombinationen bekannter Krebsmedikamente geheilt werden, doch den häufigen Tumoren ist oft immer noch schlecht mit Zellgiften beizukommen. Das wollen auch die herstellenden Pharmaunternehmen ändern und investieren Millionen in die Suche nach wirksameren Stoffen.
In den 90er Jahren fanden sie rund ein halbes Dutzend neuer erfolgversprechender Substanzen, zum Teil mit vorher unbekannten Wirkmechanismen. Zwei davon hält die Natur bereit: in der Rinde der pazifischen Eibe die Taxane (Taxol, Paclitaxel, Docetaxel) und in bodenbewohnenden Schleimbakterien die Epothilone. Die Taxane haben ihre Wirksamkeit schon in zahlreichen klinischen Studien bewiesen, die Epothilone beginnen gerade ihren Weg durch die wissenschaftliche Prüfung. Obwohl der Natur entnommen, sind beide allerdings harte Chemotherapeutika und keine sanfte Naturmedizin, ebenso wie die neuen Verfahren der biologischen Krebstherapie.

Darunter verstehen Krebsmediziner heute Behandlungsverfahren, die sich die biologischen Eigenschaften eines Tumors zunutze machen. Fast alle benutzen das Immunsystem und versuchen auf vielfältige Weise, die natürliche Krebsabwehr zu aktivieren, die den Menschen lange Jahre vor der Krankheit bewahrt hat, bevor sie aus irgendeinem Grund dazu nicht mehr in der Lage war. Es sind daher Immuntherapien im eigentlichen Sinn.

Ihre Konzepte sind logisch, die Methoden scharfsinnig und im Laufe der Jahre immer trickreicher geworden: Zytokine und Interferone, also körpereigene Immunbotenstoffe, sollten die Immunabwehr auf Trab bringen. Monoklonale Antikörper gegen Tumorantigene sollten Krebszellen aufspüren und die Abwehr auf den Plan rufen. Immunzellen wurden Patienten entnommen, im Reganzglas mit Botenstoffen aktiviert und „scharfgemacht" zurückgegeben. Krebszellen wurden nach der Operation aus dem individuellen Tumor entnommen, getötet, mit aktivierenden Stoffen vermischt und als „aktive Impfung" verabreicht, um das Immunsystem auf den Tumor zu trainieren. Neuere Impfkonzepte verwenden nicht mehr ganze Krebszellen, sondern nur deren tumorspezifische Antigene. Bispezifische Antikörper wurden im Labor konstruiert: Antikörper, die mit ihren beiden Ypsilonarmen zwei verschiedene Antigene gleichzeitig festhalten können. Forscher versuchen nun, mit diesen Bis Tumorzellen und T-Zellen zusammenzuklammern, damit die T-Zellen dann die Krebszellen wirksamer vernichten sollen. Die Pläne der Immuningenieure sind schier unerschöpflich.

Die Krux ist nur, daß die klinische Erprobung fast jedesmal in einer stillen Pleite endete. „Die Wirkung neuer Therapien auf die Überlebensdauer der Patienten ist weitgehend enttäuschend", wertet das „New England

Gentherapie gegen Gehirntumoren

Das Glioblastom ist ein sehr schnell wachsender und daher äußerst bösartiger Gehirntumor, an dem in Deutschland jährlich an die 5000 Menschen erkranken. Die meisten haben keine Chance. Deswegen hoffen sie zusammen mit ihren Ärzten auf die vielleicht wichtigste Neuerung, eine Gentherapie.

In der bislang größten klinischen Gentherapiestudie Europas wird die Wirksamkeit einer Behandlung mit einem Virus-Selbstmord-Gen getestet. Das Gen soll in möglichst viele

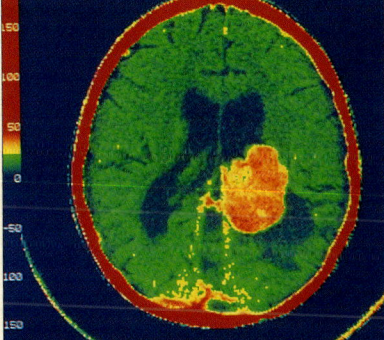

Das Computertomogramm zeigt den Gehirntumor, hier ein Glioblastom.

sogenannten stereotaktischen Operation werden dann die Mäusezellen in den Tumor eingebracht: Der Kopf des Patienten und das Werkzeug des Neurochirurgen werden an einer speziellen Vorrichtung (dem stereotaktischen Ring) fixiert, und die Kanüle wird auf einem vorher genau berechneten Weg in den Tumor geführt. Die Trägerviren bringen dort das Gen von den Mäusezellen in die Krebszellen, die dann das Enzym produzieren. Zwei Wochen später beginnt eine Behandlung mit einem Medikament,

Krebszellen des Gehirntumors eingeschleust werden. Dieses Gen und sein Produkt kennt der menschliche Körper nicht, es stammt aus einem Herpesvirus und trägt die Information für das Enzym Thymidinkinase. Ein Träger-Virus transportiert das Gen in eine Mäusezelle, die zunächst vermehrt wird. In einer das mit dem Enzym eine explosive Reaktion eingeht: die Krebszelle zerstört sich selbst. Bei einigen Patienten wurde der Gehirntumor daraufhin tatsächlich kleiner. Was das den Patienten langfristig bringt, müssen einige Jahre der Beobachtung zeigen.

FORSCHUNG UND THERAPIE

Journal of Medicine" pauschal, denn „es ist eben etwas anderes, einen Tumor im Reagenzglas kaputtzukriegen oder im Körper", wie der Hamburger Onkologe Dieter Hossfeld resümiert. Es sei „wahnsinnig schwierig", neues Grundlagenwissen in eine wirksame Therapie umzusetzen.

Schnelle Erfolge verspricht auch die Gentherapie nicht, der neueste Boom in der klinischen Krebsforschung. Gentherapie – das Wort klingt, als würde nun endlich das Übel an der Wurzel gepackt, als könnte man nun die Gene, die an der Krankheit schuld sind, einfach ausschalten oder, wenn sie fehlen, dazugeben. Die Wirklichkeit ist komplizierter: Tatsächlich können die Gentechniker gezielt Gene abschalten oder ein neues Gen in eine Zelle schleusen und es dort auch meistens zum Arbeiten bewegen. Aber Krebs ist keine Erbkrankheit, sondern entsteht durch unzählige Faktoren und ihr Zusammenspiel. Abgesehen von methodischen Schwierigkeiten sehen Forscher hier ein grundsätzliches Hindernis.

Dennoch werden in mehr als hundert klinischen Studien mit Hilfe von Viren, Liposomen oder anderen Vehikeln bestimmte Gene zusätzlich in eine Zellgruppe eingebracht, die eine der folgenden Wirkungen haben sollen:

► In zwei Drittel der Studien ist die Gentherapie eine modifizierte Immuntherapie. Gene für Immunbotenstoffe, für co-stimulierende Moleküle („das zweite Signal"), die T-Zellen aktivieren, oder für Tumorantigene werden in die Tumorzellen selbst eingeschleust und sollen sie zum Ziel einer Immunabwehr machen.

► An zweiter Stelle steht die „Pro-Drug-Therapie": Dazu wird ein Gen für ein Enzym in die Tumorzellen gebracht, das eine harmlose Vorstufe eines Zellgiftes in die tödliche Form umwandelt. Das Medikament würde nur jene Zellen töten, die das neue Gen tragen, vorzugsweise die Krebszellen.

Alle übrigen Ansätze werden bisher nur sehr vereinzelt versucht:

► Man gibt Krebszellen, bei denen ein Tumorunterdrückungsgen (wie p53) verändert ist, das normale Gen

zu und versucht so, ihr weiteres unkontrolliertes Wachstum zu stoppen.

► Man will gesunde Zellen unempfindlicher gegen Zellgifte machen, zum Beispiel die Stammzellen der Blutbildung im Knochenmark. Häufig sind sie es, die neben den Krebszellen am stärksten von einer Chemotherapie in Mitleidenschaft gezogen werden.

► Antisense-Therapie: Man blockiert die Gene, die man als mitschuldig an der Erkrankung erkannt zu haben glaubt.

Ob sich eine dieser Behandlungsideen als brauchbar erweisen wird oder ob alle diese noch sehr groben Ansätze in einer Sackgasse enden werden, weiß zu Beginn, wenn die neue Technik erstmals eingesetzt wird, noch kein Forscher vorherzusagen.

Ein ganz anderer Ansatz kommt langsam aus der Grundlagenforschung in die Anwendungsphase: Er beruht auf der Erkenntnis, daß jeder Tumor, der größer als drei Millimeter im Durchmesser ist, auch eine Blutversorgung braucht, und daß die Krebszellen bestimmte Stoffe herstellen müssen, die zur Bildung von Blutgefäßen (Angiogenese) im Tumor führen. Daraus resultierten Projekte, diese Gefäßbildung zu unterdrücken und dem Krebs so den Saft abzudrehen. Verschiedene Substanzen mit „anti-angiogenetischer" Wirkung werden im Labor getestet, darunter altbekannte Immunbotenstoffe wie der Tumor-Nekrose-Faktor TNF, Interferone, Interleukin-1 und Interleukin-12. Inzwischen haben die Forscher auch rund zwei Dutzend gefäßbildende Faktoren in Krebszellen entdeckt, die sie nun mit einer Handvoll verschiedener Wirkstoffe abfangen wollen.

Angesichts all dieser neuen High-Tech-Methoden scheint der Mensch, um den es geht, aus dem Blickfeld zu rücken und sich aufzufasern in ein System aus Botenstoffen, Krebsfaktoren und Genen.

Parallel zu dieser Entwicklung ist aber ein gegenläufiger Trend zu beobachten: Die Psyche der Patienten gewinnt an Aufmerksamkeit, der ganze Mensch soll betrachtet und seine Lebensqualität verbessert oder zumindest

Angewandte Psychoneuroimmunologie: Mit neuer Kraft zurück ins Leben

Viele Krebspatienten leben heute trotz ihrer Krankheit noch viele Jahre oder gar Jahrzehnte, manche können sogar ganz geheilt werden. Daher ist es immer wichtiger geworden, den Betroffenen bei der psychischen Verarbeitung des Erlebten zu helfen, ihnen neue Kraft und Lebensmut zu vermitteln.

Das gilt vor allem für Kinder: Manche Kliniken setzen unter anderem Clowns ein, die die Kinder für kurze Zeit Angst und Schmerzen vergessen und sie wieder lachen lassen.

Das größte Anliegen der meisten erwachsenen Patienten ist es, nach der Behandlung die eigenen Abwehrkräfte so zu stärken, daß sie die Krankheit in Schach halten und nicht wieder aufleben lassen. Nur wie? Von den behandelnden Ärzten in den Kliniken bekommen die wenigsten Hilfreiches mit auf den Weg.

Viele versuchen es mit Immunstimulantien wie Mistelpräparaten. Manche stellen die Ernährung um, andere suchen neue Kraft mit Hilfe psychologischer Methoden. Selbsthilfegruppen und psychosoziale Beratungsstellen können in dieser Zeit eine wertvolle Stütze sein. In Rehabilitations-Einrichtungen ergänzen Angebote aus der Musiktherapie, der Bewegungstherapie oder der Ergotherapie das medizinische Angebot.

Erste Anwendungen entstehen aus den Erkenntnissen der Psychoneuroimmunologie. Diese Disziplin hat naturwissenschaftlich belegt, was viele längst vermuteten: Zufriedenheit, Ausgeglichenheit und Anti-Streß-Therapien können die Abwehr unterstützen.

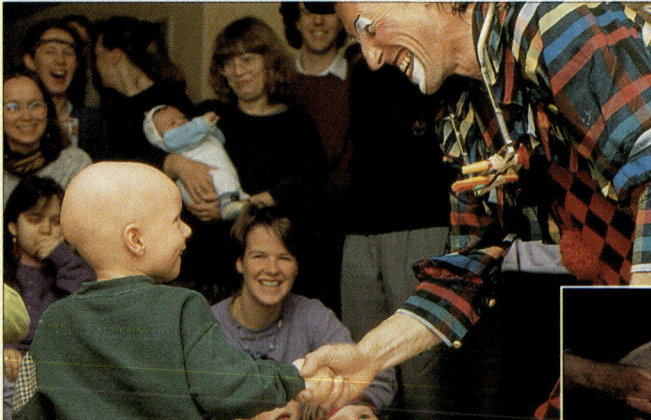

Nicht nur krebskranke Kinder brauchen nach der Chemotherapie wieder neue Lebensfreude. Musik, Tanz oder Malerei können dabei helfen.

erhalten werden, forderten zuerst die Psychoonkologen, dann seit den 80er Jahren mehr und mehr auch die Kliniker. Doch eine französisch-amerikanische Forschergruppe entlarvte in einer Studie diese Ziele als bloße Sonntagsreden. Die Wissenschaftler untersuchten, wie oft zwischen 1980 und 1995 in klinischen Studien neben den üblichen medizinischen Parametern auch die Lebensqualität erfaßt wurde, also zum Beispiel Leistungsfähigkeit, psychische und soziale Faktoren. In den 15 Jahren stieg der Anteil von null auf ganze drei Prozent. 97 Prozent der Studien verzichteten immer noch darauf, die Patienten selbst zu fragen, wie sie sich fühlen und was die Behandlung für sie persönlich gebracht hat. Die Molekulargenetik hat die Krebsforschung revolutioniert, doch die großen Erfolge am Krankenbett bleiben bislang aus.

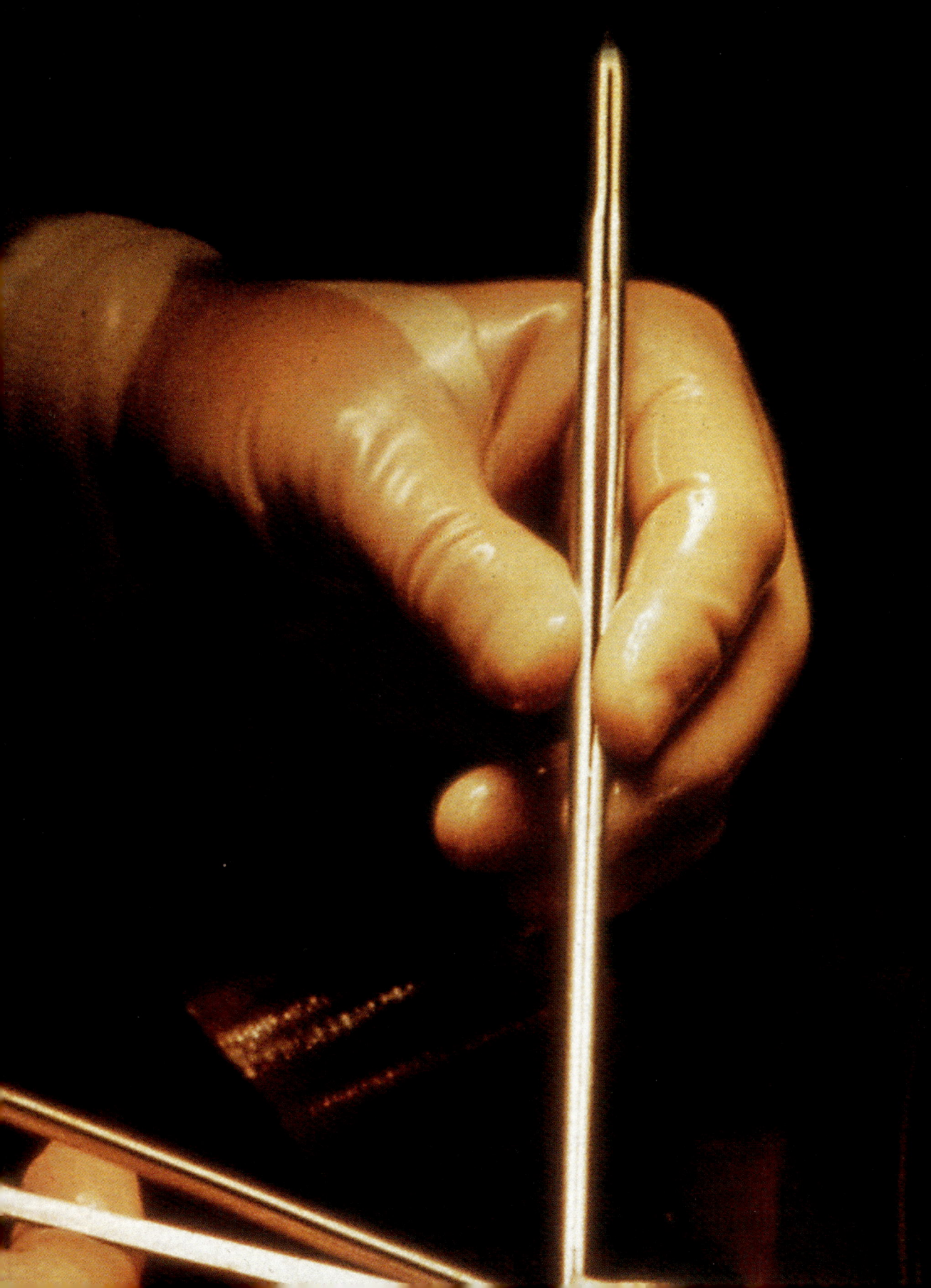

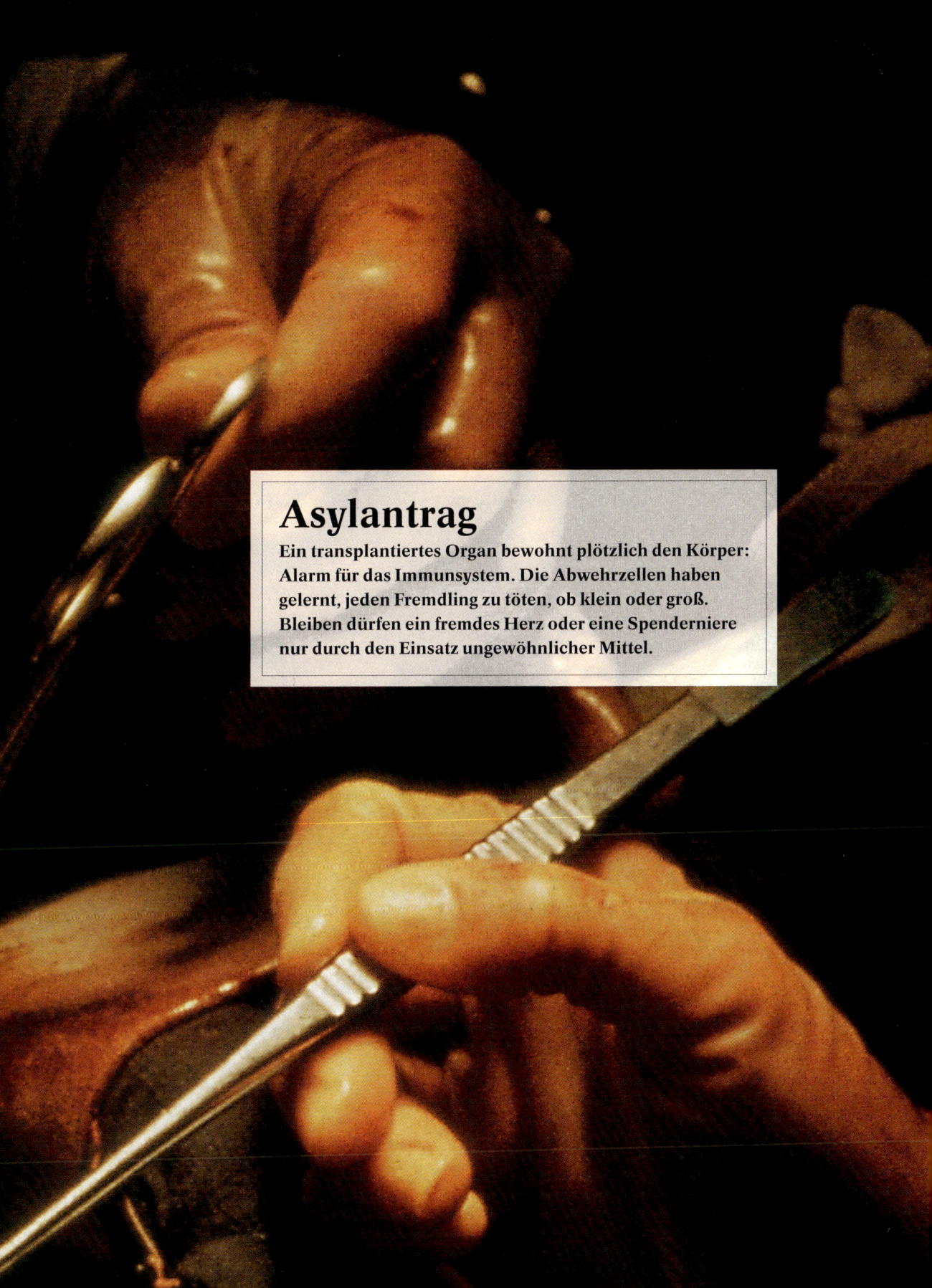

Asylantrag

Ein transplantiertes Organ bewohnt plötzlich den Körper: Alarm für das Immunsystem. Die Abwehrzellen haben gelernt, jeden Fremdling zu töten, ob klein oder groß. Bleiben dürfen ein fremdes Herz oder eine Spenderniere nur durch den Einsatz ungewöhnlicher Mittel.

Doppelpack

„Wir haben eine Niere für Sie. Und eine Bauchspeicheldrüse. Bitte kommen Sie gleich."

Endlich. Die Nachricht, auf die Vivian seit mehr als zwei Jahren wartet. Wie sehr hat sie diesen Tag herbeigesehnt – er könnte das Ende der Insulinspritzen für sie bedeuten, und vor allem: das Ende der Dialyse. Sie ruft ihre Tochter an und bittet sie, auch Thomas, von dem sie schon seit 10 Jahren geschieden ist, zu benachrichtigen. Dann bestellt sie ein Taxi. Der Koffer steht seit langer Zeit gepackt in der Diele. Sie nimmt ihn in die linke Hand, den Türgriff in die rechte und wirft einen letzten Blick zurück in die Wohnung. Wann sie wohl zurückkehren wird? Ob sie überhaupt wiederkommen wird?

Immerhin, eine Transplantation ist kein Spaziergang, obwohl inzwischen tausendfach erprobte Routine. Und ob das fremde Organ passen wird? Die Eltern können keine Niere für Vivian spenden: Der Vater ist vor vier Jahren gestorben, die Mutter mit 75 Jahren zu alt für eine Organspende. Eine Schwester oder einen Bruder hat Vivian nicht. Nun steht sie seit zwei Jahren auf der Liste bei Eurotransplant. Und wartet.

Vivian ist 47 Jahre alt, und ihre Situation gilt als kritisch. Jeden zweiten Tag liegt sie stundenlang neben dem Dialysegerät und läßt eine Blutwäsche über sich ergehen. Doch auch das würde bald nicht mehr ausreichen, haben die Ärzte gesagt. Lange würden ihre Nieren das nicht mehr mitmachen.

Möglicherweise hat die Zuckerkrankheit, an der sie seit ihrem 14. Lebensjahr leidet, mit zu der Nierenschwäche beigetragen. Die täglichen Spritzen sind zwar seit Jahrzehnten in ihren Alltag eingebettet wie das Zähneputzen, sie denkt nicht mehr darüber nach. Doch trotz Insulinersatz kann es mit den Jahren zu vielerlei Folgeschäden kommen, auch an den Nieren. So wie bei Vivian.

Und nun soll sie tatsächlich zwei neue Organe gleichzeitig bekommen, eine Niere und eine Bauchspeicheldrüse. Wenn alles gutgeht, dann werden zwei Fliegen mit einer Klappe geschlagen: Die gesunde Niere kann ihre Aufgaben wieder ohne technische Unterstützung wahrnehmen, und das Risiko, daß auch sie durch die Diabeteserkrankung mit der Zeit geschädigt wird, ist durch die gesunde Bauchspeicheldrüse eingedämmt. Denn sie gibt ja das lebenswichtige Insulin je nach Bedarf in immer genau der richtigen Dosis ab. Wenn alles gut geht …

Denn nun, da der Eingriff unmittelbar bevorsteht, hat Vivian trotz aller Hoffnung Angst. Wird ihr Körper die neuen Organe akzeptieren? Oder wird ihr Immunsystem, das sie sonst vor so vielen Gefahren schützt, sie wie Fremdkörper abstoßen?

Das Taxi fährt auf das Klinikgebäude zu. Auf dem Helicopter-Landeplatz knattern die Rotoren eines roten Rettungs-Hubschraubers, aus

In Deutschland werden jährlich rund 4000 Nieren für Transplantationen benötigt.

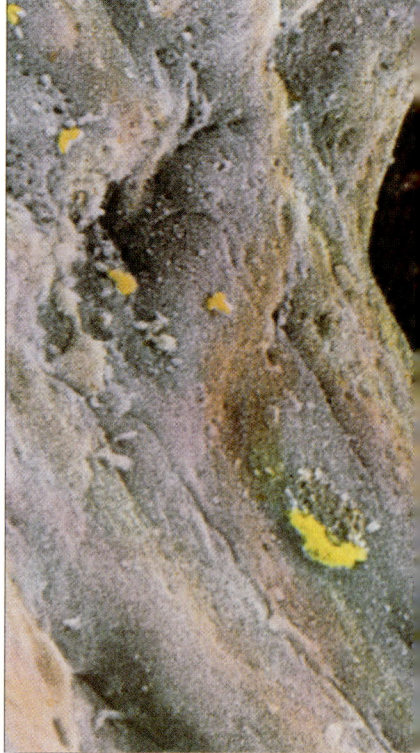

dem zwei weißgekleidete Menschen in gebückter Haltung auf das Gebäude zueilen. Einer trägt einen weißen Plastikkoffer. Die Aufschrift kennt Vivian, auch wenn sie sie aus der Ferne nicht lesen kann: „Human Kidney for Transplant" – menschliche Niere zur Transplantation.

Männerorgane und Frauenorgane

In welchem Körper die beiden Spenderorgane einmal gelebt und gearbeitet haben, wird Vivian nie erfahren. Die Ärzte werden ihr später mitteilen, daß sie zu einem Mann gehört haben, der etwa so alt war wie sie. Er starb nach einem Verkehrsunfall in einer Unfallklinik, irgendwo in Europa. Vivian und ihr Spender haben die gleiche Blutgruppe, und ihre MHC-Moleküle stimmen gut genug überein, das haben die vorausgegangenen Untersuchungen an beider Blut gezeigt.

Daß es Organe eines Mannes sind, ist nicht optimal, denn sie werden von Frauen im statistischen Mittel schlechter vertragen als Organe vom eigenen Geschlecht. Doch die Zeit drängt, Vivian braucht die Niere dringend, und so hat man dieses Risiko in Kauf genommen.

Frauen vertragen transplantierte Organe von Männern schlechter als umgekehrt.

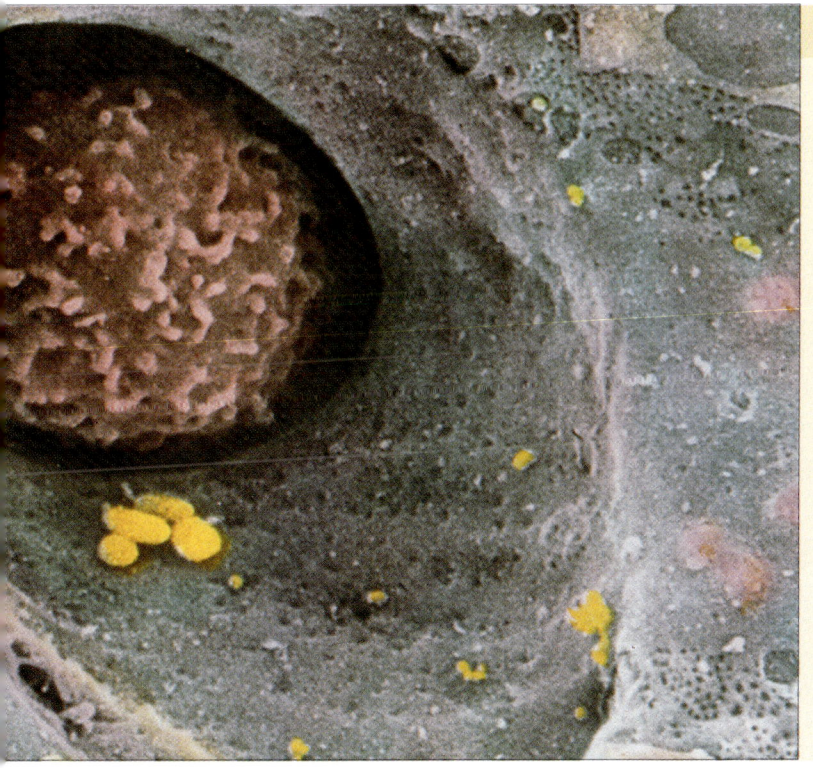

Einwanderer

Eine Freßzelle wandert durch eine Blutkapillare in das neue Organ – und löst vielleicht die Abstoßung aus. Bei der Implantation der Niere wurden auch die Blutgefäße miteinander vernäht. Durch das fremde Organ fließt nun körpereigenes Blut und mit ihm Immunzellen – hier ein Monozyt, der am Ende der Kapillare in das Gewebe übertreten kann und so zum Makrophagen wird. Dort wird er fressen, was er vorfindet: fremde Gewebeteile. Er wird sie verdauen und die Exkremente (kleine Eiweißstücke) auf seiner Zelloberfläche abladen, in MHC-Moleküle verpackt. Er wird weiterwandern und irgendwann einer T-Zelle begegnen, deren T-Zell-Rezeptor zu den Eiweißstücken paßt. Das ist die Kampfansage für das Immunsystem: Von nun an wird es alles daransetzen, das fremde Gewebe zu bekämpfen.

Für die Schwierigkeiten, die durch einen Geschlechtsunterschied zwischen Spender und Empfänger entstehen können, ist vor allem ein spezieller Gewebemarker verantwortlich, dessen Struktur auf dem Y-Chromosom verschlüsselt ist: das HY-Antigen. Da nur Männer ein Y-Chromosom besitzen, haben auch nur sie ein HY-Antigen. Etwas Entsprechendes bei Frauen ist nicht bekannt. HY gehört zu den sogenannten Neben-Gewebeverträglichkeits-Antigenen: das heißt, ein Unterschied zwischen Organspender und Empfänger kann zu Unverträglichkeitsreaktionen führen, hat jedoch weniger dramatische Folgen wie ein Unterschied in den Haupt-Gewebeverträglichkeits-Antigenen, den MHC-Molekülen.

Der Doppelgänger

Bevor es Gentests gab, untersuchte man die Verträglichkeit eines Organs mit serologischen Methoden: Man testete, ob Spender- und Empfängerblut zusammenpaßten.

Heute isolieren Labormediziner für exakte Analysen die Erbsubstanz und vergleichen die jeweiligen MHC-Gene auf dem Chromosom Nummer 6. Auf den väterlichen und mütterlichen Chromosomen hat jeder Mensch jeweils sechs unterschiedliche Gene für MHC-Moleküle: drei der Klasse 1, die auf fast allen kernhaltigen Zellen sichtbar werden, und drei der Klasse 2, die nur auf Antigen-präsentierenden Zellen vorkommen. Dabei können die einander entsprechenden Gene von Vater und Mutter gleich oder verschieden sein, so daß ein Mensch mindestens sechs, höchstens aber zwölf unterschiedliche MHC-Gene hat. Für jedes Gen sind eine Vielzahl von Varianten – bis zu 130 – bekannt, wahrscheinlich noch mehr.

Daß alle Marker übereinstimmen, ist bei nicht verwandten Menschen deshalb extrem unwahrscheinlich. Berechnet man die Zahl der Kombinationsmöglichkeiten, dann gibt es in der Bevölkerung mehr als eine Million unterschiedlicher Gewebetypen. Das macht es bei der allgemeinen Organknappheit so schwierig, einen zufällig passenden Fremdspender zu finden.

Die Übereinstimmung der Gewebemarker zwischen Organspender und Empfänger wird heute mit molekular-biologischen Methoden getestet.

Vom Sinn der Gewebemarker

Warum hat die Evolution diese vielen verschiedenen Gewebemarker hervorgebracht? Welchen Vorteil bedeutete das für die Menschen? Am plausibelsten erscheint heute die Erklärung, daß die Vielfalt der MHC-Marker ein Schutz gegen Viren ist. Wären alle MHC-Fahnen auf den Zellen gleich, dann könnte sich ein verwandlungsfreudiges Virus rasch so verändern, daß kein Bruchstück seiner Eiweiße mehr in die MHC-Moleküle hineinpaßt. Damit würde das Virus, da die Killer-T-Zellen es nicht erkennen können, der Immunabwehr entkommen und könnte sich unbehelligt vermehren.

In einem menschlichen Körper sind alle MHC-Moleküle einer Sorte gleich, so daß eine solche Anpassung tatsächlich gelingen kann. Wenn das Virus jedoch den nächsten Menschen infiziert, der andere MHC-Moleküle besitzt, dann kann dessen Immunsystem sich des Eindringlings erwehren. Wenn in einer Bevölkerung Tausende von verschiedenen MHC-Molekülen existieren, kann es einer Virusart nicht gelingen, sich der Erkennung durch die Immunsysteme aller Individuen zu entziehen. So ist das Überleben beider garantiert: von Menschen und Viren.

> Die Vielfalt der Gewebemarker ist in der Evolution wahrscheinlich als Virenschutz entstanden.

Spender und Empfänger

Weil es so extrem unwahrscheinlich ist, ein hundertprozentig passendes Organ zu finden, gilt bei der Entscheidung, ob ein Patient ein bestimmtes Organ bekommt, nicht das Knock-out-Kriterium „paßt" oder „paßt nicht". Die Entscheidung für eine Fremd-Transplantation ist immer ein Kompromiß: Wie gut paßt das Organ?

Um das abzuschätzen, gibt es für jedes Organ bestimmte Mindestwerte, die übereinstimmen müssen. Generell gilt, daß ein fremdes Organ um so eher akzeptiert wird, je mehr MHC-Marker übereinstimmen.

Zusätzlich zu diesem „MHC-matching" hat der Empfänger einen letzten Test zu bestehen: In seinem Blut dürfen keine Antikörper gegen eines der Spender-MHC-Moleküle zu finden sein. So etwas kann besonders bei Dialysepatienten durchaus vorkommen, denn sie erhalten vor der Transplantation oft zahlreiche Bluttransfusionen wegen Anämien, die eine Folge des Nierenversagens sind. Durch den Kontakt des Immunsystems mit immer neuem Blut bildet der Empfänger unabhängig von der Blutgruppenverträglichkeit Antikörper gegen die fremden MHC-Marker. Das ist zunächst meist unproblematisch, doch wenn diese Antikörper zufällig auch zum MHC des späteren Organspenders passen, ist die Katastrophe vorprogrammiert. Es kommt zu einer hyperakuten Organabstoßung.

Die weiße Niere

Würde Vivians Immunsystem die neuen Organe sofort abstoßen (ein Schicksal, das ihr erspart bleibt), dann würde sich in ihrem Körper etwa folgende Szene abspielen:

Zwei Antikörper treiben durch den Blutstrom eines frisch transplantierten Patienten, der kurz vor der Transplantation eine Blutkonserve erhalten hat. Die beiden Antikörper sind Zwillinge. Sie stammen aus einer B-Zelle, die durch das fremde Blut aus der Konserve aktiviert und zur Plasmazelle wurde. Ihre Gewebemarker sind so gebaut, daß sie die Gewebemarker des neuen Blutes erkennen und festhalten können. „Hoppla, was war das? Hier war doch früher keine Stufe."

Einer der Zwillings-Antikörper ist über eine Schwelle gestolpert: eine chirurgische Naht am Übergang zwischen den alten Blutgefäßen und den neuen, die in die gerade eingepflanzte Niere führen. Dahinter hat

Verlustgefahr: die akute Abstoßung einer transplantierten Niere

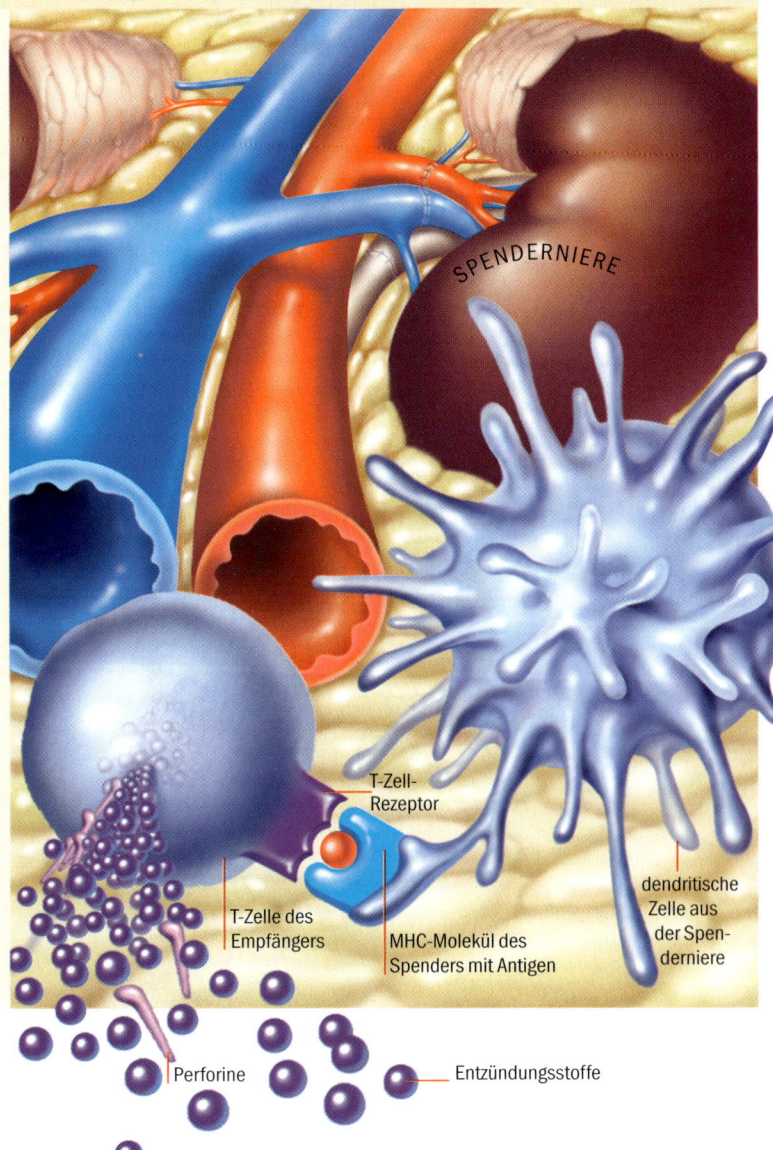

Je weniger verwandt Spender und Empfänger eines transplantierten Organs sind, desto geringer ist die Chance, daß ein transplantiertes Organ vom Körper akzeptiert wird, denn um so unterschiedlicher sind ihre MHC-Moleküle.

Da die MHC-Moleküle auf den Oberflächen aller Körperzellen sitzen („Gewebemarker"), kann das Immunsystem fremdes Gewebe gut erkennen. Kurze Zeit nach einer Transplantation würde daher das Organ angegriffen und abgestoßen werden:

In der transplantierten Niere tragen zum Beispiel dendritische Zellen die MHC-Moleküle des Spenders. Im Blut oder im Gewebe kommen sie mit T-Zellen des Empfängers in Kontakt. Die T-Zellen erkennen das fremde MHC, werden aktiviert und schütten Entzündungsstoffe, Perforine oder Botenstoffe wie TNF oder Interferon-gamma aus. In der transplantierten Niere kommt es zu einer Entzündung und zur Zerstörung der Spenderzellen.

Medikamente wie Ciclosporin unterdrükken jedoch die Aktivierung der T-Zellen und können so die akute Abstoßung verhindern.

SPENDERNIERE

T-Zell-Rezeptor

dendritische Zelle aus der Spenderniere

T-Zelle des Empfängers

MHC-Molekül des Spenders mit Antigen

Perforine

Entzündungsstoffe

sich ein Strudel gebildet, der die beiden Antikörper herumwirbelt und schließlich wieder ausspuckt. An der Wand des Blutgefäßes bleiben sie hängen.

„Ich glaube, ich sehe nicht richtig!"

„Alles voller Antigene!"

„Die ganze Wand entlang! Eines nach dem anderen!"

Die Antikörper glauben, an den Gefäßwandzellen ihr Antigen zu erkennen, jenes Molekül aus der Blutkonserve, gegen das sie gebildet wurden. Tatsächlich sehen sie das Gewebeantigen des Organspenders und nicht des Blutspenders, aber das können die beiden Antikörper nicht unterscheiden. Für sie sind beide täuschend ähnlich.

„Was sollen wir tun?"

„Da gibt es doch nichts zu überlegen! Festhalten!"

„Okay, ich hab' einen Griff gefunden. Und nun?"

„Teilen wir uns die Arbeit. Ich sage den Komplementfaktoren Bescheid, und du siehst zu, daß du den Fuß in die Tür bekommst."

„In welche Tür?"

„In die der natürlichen Killerzellen. Da kommt Niko, halte ihn am besten gleich auf."

Die Antikörper binden an die fremden MHC-Moleküle. Sie aktivieren die Komplementkaskade gegen die Zellen der Blutgefäßinnenwand und veranlassen natürliche Killerzellen, ihre tödlichen Waffen einzusetzen. Alle zusammen zerstören die Gefäßwandzellen der neuen Niere, kaum daß sie wieder durchblutet wurde. Der Blutfluß nimmt ab, die Sauerstoffversorgung sinkt rapide, das Organ verfärbt sich weiß und stirbt schließlich den Erstickungstod.

> Hat der Organempfänger schon vorher Antikörper gegen das fremde Organ im Blut, kommt es innerhalb von Minuten bis Stunden zu einer Sofortabstoßung.

Der Abend danach

Vivian erwacht mit einem Fremdkörpergefühl im Hals. Sie sieht die weiße Decke, links zugezogene Vorhänge, rechts eine Tür. Über ihr piepst es rhythmisch, und neben ihrem rechten Ohr klappert etwas. Sie richtet die Augen in Richtung des Geräusches und sieht eine weißgekleidete Person mit Mundschutz und freundlichen dunklen Augen.

„Guten Abend", sagt eine weibliche Stimme.

Wieso guten Abend? Warum liegt sie nicht in ihrem eigenen Bett?

„Wo bin ich?" möchte Vivian fragen, aber etwas hindert sie zu sprechen. Hilfesuchend blickt sie die fremde Frau an.

„Ganz ruhig. Sie sind auf der Intensivstation. Es ist alles in Ordnung. Schlafen Sie noch eine Weile."

Vivian findet nicht, daß alles in Ordnung ist, aber sie ist zu müde, um sich darum zu kümmern. „Später", denkt sie und schließt die Augen. Als sie sie erneut öffnet, ist es Tag. Die Vorhänge sind jetzt zurückgezogen und durch die Fensterscheibe blickt Vivian in einen tiefblauen Himmel. Noch immer liegt sie auf diesem hohen Bett und kann sich nicht rühren. In der Nase fühlt sie Schläuche, die kalte Luft hineinblasen. Plötzlich eine vertraute Stimme:

„Mama?"

Vivian lächelt erstaunt und erleichtert in das vermummte Gesicht ihrer Tochter. Die grinst und zeigt auf ihre Füße.

„Das Eleganteste sind die Überschuhe."

Sie drückt die Hand der Mutter.

„Es ist alles gutgegangen, Mama. Morgen oder übermorgen kommst du auf die normale Station."

Die Einwanderer

In einer Simultantransplantation hat Vivian eine neue Niere und eine neue Bauchspeicheldrüse bekommen. Nachdem beide eingenäht und die Klemmen an den Blutgefäßen geöffnet worden waren, ist Vivians Blut hineingeströmt, und beide Organe haben ohne Komplikationen zu arbeiten begonnen.

Nun kommt für Vivian eine kritische Zeit. Denn obwohl die Gewebemarker der Organe und ihrer neuen Heimat weitgehend übereinstimmen, gibt es doch geringe Unterschiede. Auf sie werden die T-Zellen, die Einwanderungsbehörde des Immunsystems, sehr genau achten.

„Irgend etwas ist hier merkwürdig", wundert sich Titus, der mit seinem Kollegen Tom gerade eine Erkundungstour durch die neue Niere unternimmt.

„Vorgestern kam nämlich ein Hans zu uns in den Lymphknoten, der sah vielleicht merkwürdig aus! Als käme er von ganz weit her. Er machte auch einen etwas verwirrten Eindruck, so als wäre er sich nicht ganz sicher, ob er hier richtig ist."

„Und woher kam er?" fragt Tom interessiert.

„Er sagte, aus der Niere."

„Aus der Niere, also von hier?"

„Ja. Er trug auch ein MHC-2, aber darin war ein höchst seltsames Eiweißstück. Ich bin mir nicht sicher, ob das alles seine Ordnung hat."

„Hm." Tom kann sich keinen rechten Reim darauf machen. „Da fällt mir ein, ich habe auch eine seltsame Geschichte gehört."

„Welche denn?"

„Es soll neulich ein normaler Hans, also ganz klar einer von uns, in einen Lymphknoten gekommen sein mit einem Antigen, das er aus einem Gewebemarker geschnitten hat."

„Ja, und? Hans kümmert sich doch nicht darum, was er zerschneidet."

„Ja, schon. Das Merkwürdige war nur, daß ein paar Helferzellen darauf

> T-Zellen erkennen das fremde Organ an den andersartigen Gewebemarkern.

angesprungen sein sollen, als stammten diese Antigene aus einem Krankheitserreger."

„Seltsam! – Tom, ich traue dem Frieden nicht. Irgendwie sieht das hier aus, als wären wir gar nicht mehr in Vivian."

„Den Körper haben wir ja wohl nicht gewechselt. Von solchen metaphysischen Sprüngen habe ich noch nie gehört."

„Ich auch nicht. Es scheint ein unsichtbarer Eindringling sein Unwesen zu treiben. Wir sollten auf der Hut sein."

Erste Kontakte

Mehrere Dinge sind gleichzeitig geschehen, die die beiden T-Zellen in Alarmbereitschaft versetzt haben:

Mit dem neuen Organ können auch Immunzellen des Spenders wie in einem trojanischen Pferd in den Körper des Empfängers gelangen und dort Unruhe stiften.

In die neue Niere sind mit Vivians Blut auch antigenpräsentierende Immunzellen eingewandert. Einige von ihnen haben Teile von schon ausgedienten Nierenzellen des neuen Organs aufgenommen, sie verarbeitet und in die MHC-Fahnen verpackt. Als sie dann im nächsten Lymphknoten ankamen, zeigten sie Teile der fremden MHC-Moleküle den T-Zellen vor, genau wie einen Krankheitserreger.

Mit dem transplantierten Organ gelangen wie in einem trojanischen Pferd auch fremde Immunzellen in Vivians Kreislauf, die Verwirrung stiften können. Sobald die Niere zu neuem Leben erwacht ist und ihre Arbeit aufgenommen hat, wandern antigenpräsentierende Zellen des Spenders aus dem Transplantat in die Lymphknoten, wie es ihre Aufgabe ist. Dort aber aktivieren sie Vivians T-Zellen gegen die fremden und deswegen gefährlichen Antigene.

Zusätzlich können T-Zellen auf ihrer Wanderung durch das neue Organ die fremden MHC-1-Moleküle auf den Nierenzellen erkennen.

Natürliche Abwehr

So kann das Immunsystem auf mehreren Wegen gleichzeitig gegen das transplantierte Organ vorgehen. Diese natürliche Abstoßungsreaktion tritt ohne Vorsorgemaßnahme in den meisten Fällen einige Tage nach der Transplantation auf, und es kommt es zu einer generellen Entzündungsreaktion in dem betroffenen Gewebe. Die Funktion des Organs wird zunehmend eingeschränkt, ohne weiteren Eingriff wäre das Organ in zehn bis vierzehn Tagen wieder verloren.

Diese Abstoßung ist eine biologisch sinnvolle Reaktion des Immunsystems gegen fremdes Zellmaterial im Körper. Sie ist im Laufe der Evolution über Hunderttausende von Jahren entwickelt worden. Schließlich kommen Transplantationen in der Natur nicht vor. Das

Immunsystem kann daher nicht wissen, daß ein solcher Eingriff dem Körper helfen wird, sondern es betrachtet das neue Gewebe als natürlichen Feind, den es mit allen Mitteln zu bekämpfen gilt.

Daß die meisten Organtransplantationen heute dennoch erfolgreich verlaufen, hat die Medizin Medikamenten zu verdanken, die die T-Zell-Abwehr matt setzen und so in den meisten Fällen eine Abstoßung verhindern können. Diese immunsupprimierenden Arzneimittel sind eine Art chemischer Elefant im Porzellanladen des Immunsystems.

Abstoßungskrise

„Ihre Laborwerte gefallen mir nicht ganz." Der Arzt, der Vivian die neuen Organe eingepflanzt hat, steht vor ihrem Bett und macht ein bedenkliches Gesicht. Seit vorgestern liegt Vivian auf der Normalstation, sie atmet allein und kann sogar schon wieder ein wenig Nahrung zu sich nehmen.

Der Weg einer Niere von einem Körper in einen anderen

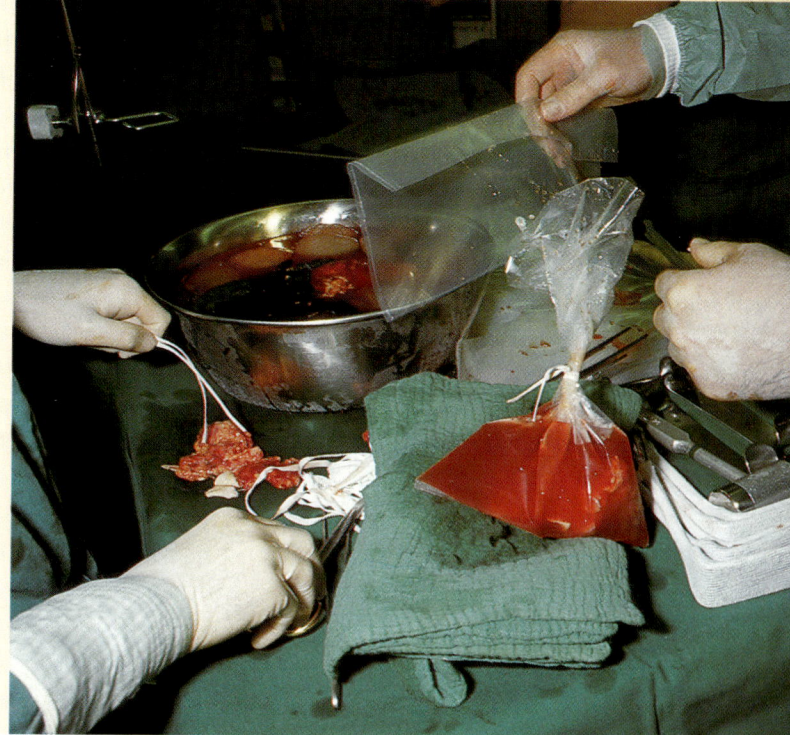

Von zwei unabhängigen Ärzten wird in einer Unfallklinik der Hirntod eines Opfers festgestellt. Trägt sie oder er einen Organspenderausweis oder stimmen die Angehörigen zu, dann entnimmt ein Operationsteam die Nieren und legt sie in eine kühle Konservierungslösung. Die Daten werden der europäischen Transplantationszentrale im holländischen Leiden gemeldet, falls die Organe nicht im selben Haus benötigt werden.

Im Computer von Eurotransplant sind Patienten aus ganz Europa verzeichnet, die dringend auf ein neues Organ warten. Die Zentrale vermittelt. In zwei anderen Städten läutet das Telefon bei zwei passenden Empfängern für jeweils eine Niere. Innerhalb von 48 Stunden muß die Niere (Leber: sechs bis acht Stunden, Herz: vier bis sechs Stunden) wieder an den Blutstrom in einem neuen Körper angeschlossen sein.

„Warum? Es sah doch alles gut aus." Vivian erschrickt. Nur das nicht! Nur nicht eines der neuen Organe wieder verlieren, auf die sie so lange gewartet hatte. Was käme dann? Würde man überhaupt so schnell ein Ersatzorgan finden?

„Kein Grund zur Panik", versucht sie der Arzt zu beruhigen. „Wir werden die Laborwerte noch einmal genau überprüfen. Vielleicht ist es ja auch falscher Alarm."

„Und wenn nicht?"

„Wenn diese Werte tatsächlich ein Zeichen für eine Abstoßungskrise sind, dann werden wir Ihre Medikamente umstellen."

„Worauf umstellen?"

„Wir geben Ihnen dann andere Medikamente als bisher, um die Reaktion Ihres Immunsystems zu unterdrücken. Wir haben da eine ganze Reihe von Wirkstoffen auf Lager, darunter auch ganz neue. Keine Angst: So schnell geben wir nicht auf."

Immundämpfer

Seit die Substanz aus einem Pilz als Arzneimittel nutzbar geworden ist, hat die Transplantationsmedizin einen großen Fortschritt errungen: Ciclosporin A ist heute nach Organverpflanzungen der Immundämpfer schlechthin. Der Wirkstoff ist ein kleines Eiweiß, das sehr gezielt die Herstellung des Immunbotenstoffes Interleukin-2 hemmt, des wichtigsten Aktivierungsmoleküls der T-Zellen.

Andere Immunsuppressiva blockieren die Teilung aktivierter T-Zellen, so daß diese keinen spezifischen T-Zell-Klon gegen ein Gewebeantigen bilden können. Wieder andere fangen Zytokine ab, bremsen die Zellteilung oder sind entzündungshemmende Stoffe. Wenn es unter Ciclosporin A zu einer Abstoßungskrise kommt, wird zumeist versucht, sie mit einer anderen Zusammensetzung, mit einem anderen Immun-Cocktail in den Griff zu bekommen.

Schlafmittel für die T-Zellen

Immer noch rätseln die beiden T-Zellen in den Gängen der neuen Niere über die Reihe von Merkwürdigkeiten, die ihnen in den letzten Stunden begegnet sind.

„Es könnte sein, daß es kein Krankheitserreger ist, sondern ein Trick der Außerkörperlichen", spekuliert Tom.

„Von wem?" Titus legt die Stirn in Falten.

„Von den Außerkörperlichen", wiederholt Tom völlig sinnlos. „Nie gehört?"

„Nein." Titus wird allmählich ärgerlich. Gerade jetzt, wo sie in einer kritischen und undurchsichtigen Situation stecken und einen kühlen Kopf brauchen, kommt Tom mit grünen Männchen daher!

„Sie sollen Körper-Galaxien zerteilen und neu wieder zusammensetzen! Du interessierst dich wohl nicht für Science-fiction? Kennst du nicht die Medizianer? Käpt'n Skalp und die Grünkittel"

„Nein, kenn' ich nicht. Und du hast meiner Meinung nach ein bißchen zu viel Phantasie!"

„Kann schon sein, aber irgendwie kommt es mir so vor, als hätte uns irgendwer über Nacht in einen anderen Körper versetzt und gemeint, wir merken das nicht", sagt Tom aufgeregt.

Titus nickt und starrt die Wände um ihn herum an. Ja, das stimmt allerdings. So kommt es ihm auch vor.

„Wie auch immer!" sagt er schließlich entschlossen. „Wir dürfen nicht zulassen, was hier vorgeht! Ich schütte vorsichtshalber mal ein paar Zytokine aus."

„Eine gute Taktik. Prävention kann nie schaden. Ich löchere einige von diesen rätselhaften Zellen. Mal sehen, was dann passiert."

Doch während Tom beginnt, seine Perforine abzuschießen, hat Titus anscheinend Ladehemmung.

„Was ist los? Wo bleiben deine Zytokine?" fragt Tom ungeduldig.

„Ich kann nicht. Ich weiß nicht. Ich bin plötzlich so müde", gähnt Titus. „Ich kriege gar kein Interleukin-2 mehr zustande …"

„Das ist der Streß der letzten Tage. Setz dich erst mal hier in die Ecke und erhol dich. Das wird schon wieder."

Aber auch Tom leidet urplötzlich unter seltsamen Burnout-Symptomen. Wie gelähmt dämmert er im Halbschlaf vor sich hin.

> Immununterdrückende Medikamente lähmen die T-Zellen. So senken sie die Gefahr einer Transplantatabstoßung, erhöhen aber die Infektanfälligkeit der Patienten.

Toleranz hat ihren Preis

Patienten, deren wichtigste und wirkungsvollste Komponente im Immunsystem, die T-Zellen, durch solche immundämpfenden Medikamente lahmgelegt sind, können auch Infekte sehr viel schwerer abwehren. Für sie kann schon eine leichte Infektion mit Bakterien oder Viren zur großen Gefahr werden. Außerdem können sie langfristig bestimmte Tumoren entwickeln, vor allem Krebserkrankungen des lymphatischen Systems. Doch die Arzneimitteltherapie wurde in den vergangenen Jahren immer ausgefeilter, so daß auch dieses Risiko heute geringer ist als noch vor einigen Jahren.

Ohne Immunsuppressiva hätten nur Organe aus einem eineiigen Zwilling eine Chance, dauerhaft in dem neuen Körper zu arbeiten, denn alle anderen, die sich auch nur geringfügig in ihren Gewebemarkern unterscheiden, würden bald zugrunde gehen. Je nach dem Ausmaß des Gewebeunterschieds und nach dem Grad der Entschlossenheit, mit dem das Immunsystem das fremde Organ bekämpft, kann es nach Tagen oder erst nach Wochen zu einer solchen Abstoßung kommen.

Nach den ersten kritischen Tagen und Wochen sinkt jedoch das Risiko einer akuten Abstoßungskrise, denn mit der Zeit sterben immer mehr T-Zellen, die vor der Transplantation schon lebten, eines natürlichen Alterstodes, und der Nachwuchs, der bereits mit dem neuen Organ aufwächst, gewöhnt sich daran. So entwickelt das Immunsystem von Transplantierten mit der Zeit eine Toleranz gegenüber dem fremden Gewebe.

Das Immunsystem paßt sich dem neuen Organ und seinen fremden Gewebemarkern mit der Zeit an.

Leben unter dem Damoklesschwert

„Wann kann ich nach Hause?" Seit Tagen ist dies Vivians drängendstes Anliegen, und auch heute wieder stellt sie ihre wichtigste Frage.

„Morgen", antwortet der Chefarzt bei der Visite. „Ich denke, wir können es wagen. Ihre Werte sind stabil, und wenn Sie sich fühlen, wie Sie aussehen, sehe ich keinen Grund, Sie länger hierzuhalten."

Vivian freut sich über das Kompliment – das erste seit Wochen.

„Habe ich es denn jetzt überstanden? Oder muß ich weiter um meine Niere und meine Bauchspeicheldrüse bangen?"

„Das Schlimmste haben Sie hinter sich. Mit jedem Tag sinkt das Risiko weiter, daß Ihre Organe wieder abgestoßen werden."

„Es kann immer noch passieren?"

„Ganz sicher kann man nie sein. Bei einer Doppel-Transplantation von Niere und Pankreas haben Sie aber rein statistisch eine Chance von 85 Prozent, daß es im nächsten Jahr keine Schwierigkeiten gibt."

„Und dann?"

„Wir sollten uns jetzt erst einmal auf das Naheliegende konzentrieren. Sie müssen wieder zu Kräften kommen und sich an den Alltag gewöhnen ..."

„Aber kann es sein, daß ich noch nach Jahren Probleme bekomme?"

„Ja, leider", entgegnet der Arzt. „Es gibt ein kleines Risiko, das wir nicht ausschließen können. Manchmal sieht am Anfang alles gut aus, und nach Jahren entzündet sich das neue Organ plötzlich, oder es kommt zu einer Gefäß- oder Gewebeverhärtung, und das kann eventuell unangenehm werden."

Nach einem Jahr arbeiten noch 90 Prozent der transplantierten Nieren einwandfrei, nach zehn Jahren aber nur noch die Hälfte.

„Und woher kommt das – nach so langer Zeit?"

„Wenn wir das wüßten! Aber darüber sollten Sie sich jetzt wirklich keine Gedanken machen. Jetzt werden Sie erst einmal gesund. Und dann genießen Sie erstmal Ihr neues Leben – ohne Dialyse und Insulinspritzen ..."

FORSCHUNG UND THERAPIE

Auswege aus dem Organmangel

Der Organmangel ist eklatant: Rund 500 Herzen und etwa ebenso viele Lebern werden pro Jahr in Deutschland transplantiert, nur halb so viele wie nötig wären, um alle schwerkranken Patienten aus ihrer lebensbedrohenden Situation zu retten. Für drei bis fünf Prozent der Patienten auf der Warteliste endet die Hoffnung mit dem Tod.

Menschen, deren Nieren versagt haben, müssen sich mehrmals pro Woche der lebensrettenden Dialyse unterziehen, einer stundenlangen Prozedur. Im Schnitt dauert es drei bis vier Jahre, bis sie endlich auf den Listen so weit vorgerückt sind, daß ihnen das begehrte Organ zugeteilt wird.

Obwohl in Deutschland nach jahrelangem Hin und Her seit dem 1. November 1997 ein Transplantationsgesetz die Kriterien zur Organentnahme regelt, erklären sich immer noch zu wenige Menschen zu Organspendern im Falle ihres Todes. Die meisten überlassen, vielleicht aus Nachlässigkeit oder Angst, die Entscheidung ihren Angehörigen, die nach einem unerwarteten Tod mit der Frage „Spende: ja oder nein?" oft überfordert sind und deswegen ablehnen. Diejenigen, die eine Spende nach ihrem (Hirn-)Tod im voraus bewußt ablehnen, begründen die Entscheidung oft mit der Sorge um eine vorschnelle Organentnahme.

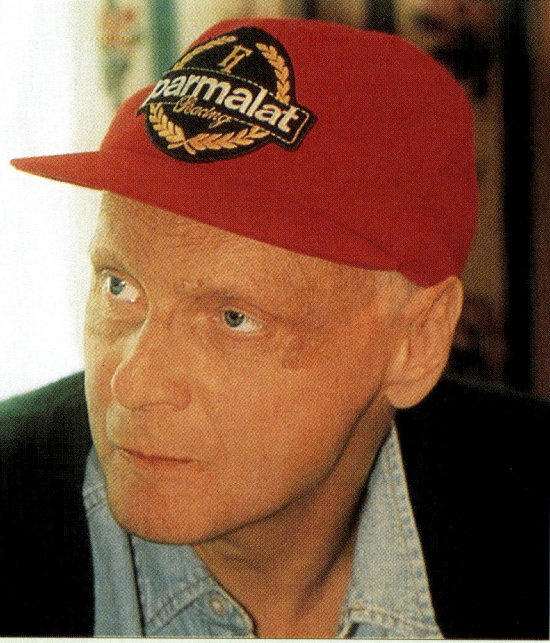

Lebendspende: Niki Lauda, Flugunternehmer und Ex-Rennfahrer, erhielt im April 1997 nach einem akuten Nierenversagen ein Ersatzorgan, gespendet von seinem jüngeren Bruder.

Die Spendebereitschaft scheint unveränderbar, und daher sinnen Ärzte und Wissenschaftler nach Auswegen aus der Krise. Sie verfolgen dabei zwei Wege: die Nachfrage zu reduzieren und Alternativangebote zu entwickeln.

Mit Präventionsprogrammen rufen Krankenkassen und Gesundheitsorganisationen zu einer Lebensweise auf, die Herz und Gefäße schützt und der Volkskrankheit Arteriosklerose vorbeugt – in schweren Fällen eine Indikation für eine Herztransplantation. Zuckerkranke sollen durch eine bessere Medikamenteneinstellung und eine verstärkte Selbstdisziplin vor einem Nierenschaden bewahrt werden. Notwendige Zweit-Transplantationen sollen durch verbesserte Langzeitergebnisse vermieden werden.

Während in den frühen Jahren der Transplantationsmedizin die meisten Organe innerhalb des ersten Jahres abgestoßen wurden, hat man diese akute Abstoßung durch Gewebeverträglichkeitsprüfungen und mit immununterdrückenden Medikamenten inzwischen so gut im Griff, daß nach einem Jahr noch mehr als 90 Prozent der Organe ihren Trägern erhalten bleiben.

Warum aber dann, nach fünf bis sechs Jahren, doch die Hälfte der Transplantate wieder abgestoßen wird (mit Ausnahme der Leber, wo es deutlich bessere Ergebnisse gibt), ist ein ungelöstes Rätsel und die „bittere Pille der Transplantationsmedizin", bedauert der Leiter des Münchener Transplantationszentrums, Walter Land.

Wissenschaftler basteln daher ständig an neuen Immunsuppressiva, um die natürliche Abwehr gegen das eingepflanzte Fremdorgan noch wirkungsvoller zu unterdrücken, und an einem Weg, dem Immunsystem eine Langzeit-Toleranz beizubringen, ihm vielleicht einmal mit Medikamenten aus der Molekularbiologie zu erklären, daß dieses neue Organ ein Freund und kein Feind ist und daß es deswegen nicht bekämpft zu werden braucht. In Erlangen wird ein Prototyp für ein implantierbares Meßsystem entwickelt, mit dem eines Tages transplantierte Organe automatisch überwacht werden sollen. Drohende Abstoßungskrisen sollen so frühzeitig erkannt und durch den rechtzeitigen Einsatz entsprechender Medikamente wirksamer verhindert werden können.

All diese Strategien, die Nachfrage nach Spenderorganen zu reduzieren, können jedoch allenfalls langfristig Erfolg haben. Einstweilen scheint den Transplantationsmedizinern der zweite Weg der kürzere zu sein: der Einsatz von Alternativen zu Organen aus hirntoten Menschen.

Bereits Praxis ist die Möglichkeit, Organe und Gewebe von lebenden Spendern zu transplantieren. Knochenmark zum Beispiel, das schon zahlreichen krebskranken Patienten das Leben gerettet hat, ist ein nachwachsender Rohstoff. Es wird immer von lebenden Spendern entnommen, früher meist punktiert aus dem Beckenkamm. Heute gibt es eine Technik, Stammzellen aus dem Blut zu entnehmen und im Labor anzureichern, so daß die Punktion unter Narkose nicht mehr nötig ist.

Auf eine Niere kann ein Spender ohne wesentliche Beeinträchtigung seines Lebens verzichten, auch auf einen Leberlappen, der die gesamte Leber eines schwerkranken Kindes ersetzen kann – ein riskanter, aber möglicherweise lebensrettender Eingriff.

Eine solche sogenannte Lebendspende von nicht nachwachsenden Organen ist medizinisch oft die optimale

Neue Ersatzteile

Menschliche Organe und Gewebe sind knapp. Medizinforscher versuchen daher, sich neue Quellen für ausgefallene oder beschädigte Körperteile zu erschließen:

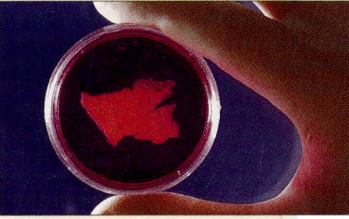

Haut aus dem Brutschrank

Spezialkliniken versorgen Brandopfer mit fremder oder eigener Haut aus dem Brutschrank. Innerhalb von drei Wochen wächst aus einem briefmarkengroßen Stück Haut (Foto) die Fläche einer Zeitungsseite.

Knorpelzucht

In dreidimensionalen Gußformen wachsen aus einzelnen Knorpelzellen von Patienten Ersatzteile für Gelenke oder ganze Ohrmuscheln – aus eigenem Gewebematerial.

Gewebekonstruktion

Neben Haut und Knorpeln züchten die Wissenschaftler der neuen Disziplin „Tissue Engineering" in Forschungsprojekten auch andere menschliche Zellen im Brutschrank: Knochen, Schnen, Blutgefäße, Nerven oder sogar Organe und Organteile wie Leber, Nieren, Inselzellen der Bauchspeicheldrüse oder Herzklappen.

Aus Bauch wird Busen

Auch Brustrekonstruktionen sind heute aus eigenem Gewebe möglich. Plastische Chirurgen verwenden dazu hauptsächlich Bauchgewebe.

Bioreaktoren

Komplexe Organe werden in einer Kombination aus Maschine und Körperzellen nachgebaut: Leber- oder Nierenfunktion sollen so ersetzt werden.

Tierorgane

Schweine werden mittels Gentechnik für Menschen immunverträglich gemacht. Transgene Tiere können als lebende Organbanken dienen. Neben ethischen Bedenken ist das Problem möglicher Virusübertragungen noch ungelöst.

FORSCHUNG UND THERAPIE

Lösung, weil vorher ausreichend Zeit ist, die immunologische Paßgenauigkeit des Organs intensiv zu testen, die Frage der Einwilligung zu klären, und weil das Organ maximal frisch bleibt, denn es wird in der gleichen Klinik ex- und implantiert und muß nicht durch halb Europa geflogen werden.

Ethisch ist diese Verfahrensweise jedoch nicht ganz unproblematisch. Philosophen, die sich mit solchen Fragen befassen, fordern die absolute Freiwilligkeit einer solchen Spende ohne jegliche Gegenleistung. Nur dann, so argumentieren sie, sei die Selbstbestimmung des Menschen gewährleistet, eine Frage der Menschenrechte also. Ein Handel mit Organen müsse gänzlich ausgeschlossen werden.

In ärmeren Ländern als Westeuropa spricht jedoch der Alltag solch hehren Zielen Hohn: In einigen Ländern der Dritten Welt blüht der Nierenhandel. Aus China wird berichtet, daß dort Exekutierte ausgeschlachtet werden, um Organe zu gewinnen. Der Verdacht liegt nahe, daß der Zeitpunkt ihres Todes auch damit zusammenhängen könnte.

Seit den jüngsten Entwicklungen der Klonierungstechnik rückt auch ein Horrorszenarium näher, dessen Realisierung gerade in Deutschland von der Gesellschaft und von den Wissenschaftlern selbst entrüstet abgelehnt wird: der klonierte Mensch als Ersatzteillager. In den USA dagegen beginnt der Widerstand gegen die Klonierung von Menschen bereits zu bröckeln. Dort wird die Technik nicht mehr so vehement und einhellig abgelehnt, es mehren sich die Stimmen, die die Realisierung durchaus in Betracht ziehen. Der geklonte Mensch scheint nur noch eine Frage der Gewöhnung und damit der Zeit zu sein.

Aber auch bei Organspenden unter Verwandten kann nicht immer von vornherein ausgeschlossen werden, daß dabei Abhängigkeiten zwischen Familienmitgliedern ausgenutzt werden. Vorherige Gespräche mit Psychologen sollen dieses testen.

Nutztiere der anderen Art

Tierorgane sind als Ersatz für den Menschen eigentlich unbrauchbar, denn der Gewebeunterschied ist von einer Art (Schwein) zur anderen (Mensch) zu groß. Das menschliche Immunsystem würde das tierische Organ sofort abstoßen.

Die Gentechnik macht es aber

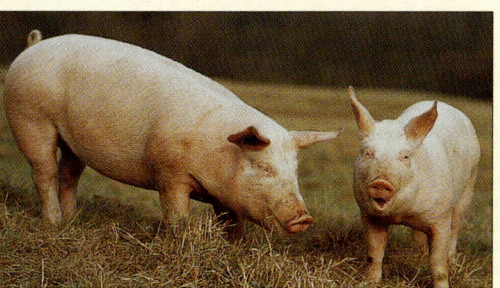

möglich, Tiere mit gewebeverträglicheren Organen zu züchten. 1992 stellten englische Wissenschaftler als erste in Europa ein transgenes Schwein mit Namen Astrid vor, dessen Herz und Nieren besser zu menschlichen Empfängern passen sollen.

Sie hatten einer Schweine-Eizelle ein menschliches Gen zugefügt, das die Information für einen Eiweißstoff mit immunregulatorischer Wirkung trägt: Er beeinflußt die Funktion des Komplementsystems, einer Gruppe von löslichen Stoffen, die an der „hyperakuten" Sofortabstoßung transplantierter Organe maßgeblich beteiligt sind.

Durch den Eingriff war das menschliche Gen in die Keimbahn des Schweines gelangt.

Alle Körperzellen und auch alle Nachkommen tragen es und produzieren das menschliche Eiweiß, solange das Gen in den Schweinezellen nicht ausgeschaltet wird. Astrids Organe wurden so mit einer Abstoßungsbremse versehen.

Dies ist nur eine von zahlreichen Methoden, mit denen Gentechniker und Transplantationsmediziner heute im Experiment versuchen, die menschliche Immunabwehr gegen Tiertransplantate zu überlisten.

Ein anderer Ausweg aus dem Organmangel sind tierische Organe. Das Schwein wird wegen seiner jahrhundertelangen Tradition als Nutztier und wegen seiner relativen Verwandtschaft zum Menschen als Organlieferant favorisiert. Mit neuen gentechnischen Methoden züchten Forscher transgene Schweine, die menschliche Gene tragen und deren Organe dadurch immunologisch verträglicher gemacht werden.

Die Entwicklung dieser Xenotransplantation (xeno = fremd) wurde allerdings durch die Entdeckung britischer Virusforscher gebremst: Ein in Schweinen gefundenes Virus kann die Artengrenze überspringen und menschliche Zellen infizieren. Es ist ein für Schweine gänzlich harmloses Retrovirus, das aber, so befürchten die Forscher, sich im Menschen zu einer gefährlichen Variante entwickeln und ganz neue, bisher unbekannte Krankheiten verursachen könnte. So hat sich wahrscheinlich das AIDS-Virus HIV, übrigens auch ein Retrovirus, in Menschenaffen verbreitet, ohne den Affen zu schaden. Erst beim Sprung auf den Menschen verwandelte es sich in einen Killer. Daß Viren nicht nur von den näher verwandten Affen, sondern auch von Schweinen und sogar von Hühnern auf Menschen überspringen können, ist durch Grippeviren belegt. Bevor aber Transplantationen von tierischen Organen auf den Menschen vorgenommen werden, muß dieses Infektionsrisiko ausgeschlossen sein, so die Forderung der Mediziner.

Währenddessen werden menschliche Organe aus dem Brutschrank immer wahrscheinlicher. Schon heute züchten „Gewebeingenieure" (das Fach heißt im englischen „Tissue Engineering") Haut und Knorpel von Patienten in Kulturflaschen, schlicht, um Masse zu gewinnen. Verbrennungsopfern oder Patienten mit Gelenkschäden kann so mit eigenem Material geholfen werden.

Knorpelzellen werden zum Beispiel mit einem Arthroskop oder in einer offenen Operation aus dem Knie entnommen und in eine warme Nährlösung gelegt. Dort teilen sich die Zellen weiter. Im Lauf einiger Wochen wächst im Brutschrank der Forscher (einem warmen Schrank

Lebermaschine mit Schweinezellen

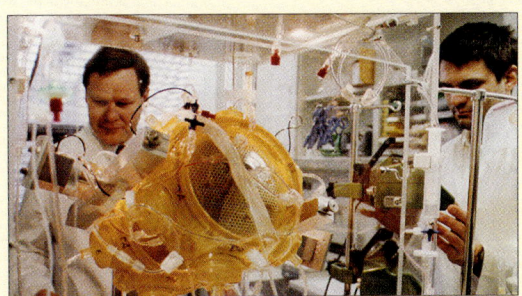

Technischen Ersatz für lebenserhaltende Organe gab es bisher für Herz, Lunge und Niere: Herz-Lungen-Maschine, Kunstherz und Dialysegerät können die Funktion der Organe so lange aufrechterhalten, bis ein passendes Spenderorgan gefunden ist. Auch die Entgiftungsfunktion der Leber kann in einzelnen spezialisierten Kliniken mit Hilfe eines Apparates für Stunden bis Tage ersetzt werden – als Brücke zur Transplantation.

Eine Berliner Entwicklung (Foto: Professor Peter Neuhaus und Mitarbeiter an der „Kunstleber"), die seit 1996 bei einzelnen Patienten im Einsatz ist, besteht aus einem Bioreaktor: In einem Netz feiner Kunststoffrohrchen leben dort angesiedelte Leberzellen von Schweinen. Sie werden ständig mit Sauerstoff und Nahrung versorgt und entgiften das Blutplasma des angeschlossenen Patienten – solange sie arbeiten. Für jeden neuen Patienten muß der Bioreaktor mit frischen Schweinezellen besiedelt werden.

ähnlich denen auf Hühnerfarmen) so viel Material heran, daß man es in einer Gelenkoperation in eine vorbereitete Tasche aus Bindegewebe hineinspritzen kann. Dort wachsen die Zellen wieder an und stimulieren dann die Regeneration von Knorpelzellen im Kniegelenk. In Zukunft wollen die Forscher die Zellen auch in dreidimensionalen Formen als festes Gewebe züchten oder als Gewebeblock, aus dem sie sich das passende Stück herausschneiden können.

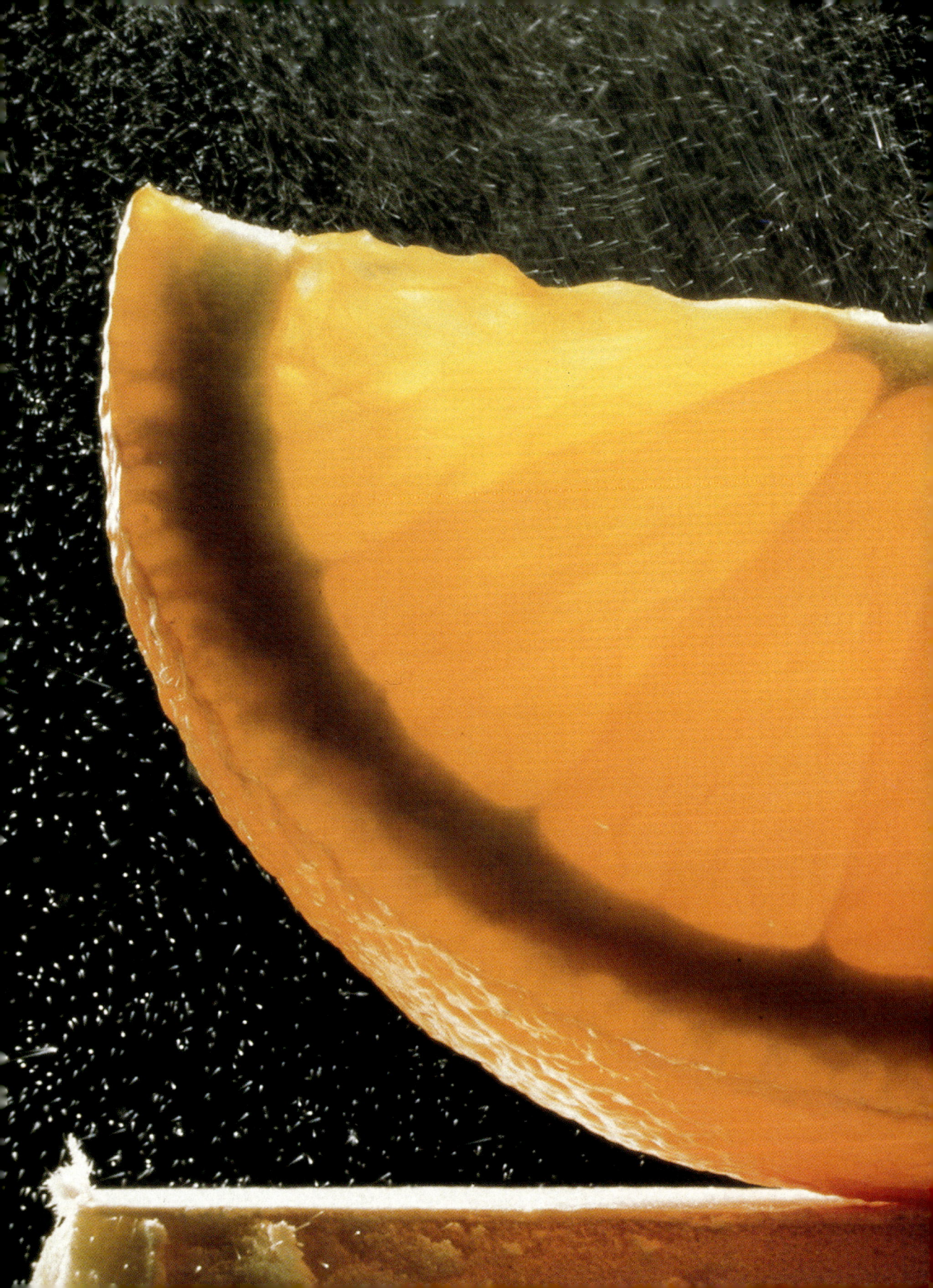

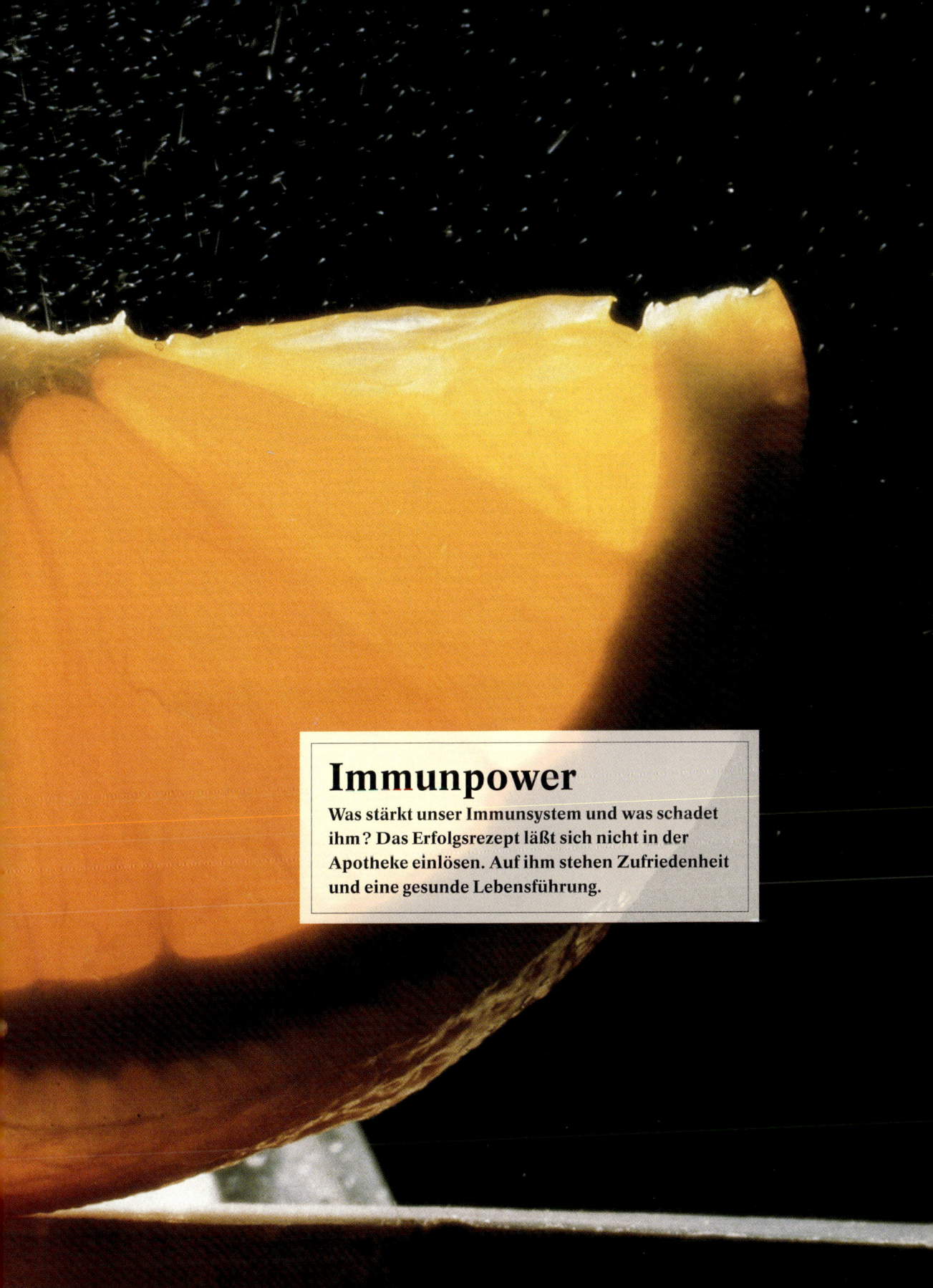

Immunpower

Was stärkt unser Immunsystem und was schadet
ihm? Das Erfolgsrezept läßt sich nicht in der
Apotheke einlösen. Auf ihm stehen Zufriedenheit
und eine gesunde Lebensführung.

Luft und Liebe

„Herrlich, dieses Licht!" ruft Vivian aus. Der Blick auf den Atlantik, der sich ihr beim Öffnen der Fensterläden bietet, ist phantastisch. „Ich hatte schon ganz vergessen, daß es auch andere Farben außer grau gibt. Daß man so alt werden muß, bevor man das erste Mal nach Martinique fährt!"
„Mit 53 ist man nicht alt! Ich jedenfalls bin in meinen besten Jahren – und ich bin fünf Jahre älter als du! Jetzt komm wieder ins Bett. Ich hab' 'ne gute Idee…", tönt es dumpf hinter ihr aus der Tiefe der Kissen. Vivian wirft einen Blick über die Schulter und kann nur einen angegrauten Haarschopf erkennen.
„Da bin ich ja mal gespannt!" Sie läßt sich wieder aufs Bett fallen und schlüpft unter Peters Bettdecke. „Darf ich raten?"
Peter zieht Vivian an sich. „Geheimrezept. Wirkt am besten, wenn man es vor dem Frühstück nimmt."
Eine Stunde später gießt ein dunkelhäutiges Mädchen in weißgestärkter Schürze langsam Milchkaffee in große Schalen. Unterhalb der Hotelterrasse brandet in einiger Entfernung der Atlantik gegen einen weißen Strand, abgebremst nur von einem flachen Korallenriff eine halbe Meile weiter draußen. In den knorrigen Bäumen um die ehemalige

Immunschutz: Vitamine fangen schädliche Radikale

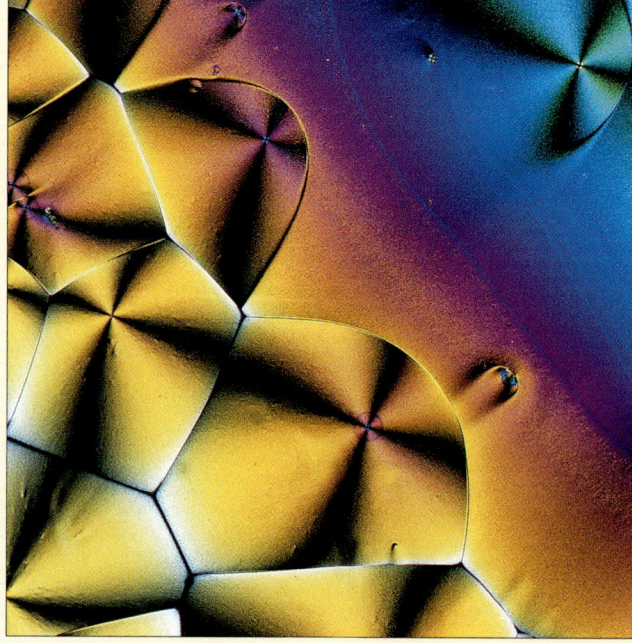
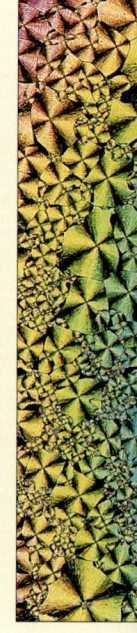

Vitamine wirken sich unter anderem auch auf das Immunsystem aus: Vitamin C (Foto links: Ascorbinsäure-Kristalle) und Vitamin E (Foto rechts: Tocopherol-Kristalle) sind zum Beispiel Antioxidantien. Durch normale Stoffwechselprozesse entstehen im Körper ständig sogenannte freie Radikale. Diese aggressiven chemischen Substanzen oxidieren bestimmte Zellbestandteile und können sie dadurch schädigen. Die beiden Vitamine können die Radikale abfangen und dadurch die Zellen schützen, auch Immunzellen. Verschiedene Studien haben gezeigt, daß sich manche Immunparameter im Blut unter dem Einfluß der Vitamine verändern. Daß aber extrem hohe Dosen von Vitamin C vor Erkältungskrankheiten schützen, wie der Nobelpreisträger Linus Pauling behauptete, gilt als widerlegt.

Plantage flöten schwarze, schlanke Vögel, zirpen unsichtbare Grillen. Vivian stellt einen vollbeladenen Teller mit tropischen Früchten neben die Croissants. Peter sieht sie belustigt an.

„Wenn wir das alles essen, haben wir so viel Vitamin C im Körper, daß uns Montezumas Rache nichts anhaben kann."

„Was um alles in der Welt meinst du denn damit?"

„Das weiß man doch: In den Tropen lauern Scharen von fremden Keimen, die die Urlaubsfreude trüben können…"

„Du meinst Reisedurchfall?" Vivian blickt skeptisch auf die Früchte.

„Zum Beispiel. Aber Vitamin C stärkt die Abwehrkraft, wenn man viel davon ißt."

„Aber von zu viel Vitamin C bekommt man auch Durchfall."

„Dann können wir uns die Ursache ja aussuchen."

Das Megavitamin

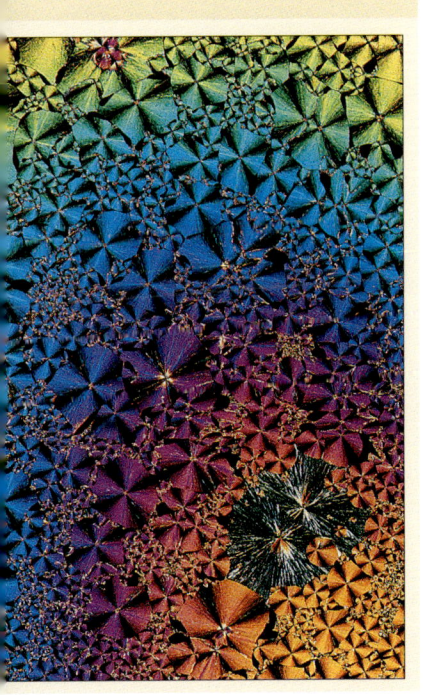

Vitamin C steht in dem Ruf, das abwehrsteigernde Mittel schlechthin zu sein. Vor allem zu Beginn der kalten Jahreszeit schlucken viele Menschen Vitamin-C-Präparate in der Absicht, sich damit besser vor drohenden Erkältungskrankheiten zu schützen. Wer schlau ist, kauft die preiswerte Reinsubstanz Ascorbinsäure offen in der Apotheke. In den USA schlägt die Vitaminwelle noch höher: Dort gibt es im Supermarkt kaum ein Fertigprodukt zu kaufen, das nicht mit Vitamin C angereichert ist. Auf die Spitze trieb den Vitamin-C-Kult der verstorbene Biochemiker Linus Pauling, der Megadosen davon empfahl und seine eigenen Produkte zum Schutz vor allerlei Krankheiten vermarktete.

Der Nutzen eines derartig gesteigerten Vitamin-C-Konsums ist allerdings fraglich. Vor Erkältungskrankheiten schützen kann er nicht, möglicherweise die Schwere und Dauer einer Infektion verringern. Wie Vitamin C die Immunabwehr beeinflußt, ist noch nicht genau bekannt. Es gilt als Antioxidans, das Zellen vor dem schädlichen Einfluß oxidierender Stoffe schützen kann, auch die Immunzellen. Die Granulozyten des Blutes können Vitamin C in großen Mengen speichern: im Vergleich zu anderen Körperzellen die bis zu 50fache Menge. Möglicherweise verbessert Vitamin C ihre Fähigkeit, sich von Lockstoffen des Immunsystems betören zu lassen, so daß diese wichtigsten Entzündungszellen bei Bedarf schneller vor Ort sein könnten.

Diese Befunde stärken die Annahme, daß Vitamin C das Immunsystem positiv beeinflussen kann. Doch Ernährungsphysiologen nehmen heute an, daß die Wirkung schon bei einer ausreichenden Versorgung mit der normalen Tagesdosis eintritt. Eine ausgewogene Kost mit viel frischem Obst, Salat und Gemüse deckt den Tagesbedarf, zusätzliche Vitaminpillen sind bei einem gesunden Stoffwechsel nicht nötig.

Immuncocktail

Wie die Nahrung das Immunsystem positiv oder negativ beeinflussen kann, das beschäftigt Ernährungswissenschaftler und Immunologen. Über die Zusammenhänge zwischen Vitaminen, Spurenelementen, Aminosäuren und einzelnen Abwehrkomponenten ist bisher allerdings nicht viel bekannt:

Bei einem Mangel an Vitamin A oder seinem Provitamin β-Carotin können die Immunorgane Milz und Thymus verkleinert sein, die Aktivität von T-Zellen und natürlichen Killerzellen ist herabgesetzt.

Ein Mangel an Vitamin B6 bewirkt, daß weniger Interleukine und weniger Antikörper gebildet werden.

Vitamin E und das Spurenelement Selen wirken als Abfänger von schädlichen Sauerstoffradikalen, die ständig im Körper entstehen. Ihre Schutzfunktion entfalten beide überall im Körper, auch gegenüber Immunzellen.

Bei Zinkmangel verkleinert sich der Thymus, und Versuchstiere werden anfälliger für Infektionen. Daraus wurde schon die Empfehlung abgeleitet, öfter Austern zu essen, denn sie enthalten relativ viel Zink – eine Luxus-Immundiät.

Die Aminosäure Arginin erhöht die Zahl der Lymphozyten im Thymus und die Bildung von Interleukinen. Sie beeinflußt die Reifung und die Aktivität von T-Zellen. Glutamin regt die Reifung von B-Zellen zu Plasmazellen an.

Mit diesen Ergebnissen, die hauptsächlich aus Tierversuchen stammen, ist noch wenig gesagt darüber, wie Vitamine, Spurenelemente und andere Nährstoffe das menschliche Immunsystem beeinflussen und welche Mengen in der Nahrung für eine optimale Immunfunktion nötig sind. Solche theoretisch optimalen Dosen hängen auch vom jeweiligen Zustand des Immunsystems ab. Ist es ausgeglichen oder durch eine akute Infektabwehr gerade besonders aktiv oder geschwächt? So haben zum Beispiel Kranke, Raucher und stark belastete Menschen einen erhöhten Vitaminbedarf.

Auch das Abwehrsystem braucht Vitamine und Spurenelemente. Was sie dort bewirken, ist nur bruchstückhaft bekannt.

Eine ausreichende Versorgung des Körpers mit allen wichtigen Nährstoffen und Vitaminen ist für eine intakte Immunabwehr unerläßlich, so die gängige Meinung. Das Immunsystem scheint aber über Reserven zu verfügen, die es auch bei einem Mangel an Nährstoffen nicht gleich zusammenbrechen lassen. So haben Gesundheitsuntersuchungen in Ländern der Dritten Welt gezeigt, daß unterernährte Kinder schwerere, aber nicht häufigere Infektionen haben. Sie reagieren auch auf Impfungen wie Kinder, die genug zu essen haben. Zwar weiß man, daß Eiweißmangel zu einer allgemeinen Immunschwäche führt, aber die Funktion der T-Zellen, die für die spezifische Abwehr zuständig sind, wird durch fehlende Nahrung offenbar wenig beeinträchtigt. Übergewicht hingegen scheint das Immunsystem langfristig zu schwächen. Auch Alkohol ist ein Immungift: Er schädigt das Knochenmark, die Kinderstube der Immunzellen, bremst verschiedene Abwehrkomponenten in ihrer Aktivität und verzögert das Einwandern von Freßzellen (Granulozyten) in entzündetes Gewebe.

Daß die Ernährung alle Körperfunktionen und auch das Immunsystem beeinflußt, ist unumstritten. Wie sie es tut, wäre vor allem für Menschen mit einem überempfindlichen oder geschwächten Immunsystem wichtig zu wissen, doch solange die Zusammenhänge auf der Ebene der Zellen und Moleküle noch im Dunkeln liegen, können Experten keine wissenschaftlich fundierten Ratschläge zu einer optimalen Immunkost abgeben, geschweige denn die Frage beantworten, ob eine Immundiät für gesunde Menschen überhaupt nötig und sinnvoll ist? Nach heutigem Erkenntnisstand gibt es dazu jedenfalls keine wissenschaftlich fundierten Empfehlungen, denn die positive Wirkung einer Ernährung, wie sie sich in den letzten Jahrzehnten als gesund erwiesen hat, erstreckt sich auf den ganzen Menschen – also auch auf sein Immunsystem. Außerdem ist die Nahrung nur einer von zahlreichen äußeren und inneren Faktoren, die sich auf den Zustand des Abwehrsystems auswirken.

Übergewicht und Alkohol sind Immungifte.

Schlaf: die Stunden des Immunsystems

Langsam taucht Vivian aus ihrem Traum auf und versucht mühsam, die Augen zu öffnen. „Puh, ist das heiß." Sie stupst Peter an. „He! Aufwachen! Die Siesta ist zu Ende! Wir sind doch nicht Tausende von Kilometern geflogen, nur um zu schlafen."

„Nur keine Hektik! Wir sind im Urlaub", brummt Peter und drängt sich im Halbschlaf noch dichter an Vivian. „Und ich brauch' meinen Schlaf!" Vivian betrachtet ihn zärtlich. Daß es in ihrem Alter noch mal so knallen kann! „Los, komm! Wir gehen schwimmen!"

„Ich kann nicht …", sagt Peter mit ersterbender Stimme. „Mein Körper hat zu wenig Schlaf bekommen. Erst die Zeitverschiebung, dann sind wir gestern selbst nach Ortszeit recht spät eingeschlafen …"

„Und dann das viele Essen und die Rum-Cocktails – und auch noch die Liebe …", ergänzt Vivian. „Dann geh' ich eben allein. Schlaf dich aus!"

Das Immunsystem scheint Schlaf zu brauchen. Vielleicht kommt es sogar gerade dann auf Hochtouren, denn bei einer Infektionskrankheit, gerade dann also, wenn unsere Immunabwehr am aktivsten ist, brauchen wir mehr Schlaf, wir werden kraftlos und müde. Müdigkeit und Wachheit werden vom Gehirn gesteuert – woher weiß es, daß irgendwo im Körper ein Abwehrkampf im Gange ist?

Ohne Schlaf oder bei chronischem Schlafmangel leidet auch das Immunsystem. Im Versuch mit Ratten brach es nach totalem Schlafentzug

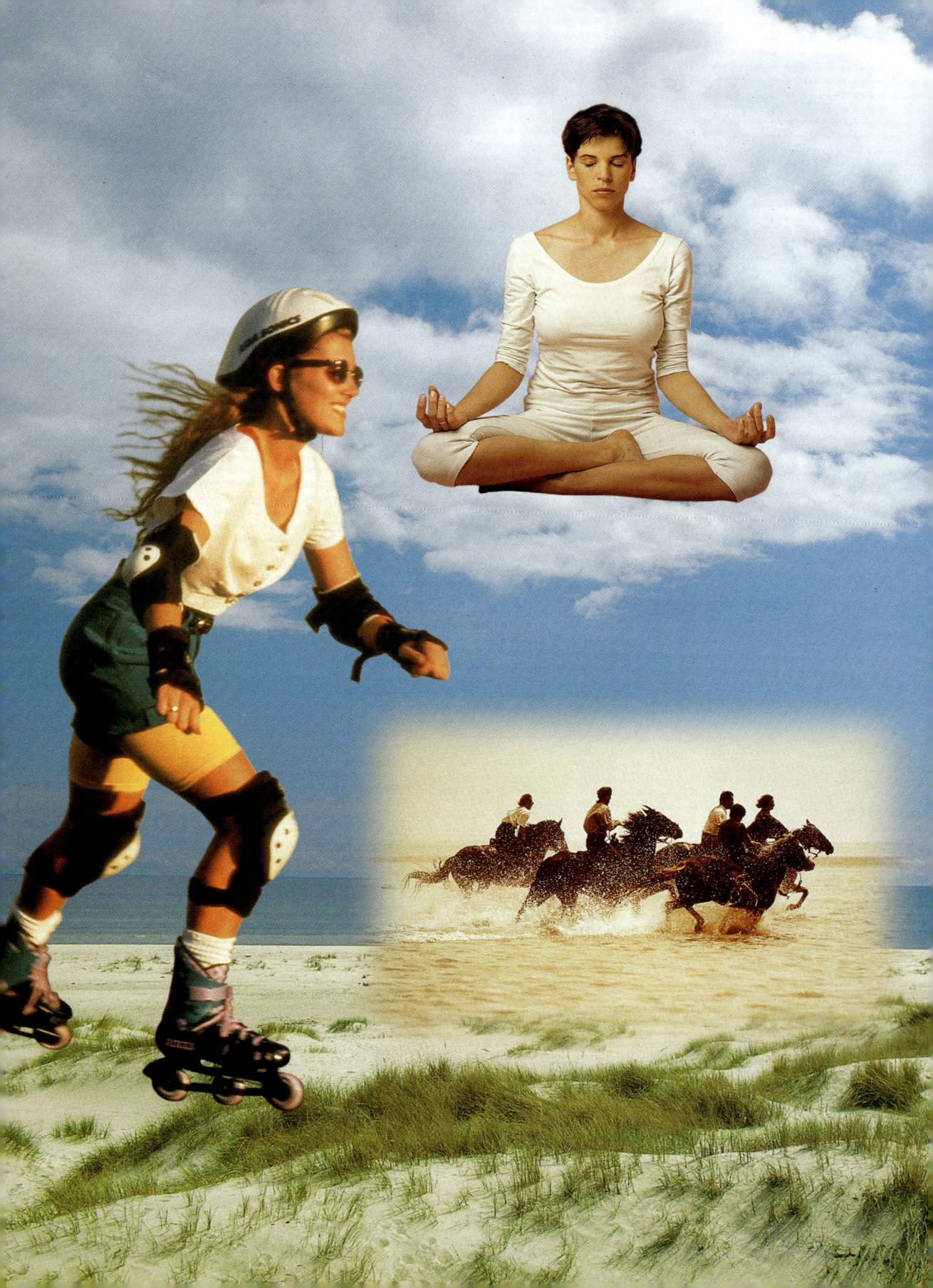

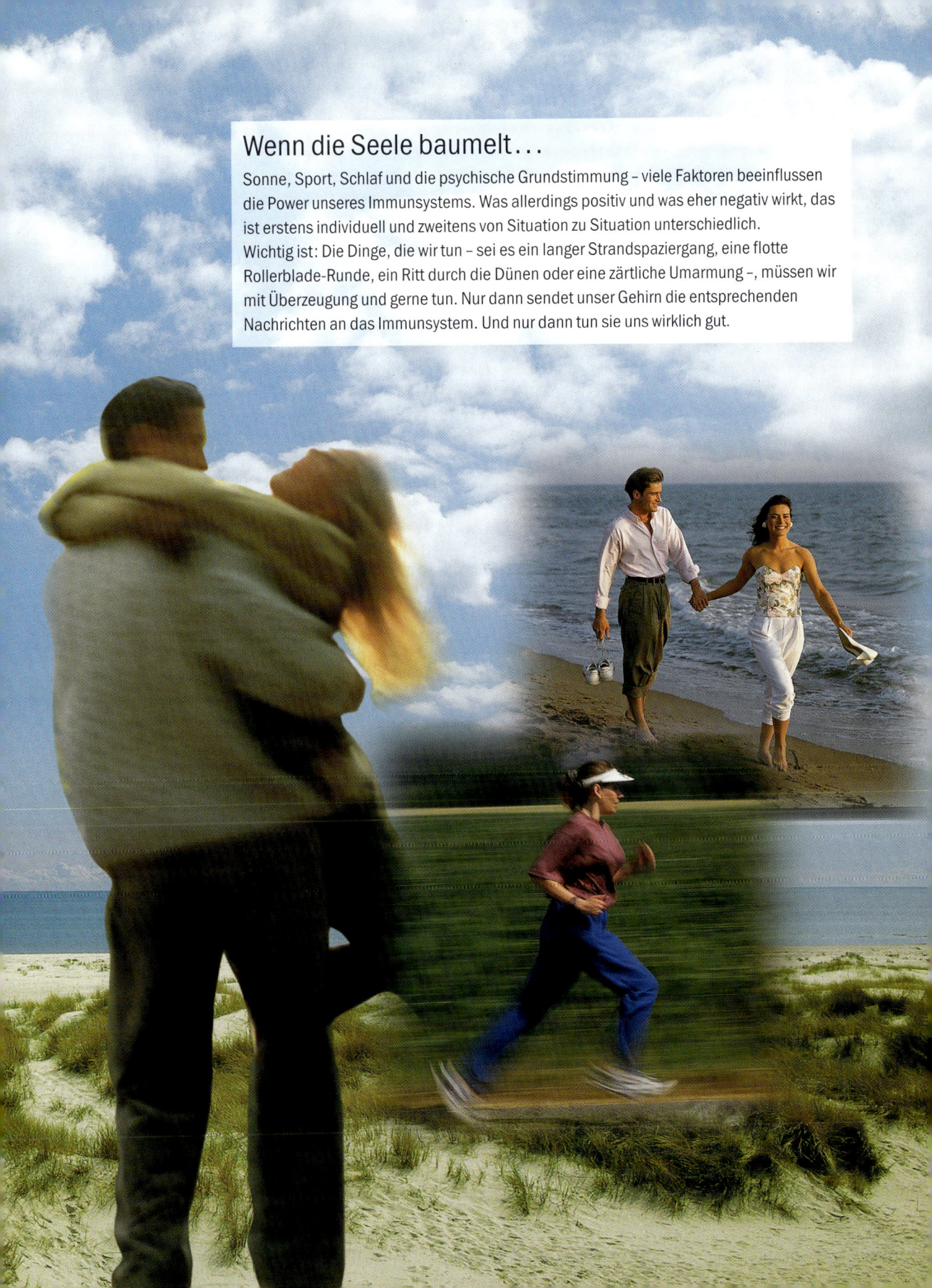

Wenn die Seele baumelt…

Sonne, Sport, Schlaf und die psychische Grundstimmung – viele Faktoren beeinflussen die Power unseres Immunsystems. Was allerdings positiv und was eher negativ wirkt, das ist erstens individuell und zweitens von Situation zu Situation unterschiedlich.

Wichtig ist: Die Dinge, die wir tun – sei es ein langer Strandspaziergang, eine flotte Rollerblade-Runde, ein Ritt durch die Dünen oder eine zärtliche Umarmung –, müssen wir mit Überzeugung und gerne tun. Nur dann sendet unser Gehirn die entsprechenden Nachrichten an das Immunsystem. Und nur dann tun sie uns wirklich gut.

völlig zusammen. Bei Menschen, die versuchsweise drei Tage ohne Schlaf auskommen mußten, reagierte das Immunsystem extrem gestreßt, mit Symptomen wie bei einer Bakterien- oder Virusinfektion.

Schlaf ist auch ein Streßindikator: Bei Liebeskummer oder in Beziehungskrisen, bei persönlichen Verlusten oder Sorgen schlafen wir zuerst schlechter. Halten solche Belastungen längere Zeit an, dann scheint auch das Immunsystem darunter zu leiden, die Abwehrkraft sinkt. Woher weiß das Immunsystem, daß wir glücklich sind oder daß wir leiden? Die Psychoneuroimmunologie geht solchen Fragen nach. Ihre mittlerweile bewiesene Arbeitshypothese ist, daß zwischen dem Nervensystem und dem Immunsystem – und, wie man heute weiß, auch dem Hormonsystem – enge Verknüpfungen bestehen und daß sich diese Systeme ständig gegenseitig beeinflussen.

> Immunstoffe veranlassen das Gehirn, sein Verhalten zu ändern, sie machen einen Menschen müde, schmerzempfindlich oder appetitlos.

Spätzünder

Prustend taucht Vivian aus den Wellen auf. „Ist das nicht sagenhaft", ruft sie Peter zu. „Ich könnte Bäume ausreißen. So fit habe ich mich schon lange nicht mehr gefühlt. So ein Urlaub tut einem wirklich gut!"

„Das liegt nicht am Urlaub", sagt Peter, der das Badehandtuch für sie bereithält. „Das liegt daran, daß du mit so einem tollen Mann zusammen bist."

„Ja, und so bescheiden!" antwortet Vivian, während sie sich kräftig abrubbelt.

„Am Urlaub allein liegt es jedenfalls nicht", sagt Peter. „Früher bin ich so oft im Urlaub krank geworden. Eigentlich immer, wenn der Streß gerade vorbei war."

„Stimmt, eigentlich komisch." Akribisch breitet Vivian das Handtuch aus und läßt sich darauf nieder.

„Finde ich ganz logisch", sagt Peter. „Wenn ich unter Dampf stehe und ein Projekt abschließen muß, dann habe ich keine Zeit, krank zu werden. Ich kenne viele Leute, die im Urlaub regelmäßig krank geworden sind, und das waren nicht immer Reisedurchfälle in Ländern mit schlechter Hygiene, sondern manchmal ganz normale Grippeerkrankungen in den österreichischen Bergen."

„Andererseits – als meine Tochter ein Baby war und ich arbeiten mußte, da war ich manchmal am Rande der Erschöpfung. Jede Nacht fünfmal raus, morgens fit sein für den Job, nach der Arbeit fit sein für das Kind … oft bin ich abends vor ihr eingeschlafen. Aber krank war ich nie in der Zeit."

„Vielleicht weiß der Körper, wann du etwas Wichtiges zu tun hast. In den unwichtigen Zeiten, also im Urlaub, leistet er sich dann auch einen Urlaub, und schwupp, liegst du im Bett."

Die Wahrscheinlichkeit, daß Peter oder Vivian krank werden, ist tatsächlich gering, denn beide erleben durch ihre Verliebtheit einen positiven Streß, der ihr Immunsystem auf Trab hält. Aufregung und Anspannung treiben den Adrenalinspiegel nach oben. Das Hormon stammt aus der Nebenniere und wird immer dann ausgeschüttet, wenn Aufmerksamkeit gefragt ist. Es erhöhte in der Jäger- und Sammlerzeit der Menschheit die Fluchtbereitschaft angesichts natürlicher Feinde oder die Konzentration bei der Beutejagd. Mit der Entwicklung der Zivilisation wandelten sich Feinde und Beute, das Adrenalin aber blieb. Es alarmiert uns, wenn es plötzlich nachts an der Tür klingelt, und es bewirkt den Kick beim Bungeejumping.

Wenn der Adrenalinspiegel steigt, merken das auch die Immunzellen, denn viele von ihnen haben Rezeptoren für das Alarmhormon. Sofort erhöht sich die Zahl der Lymphozyten im Blut, hauptsächlich der T-Zellen. Hält eine Streßsituation länger an, dann sinkt der Adrenalinspiegel und ein anderes Hormon gewinnt die Oberhand: Cortisol. Es blockiert unter anderem die Einwanderung und Aktivität von Entzündungszellen und fördert bei den Immunzellen den programmierten Selbstmord. Insofern ist es Gift für Immunzellen. Die Cortisolproduktion reagiert verzögert. Auch wenn der Streß vorbei ist, wenn der Mensch zur Ruhe kommt und der Adrenalinspiegel sinkt, wird Cortisol möglicherweise noch weiter produziert und kann die Abwehrkraft schwächen – eine mögliche Erklärung für die Urlaubsgrippe.

Gesunder Streß

Die Balance der Streßhormone Adrenalin und Cortisol entscheidet, ob es dem Immunsystem dabei gut- oder schlechtgeht.

Wann wird eine körperliche oder psychische Anstrengung zur Belastung, welcher Streß beeinflußt das Immunsystem negativ, welcher positiv? Belastend sind offenbar chronische Streßfaktoren wie zu wenig Freude, Trauer, Einsamkeit, Enttäuschungen, eine glücklose Beziehung oder fehlende Bestätigung. Streß wie Zeitnot und Leistungsdruck scheint dagegen nur dann ungünstig für die Gesundheit zu sein, wenn er ohne Belohnung bleibt und langfristig als Belastung erlebt wird.

Englische Psychologen befragten Versuchspersonen, wie streßreich ihr Leben gerade war, und sprühten dann Erkältungsviren in ihre Nasen. Die subjektiv Gestreßten entwickelten häufiger Erkältungssymptome. Ihr Immunsystem erlaubte offenbar den Viren, die Krankheitssymptome auszulösen, während derselbe Krankheitserreger für die nicht Gestreßten harmlos war.

In psychomedizinischen Studien wurde Menschen in unterschiedlichen Streßsituationen Blut abgezapft und die Menge und die Aktivität verschiedener Immunkomponenten gemessen. Ergebnis: eine Gruppe von Abwehrzellen reagiert auf Streß, nämlich die natürlichen Killerzellen.

Ihre Zahl und Aktivität sinkt unter Belastung, sei es beim Fallschirmspringen oder beim Medizinexamen. Auch depressive Patienten haben weniger und inaktivere natürliche Killerzellen, zusätzlich weniger B- und T-Zellen. Häufig wird bei ihnen auch ein erhöhter Cortisolspiegel gemessen, möglicherweise der Mittler zwischen Niedergeschlagenheit und Immunschwäche.

Es gibt also eine Verknüpfung von streßreichen Lebensereignissen und der Veränderung einzelner Immunfunktionen. Aus den bisherigen Befunden kann man aber nicht die Ursache-Wirkungs-Kette „Streß – schwaches Immunsystem – Krankheit" ableiten. Dazu sind die wissenschaftlichen Ergebnisse noch zu dünn und die Zusammenhänge so komplex, daß sie mit den bisher bekannten Fakten nicht schlüssig erklärt oder gar vorhergesagt werden können.

Abhärtung

„Na? Wie war ich? Ganz schön fit für mein Alter, findest du nicht?" prahlt Peter.

„Gib nicht so an", sagt Vivian. „Schließlich trainierst du ja auch zweimal in der Woche im Fitneßstudio. Da sollte ein bißchen Wasserskifahren nicht schwerfallen."

„Ja, ja, schon gut. Du weißt doch: Männer wollen ab und zu mal bewundert werden."

„Also gut: Ich finde, du hast eine supergute Figur gemacht und bist topfit. Kein Wunder, daß du dich so gut fühlst. Wer Sport treibt, bleibt gesund."

„Stimmt. Sportler sind viel seltener krank als unsportliche Menschen."

„Das glaube ich nun wieder nicht. Hochleistungssportler gehen nicht sehr freundlich mit ihrer Gesundheit um. Dauernd dieses exzessive Training, das kann ja nicht gut sein. Bewegung ja – Leistungssport nein."

„Ist ja schon gut", stöhnt Peter. „Wie konnte ich mich nur in eine so rechthaberische Frau verlieben. Stimmst du mir wenigstens zu, daß Sonne gut für uns ist?"

„Die Sonne? Ganz schlecht! Du liest wohl keine Zeitung? Weißt du nicht, daß die Ozonschicht immer dünner wird. Es kommen immer mehr UVB-Strahlen auf der Erde an und die sind schädlich für die Abwehr."

„Das Ozonloch sitzt doch über den Polen und nicht hier am Äquator."

„Schon, aber dünner wird die Schicht überall. Und nachdem wir aus dem Winter kommen, ist die natürliche Sonnenschutz-Schicht der Haut so dünn, daß ich vorerst lieber im Schatten bleibe. Außerdem vertrage ich die Sonne einfach nicht mehr so gut wie früher – offenbar wird mein Immunsystem auch nicht jünger."

„Du meine Güte. Bist du vernünftig!"

Immunzellen mit Seniorenpaß

Auch das Immunsystem zeigt Alterserscheinungen. Eine normale Infektionskrankheit, die ein junger Mensch nach ein bis zwei Tagen unter Kontrolle hat, kann für einen älteren Menschen zur ernsthaften Bedrohung werden. Vor allem die Immunantwort auf neue, unbekannte Krankheitserreger ist nicht mehr so schlagkräftig. Neue Virusstämme, etwa bei einer Grippewelle, bedrohen alte Menschen stärker, und auch Impfungen sind im Alter nicht mehr so wirkungsvoll wie in jungen Jahren.

Eine mögliche Erklärung für diesen offensichtlichen Alterungsprozeß ist, daß das Reservoir an jungfräulichen T-Zellen, die die spezifische Immunabwehr neuer Antigene in Gang bringen, mit der Zeit kleiner wird. Immunologen vermuten, daß die Gesamtzahl der T-Zellen eines Menschen sehr früh im Leben festgelegt wird, sie wahrscheinlich sogar genetisch bedingt ist, und daß der Mensch davon zehrt, bis zu wenige übrig sind, um weiteren neuen Erregern wirkungsvoll zu begegnen. So gesehen hätte auch das Abwehrsystem seine natürliche Altersgrenze.

Andere Teile des Immunsystems bleiben im Alter allerdings voll leistungsfähig: Makrophagen zeigen keine Funktionsverluste, und auch die Abwehr von Krankheitserregern, denen der Körper schon einmal begegnet ist, ist unverändert wirksam.

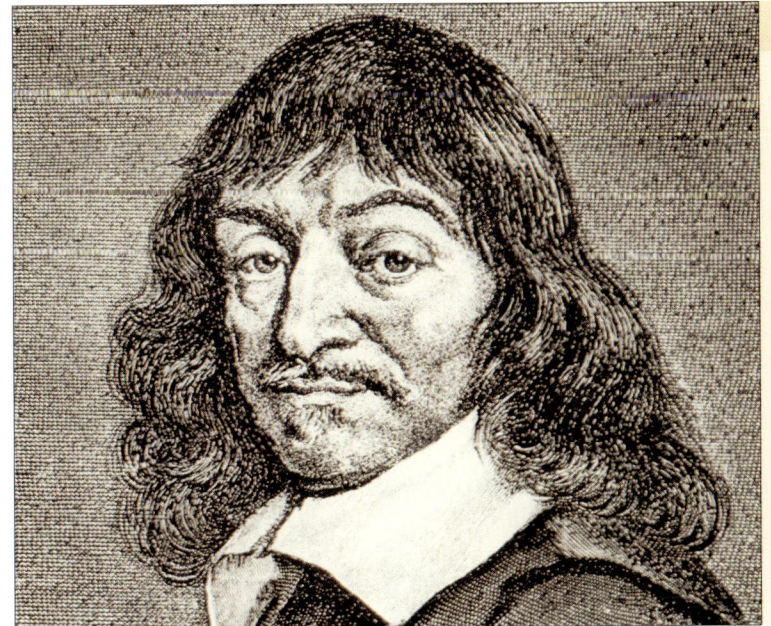

Leib und Seele

Wo sitzt die Seele? Das ist eine der ältesten und grundlegendsten Fragen der Menschheit. Der Mathematiker und Philosoph René Descartes schien sie 1631 beantwortet zu haben: Für ihn gab es eine körperliche und damit mathematisch beschreibbare Welt und eine unsterbliche Seele, die unser Denken bestimmt. Dieser „Cartesische Dualismus" bestimmte jahrhundertelang die Wissenschaftstheorie und die Medizin: hier die rein psychischen, dort die rein organischen Krankheiten. Es wurden Kliniken für Körper ohne Seelen und Kliniken für Seelen ohne Körper geschaffen. Heute sehen die meisten Mediziner Körper und Seele als untrennbare Einheit.

Sonne: eine Frage der Dosis

Licht und Sonne sind wichtig für das psychische Wohlbefinden, und in Maßen auch für das Immunsystem. Seit Hautärzte vor UV-Bestrahlung warnen, sind jedoch die natürlichen positiven Wirkungen des Sonnenlichtes fast in Vergessenheit geraten.

Die Hautkrebsraten steigen in allen Ländern der westlichen Welt an, und bei einigen Arten ist bewiesen, daß sie durch UV-Licht gefördert werden: Es sind die weniger gefährlichen wie das Basaliom. Beim gefürchteten schwarzen Hautkrebs, dem malignen Melanom, ist der Zusammenhang zwischen Sonne und Krebsentstehung nicht eindeutig. Bewiesen ist lediglich, daß schwere Schäden wie Sonnenbrände vor allem Kindern gefährlich werden.

In Tierversuchen stieg nach UV-Bestrahlung die Zahl der immununterdrückenden T-Zellen (Supressorzellen) an und die Infektanfälligkeit erhöhte sich. Bei Menschen fand man in sonnenbestrahlter Haut weniger Langerhanszellen (antigenpräsentierende Zellen der Haut), die zudem in ihrer Gestalt verändert waren. Zumindest bei einigen Infektionskrankheiten kann UVB-Bestrahlung die Anfälligkeit erhöhen, die Erkrankung verstärken und die Dauer verlängern. Daher soll man während eines akuten Infektes die Sonne besser meiden. Ob sich aber diese meßbaren Veränderungen auf die Infektanfälligkeit auswirken, ist unklar.

Sonne in Maßen ist eine Wohltat für gesunde Menschen. Schon lange ist bekannt, daß sich in der Haut bei Sonneneinstrahlung das lebens-

Das Streßhormon Cortisol schädigt Immunzellen

Jeder Mensch schüttet vor allem in den frühen Morgenstunden (gegen vier Uhr) das Hormon Cortisol aus. Das ist ganz normal und für den Körper dringend notwendig. Cortisol wird in der Nebennierenrinde – die Nebennieren sind kleine dreieckig geformte Drüsen, die oben auf den Nieren liegen – produziert und in einem Tag-Nacht-Rhythmus freigesetzt. Unter psychischen und extremen körperlichen Belastungen produziert der Körper mehr als nötig. Und dann schwächt Cortisol die Immunabwehr: Herpes-Viren verunstalten die Lippe und Rhinoviren machen sich in der Nase breit.

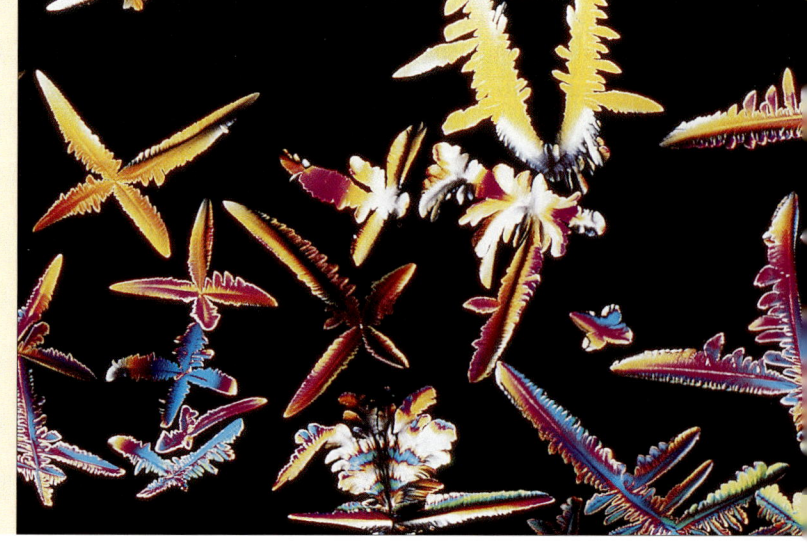

wichtige Vitamin D bildet. Kinder, denen es daran mangelt, erkranken leicht an Rachitis. Möglicherweise ist das Vitamin D3, eine Untergruppe, das sonnenaktivierte Immunstimulans: Es aktiviert Freßzellen wie Makrophagen und Granulozyten. Es kann von Makrophagen selbst produziert werden und die Produktion anderer Botenstoffe in T-Zellen beeinflussen.

Immundoping durch Bewegung

Sport gilt im Gegensatz zur Sonnenstrahlung als gesund und abwehrsteigernd. Tatsächlich hat regelmäßige körperliche Betätigung viele positive Wirkungen auf Körper und Psyche. Gäbe es eine Pille, die all die Wirkungen des Sports in sich vereinen würde, sie wäre ein Verkaufsschlager der Pharmaindustrie. Nicht nur Herz und Kreislauf profitieren von Bewegung, auch das Immunsystem reagiert hocherfreut: Beim Fitneßtraining steigt die Zahl der Monozyten und der neutrophilen Granulozyten im Blut (beides Freßzellen) und auch die Konzentration der natürlichen Killerzellen.

Erschöpfende körperliche Anstrengung schwächt die Immunabwehr, regelmäßiges Training stärkt sie.

Weniger bekannt ist, daß starke Kreislaufbelastungen das Immunsystem schwächen können. Ähnlich wie bei anderen Streßreaktionen vermindert sich durch hohe körperliche Belastung die Zahl der natürlichen Killerzellen im Blut. Hochleistungssportler haben allerdings in Ruhe mehr von diesen Zellen, so daß ein Absinken des Spiegels nicht der kritische Faktor sein dürfte.

Wie die T- und B-Zellen, die Krankheitserreger spezifisch abwehren, auf Bewegung reagieren, darüber gibt es unterschiedliche Studien. In einigen stieg die Zahl an, in anderen fiel sie beim Sport ab. Eines wird jedoch deutlich: Kurzzeitige erschöpfende körperliche Anstrengung schwächt die Immunabwehr ebenso wie extremer Hochleistungssport, regelmäßiges Training dagegen stärkt sie.

Dicke Luft

„Wenn ich eine Machete hätte, könnte ich die Luft zerteilen – so feucht und schwer ist sie!"

Vivian steht in der Regenwald-Schlucht und kann kaum fassen, was sie sieht. Pflanzenteppiche bedecken den steilen Abhang, kein Stamm, kein Ast ohne grüne Bewohner. Es ist still hier oben, nur das Rauschen eines entfernten Wasserfalles ist zu hören – oder ist das der Passatwind über den Baumkronen? Die feuchte, kühle Luft riecht nach süßem Moder.

„Diese Luft ist bestimmt viel sauberer als die zu Hause", sagt Peter, „und frei von Ozon."

Das Reizgas Ozon, in Städten hauptsächlich produziert von Auto-Abgasen und Sonnenlicht, steigert die Empfindlichkeit der Atemwege und erhöht die Anfälligkeit für Allergien. Es hat neben den sofort spürbaren unangenehmen Wirkungen auf Augen und Schleimhäute auch einen meßbar schädigenden Einfluß auf das Immunsystem.

Wenn Ozon in die Atemwege dringt, beginnt in den Lungenbläschen eine Entzündungsreaktion. Granulozyten wandern ein und beginnen zu fressen, wo es keine Krankheitserreger gibt. Unter den Makrophagen im Lungengewebe allerdings macht sich Appetitlosigkeit breit, und nach wiederholtem Einatmen von Ozon sinkt die Zahl der T-Killerzellen und der natürlichen Killerzellen. Dagegen steigt die Zahl der TH2-Zellen, die wesentliche Verursacher allergischer Reaktionen sind.

Ozon reizt auch das Abwehrsystem.

Von Extrakten und Elixieren

„Was schluckst du denn da?" fragt Vivian eine Stunde später, als beide wieder im gemieteten Auto hotelwärts fahren.

„Nichts Besonderes. Ein Mittel, das die körpereigene Abwehr stärken soll. Man kann ja nie wissen. Glaubst du, ich will unserem ersten gemeinsamen Urlaub vermasseln und krank werden?"

„Und zur Vorbeugung schluckst du dieses Zeug?"

„Klar. Machen viele."

„Meinst du, das hilft?"

„Schaden kann es ja nicht."

„Aber Peter! Wo bleibt dein nüchterner Verstand?"

Pharmazeutische Immunstimulantien sind oft Extrakte aus Pflanzen oder Tierorganen, die zahlreiche verschiedene Eiweißstoffe enthalten. Diese Proteine können Zellen über Membransignale aktivieren, zum Beispiel T-Zellen oder Makrophagen.

Es gibt Substanzen, die einen meßbaren Anstieg von Immunzellen oder deren Aktivitäten bewirken. Wissenschaftler nennen sie deswegen „biological response modifier", kurz BRM. Gut untersucht ist ein Lektin aus der Mistel, das die Aktivität der T-Killerzellen steigern und eine verstärkte Ausschüttung von Immunbotenstoffen bewirken kann. Daß es aber deswegen die körpereigene Krebsabwehr gegen den Tumor fördern kann, ist nicht bewiesen.

Die typische Wirkung ist aber keine gesteigerte Aktivität des Immunsystems gegen bestimmte Antigene, sondern die normale Standardreaktion auf Fremdeiweiß. Im Gegensatz zur Impfung, wo das Immunsystem gezielt gegen Krankheitserreger fit gemacht wird, zielt die antigen-unabhängige Stimulation des Immunsystems darauf ab, allgemein regulierende Elemente zu stärken.

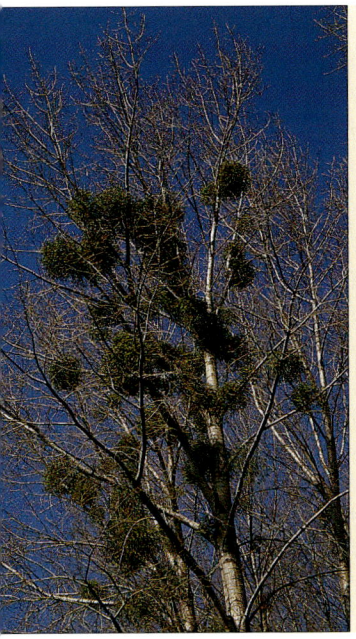

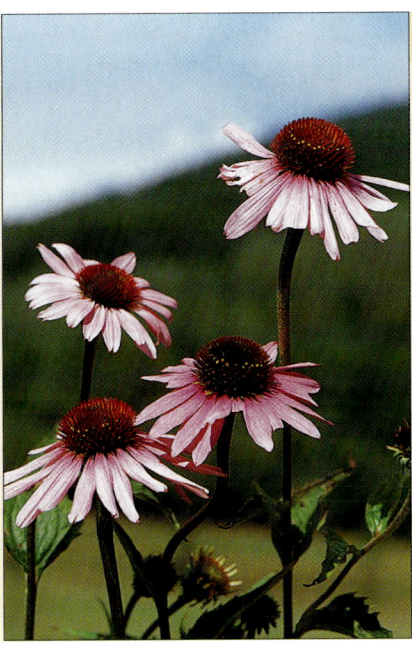

Mistel und Echinacea

Mistelextrakte (Viscum album, Foto links) werden vor allem von Krebspatienten zur Abwehrsteigerung eingenommen, und bestimmte Inhaltsstoffe wirken tatsächlich auf das Immunsystem. Im Blut von damit behandelten Versuchspersonen fanden Wissenschaftler eine erhöhte Aktivität von Killerzellen und erhöhte Werte bestimmter Botenstoffe. Auch Extrakte des roten Sonnenhuts (Echinacea purpurea, Foto rechts) werden von vielen Menschen eingenommen, ohne daß allerdings eine Wirkung wissenschaftlich belegt wäre. Bestimmte Inhaltsstoffe können das Immunsystem ebenfalls zu einer Reaktion veranlassen, allerdings auch zu einer allergischen Überreaktion.

Immunstimulantien aus der Apotheke sollen die Abwehr allgemein stärken. Was sie im Körper verändern, ist wissenschaftlich unklar.

Naturwissenschaftler und vor allem Immunologen legen gegenüber immunstärkenden Mitteln meist eine berufstypische Skepsis an den Tag. Diejenigen, die am meisten über die immunologische Landschaft mit ihrem komplizierten Netzwerk aus Zellen, Antikörpern, Antigenen und Botenstoffen wissen, können sich am wenigsten vorstellen, daß ein Eingriff in eine unbekannte Stelle der vielen Regelkreise nur positive Wirkungen hervorruft. Zu groß erscheint die Zahl der möglichen Auswirkungen. Wer an einem Zahnrad dreht, kann viele andere Zahnräder vorwärts oder rückwärts drehen.

Angesichts der ungeheuren Komplexität des Immunsystems staunen vor allem die Experten, daß sich die Knotenpunkte des Netzwerkes gegenseitig fast immer optimal regulieren. In dieses immunologische Räderwerk vorbeugend mit immunstimulierenden Mitteln einzugreifen, erscheint ihnen als ein naives, eventuell auch gefährliches Unterfangen. Denn noch haben Wissenschaftler das Immunsystem nicht vollständig verstanden. Es gibt noch viele weiße Flecken auf den immunologischen Landkarten unseres Körpers. Je mehr verschiedene Zellen, Funktionen und Moleküle die Forscher finden, desto unübersehbarer werden die Regeln, nach denen sich die einzelnen Elemente gegenseitig beeinflussen. Es gibt bereits Fachleute, die von zwei intelligenten Systemen im Körper sprechen: dem Gehirn und dem Immunsystem. Daß wir gesund sein können, erscheint immer mehr wie ein Wunder, je mehr wir von den unbemerkten Vorgängen in unserem Körper begreifen.

FORSCHUNG UND THERAPIE

Freude und Freunde: Vitamine für die Seele

Kummer macht krank, Lachen ist die beste Medizin – lehrt schon die Volksweisheit. Positive Gefühle beeinflussen unseren Körper genauso wie seelische Belastungen: Wer unter Streß leidet, dem blüht der Herpes auf der Lippe, der plagt sich mit Magenschmerzen oder einem Schupfen. Wer dagegen glücklich verliebt im siebten Himmel schwebt, der wird seltener krank. Daraus müßte folgen: Wenn wir uns gut fühlen, wenn wir ausgeglichen sind und uns am Leben freuen, wehren wir Viren, Bakterien, ja vielleicht sogar Krebszellen besser ab. Doch woher sollte eine Immunzelle im Lymphknoten oder im Blut wissen, daß wir uns gerade pudelwohl fühlen oder tieftraurig sind, weil uns der Partner verlassen hat?

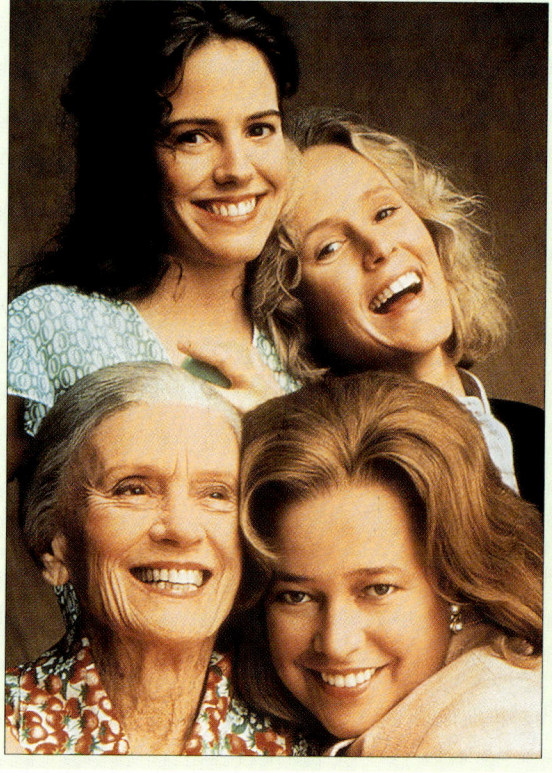

Genau das erforschen Wissenschaftler einer interdisziplinären Forschungsrichtung: die Psychoneuroimmunologie, kurz PNI. Psychiater, Neurobiologen, Psychologen, Immunologen und Gehirnforscher versuchen das Netzwerk zwischen Gehirn, Hormon- und Immunsystem in unserem Körper zu entschlüsseln. Sie erforschen die gegenseitigen Beeinflussungen von Leib und Seele bei der Entstehung von Krankheiten, und nutzen sie inzwischen auch bei der Therapie. Krankheit wird als eine Kommunikationsstörung zwischen biologischen, psychischen und sozialen Vorgängen gesehen. Sie ist nie rein körperlich oder psychisch, sondern entsteht immer in einem Wechselspiel. Der Körper ist ein Netzwerk – so lautet das Paradigma der Psychoneuroimmunologen. Sie verschaffen der psychosomatischen Medizin eine naturwissenschaftliche Grundlage. Gefühle, Seele, Psyche: PNI-Forscher suchen nach der molekularen Basis dieser Phänomene, so esoterisch das klingen mag.

Galt früher die Lehrmeinung, daß das Nerven-, Hormon- und Immunsystem unabhängig voneinander agieren, mehren sich die Beweise, daß alle drei Systeme eng miteinander verknüpft sind. So schüttet die Hirnanhangsdrüse bei Streß das Hormon ACTH aus. In den Nebennieren, kleine Organe oberhalb der Nieren, stimuliert dieses ACTH die Produktion des Streßhormons Cortisol. Normalerweise reguliert Cortisol über eine negative Rückkoppelung zum Gehirn seine weitere Ausschüttung. Bei langfristigen Belastungen versagt diese Selbstkontrolle. Es wird konstant zuviel Streßhormon produziert, und dieses Hormon hemmt Immunzellen und schwächt die Abwehrkraft des Körpers. Ebenso beeinflussen

Was Freundschaft bewirken kann zeigt kaum ein Hollywood-Epos besser als „Grüne Tomaten" aus dem Jahr 1992. Die Geschichten über das Cafe von Whistle Stop helfen der dicken frustrierten Hausfrau Evelyn.

Sexualhormone und körpereigene Opiate, die Endorphine, die wir bei Glückserlebnissen produzieren, unser Immunsystem.

Untersuchungen in vielen Ländern mit unterschiedlichen Studienansätzen haben mittlerweile bestätigt, wie Streß das Immunsystem dämpft: Bei Prüfungsstreß sinkt zum Beispiel die Zahl der T-Helferzellen. Patienten mit Depressionen erkranken häufiger an Infektionen.

Das Nervensystem kann das Immunsystem aber nicht nur über Hormone, sondern auch direkt beeinflussen: Winzige vegetative Nervenfasern, die vom Rückenmark ausgehen und alle inneren Organe mit Informationen aus dem Gehirn versorgen, geben ihre Botschaften sogar direkt an Immunzellen weiter. Die Immunzellen verstehen die Nachrichten aus dem Gehirn, weil sie die passenden Rezeptoren für die Signalmoleküle besitzen. Teilweise benutzen das Immunsystem und das Nervensystem sogar die gleichen Botenstoffe. Die einzelnen Körpersysteme können deshalb rege miteinander kommunizieren. Interleukin-1, ein Stoff, der bei Verletzungen und Infektionen vermehrt von Immunzellen ausgeschüttet wird, reguliert zum Beispiel auch unser Schlafbedürfnis im Gehirn. Deshalb sind wir bei einer Grippe häufig müde und schläfrig.

Mediziner prüfen jetzt auch den Einsatz der PNI Erkenntnisse in der Prävention und Therapie von Krankheiten: Zwei Studien in den USA kamen zu dem Ergebnis, daß Frauen nach Brustkrebsbehandlungen von einer Gruppentherapie, einem Streßreduktionsprogramm und Selbsthypnose profitieren können. Sie erlitten seltener einen Rückfall und lebten länger. Studien mit AIDS-Patienten, Rheumakranken und Patienten mit Multipler Sklerose sind noch nicht abgeschlossen.

Obwohl die Datenlage noch dünn ist, bieten viele Mediziner in den USA, in den sogenannten Mind-Body-Kliniken, PNI-Therapien an, oder besser gesagt, das, was sie dafür halten. Massagen, Hypnose, Entspannungstherapien, Atemtechniken, Musiktherapie und Autosuggestion sind der neueste Schrei im US-Medizinbetrieb. Bei

Risikofaktoren

Sorgen

Wer sich psychisch belastet fühlt, erkrankt schneller an Schnupfen. 394 Versuchspersonen wurden in England mit Rhinoviren infiziert. Wer im Fragebogen angab, unter einer aktuellen Lebensbelastung zu leiden, schniefte danach häufiger.

Trauer

Der Tod eines Ehepartners erwies sich in Studien an Witwern in Australien als stark immunschwächender Faktor. Erst ein Jahr nach dem Verlust besserten sich die Immunfunktionen wieder.

Hochleistungssport

Leistungssportler leiden häufig an Infektionskrankheiten, weil die extreme körperliche Belastung das Immunsystem schwächt. Auch in den Trainingspausen haben Sportler veränderte Immunwerte im Vergleich zur Normalbevölkerung. Weniger intensiver Sport wirkt stimulierend.

Alkohol

Scharfe Drinks wirken toxisch auf das Knochenmark und bremsen die Aktivität vieler Immunzellen.

der Autosuggestion oder Imaginationstechnik sitzen Patienten zusammen und suchen sich ein inneres Bild für die Bekämpfung ihrer Krankheit aus: Zum Beispiel sind ihre Killerzellen wie weiße Haie, die die Krebszellen auffressen und vernichten. Und tatsächlich hat dies eine Wirkung auf die Immunzellen. Nimmt man den Patienten nach der Sitzung Blut ab, ist die Anzahl und Aktivität bestimmter Abwehrzellen gesteigert. Ob dies jedoch einen heilenden Effekt hat, ist damit noch nicht gesagt. Psychoneuroimmunologen warnen vor zuviel Euphorie. Die Situation der Immunzellen in der Armvene beim Blutabnehmen mag eine völlig andere sein als im Gewebe, zum Beispiel im Lymphknoten oder am Tumorrand.

Aber schaden können die PNI-Therapieansätze sicher nicht. Lachen ist und bleibt gesund.

Epilog

„Ruhe bitte!"

Langsam verstummt das Gemurmel im großen Konferenzraum des Lymphknotens. Titus erhebt sich.

„Liebe Kollegen, ich begrüße euch zur Sondersitzung des Ältestenrates und möchte zunächst die Anwesenheitsliste durchgehen. Jede Gruppe von Immunzellen sollte durch einen Abgeordneten vertreten sein, der sich jetzt bitte kurz mit seinem Namen meldet. Monozyten und Makrophagen?"

„Hier, Myelo."

„Granulozyten?"

„Granulo."

„Mastzellen?"

„Masto."

„Antigenpräsentierende Zellen?" Schweigen.

„Antigenpräsentierende Zellen! Dendritische Zellen, Schleierzellen, Langerhanszellen… niemand da?"

„Ach so, ich, hier", schreckt Hans hoch.

„Follikuläre dendritische Zellen?"

„Folko."

„Natürliche Killerzellen?"

„Niko."

„Bleiben die Lymphozyten. B-Zellen?"

„Hier, Bobo."

„T-Killerzellen?"

„Tom."

„Ich selbst vertrete die T-Helferzellen. Liebe Kollegen, wir sind heute, an Vivians sechzigstem Geburtstag, zusammengekommen, um ein Resumee der Leistungen zu ziehen, die wir und zahllose Generationen vor uns erbracht haben. Unsere Urväter, die einst im Knochenmark saßen, erkundeten schon lange vor Vivians Geburt voller Erwartung, aber auch voller Angst die große Welt des neuen kleinen Körpers, der uns heute trotz seiner vielfältigen Vernetzungen so vertraut erscheint. Heute können wir stolz auf uns und unsere Vorfahren sein, daß wir Vivian sechs Jahrzehnte lang am Leben erhalten haben…"

„Bestimmt gibt es nachher Geburtstagstorte. Hoffentlich nicht wieder eine mit Salmonellen drin…"

„Granulo", sagt Titus streng, „ich erinnere mich, daß euch Salmonellen bereits einmal ganz gut geschmeckt haben."

„Aber zum Schluß kamen sie uns zu den Ohren heraus!"

Allgemeines Grinsen in der Runde.

„Wir haben zahlreiche Bakterien und Viren abgewehrt. Viele waren harmlos, einige haben uns ganz schön zu schaffen gemacht. Und mit manchen haben wir sogar Freundschaft geschlossen. Im großen und ganzen haben wir unsere Aufgaben gut gemeistert. Allerdings gab es auch zwei Krisensituationen, die wir selbst verschuldet haben…"

„Jetzt kommt die Abrechnung", flüstert es in der Runde.

„Ich erinnere zum einen an einen Vorfall vor vielen Jahrzehnten", fährt Titus ungerührt fort, „an dem auch meine eigene Familie beteiligt war…"

„Die Katzenhaar-Allergie!"

„Ja, Masto, das war keine Glanzleistung – ebensowenig wie der Irrtum, Vivians Inselzellen in der Bauchspeicheldrüse als gefährlich einzustufen und den Zellozid einzuleiten…"

„Ein Wahnsinn!"

„Die Vernichtung eines ganzen unschuldigen Zellstammes!"

„Wie konnte das nur passieren?"

„Es blieb uns ja nichts anderes übrig!"

Die Erinnerung an Vivians beginnende Diabetes-Erkrankung, die keiner von ihnen mehr selbst erlebt hat, ruft bei den Immunzellen große Aufregung hervor.

„Wir haben dafür bezahlt", erinnert Titus. „Vivian bekam ein Ersatzorgan…"

„Diese neue Bauchspeicheldrüse."

„Und eine neue Niere."

„…die unsere Väter gezwungen wurden zu akzeptieren."

Betretenes Schweigen.

„Das waren gewiß die dunkelsten Tage in unserer Geschichte", mahnt Titus.

„Hoffentlich geschieht so etwas nie wieder!"

„Okay, okay", meint Niko, „aber was ist mit den ganzen Krebszellen? Haben wir sie nicht immer in Schach gehalten?"

„Genau!" bestätigt Tom. „Und in letzter Zeit werden es mehr. Wir müssen ganz schön auf der Hut sein."

„Das können wir auch. Wir sind zwar auch nicht mehr die Jüngsten, aber kraft unserer Erfahrung sind wir besser denn je in der Lage, Vivian vor den Unbilden des Lebens zu schützen", appelliert Titus an seine Kollegen. „Bobo, du sagst gar nichts."

„Ach, ich denke, du hast recht. Ich glaube nicht, daß wir Grund zur Sorge haben. Wie ich von den Hormonen und von den Nervenbotenstoffen höre, geht es Vivian zur Zeit sehr gut."

Zustimmendes Gemurmel.

„Das ist beruhigend. Dann bleibt mir eigentlich nur noch, euch zu bitten, die Kunde von dieser Sitzung allen euren Mitarbeitern zu überbringen, wo immer sie gerade ihre segensreiche Arbeit verrichten. Ab zur großen Tortenschlacht! Und paßt auf: irgendeiner von Vivians Geburtstagsgästen hat bestimmt einen Schnupfen! Die Sitzung ist geschlossen."

Die halbfetten Ziffern verweisen auf Abbildungen

Bildnachweis

Action Press Hamburg, S. 188; Agentur Joker Bonn, S. 191; Bavaria München, S. 198/199 (Buchholz); Bildarchiv Engelmeier München, S. 208; Bilder Pur/Okapia-Bild-Archiv München, S. 18, 30, 58, 63, 64, 68, 75, 85, 88/89, 90, 91, 98, 99, 102, 103, 130, 132, 141, 146, 150/151, 163, 171, 199, 207; Bilderberg Hamburg, S. 82, 136/137, 173; Cell Press Cambridge, S. 42; Custom Medical Stock Photo Chicago, S. 16 (Robert Becker); Der Spiegel Hamburg, S. 116 (Monika Zucht); Eye of Science Reutlingen, S. 85, 152/153, 160, 161, Umschlagrs. (Oliver Meckes, Nicole Ottawa); Feldmann, Richard J., Germantown, MD, S. 22; Fa. Rentschler Biotechnology Laupheim, S. 170; Fotoagentur Helga Lade Frankfurt, S. 199; Fotodesign Martin Ley München, S. 18, 21, 97, 120, 160/161, 164; Fotografie Lübke Hannover, S. 108 (Jochen Lübke); Fotostudio Gerhard Bumann, S. 75, 148 (Gerhard Bumann); IFA-Bilderteam München, S. 134/135, 190, 198; Institut für wissenschaftliche Fotografie Kage, S. 58, 92/93, 111, 161, Umschlagrs.; Klinik für Tumorbiologie Freiburg, S. 173; Look München, S. 10/11 (Helmut Rüffler); Matuschka New York, S. 168 (Matuschka); Mosaik Verlag München, S. 8/9, 140, 141, Umschlagrs. (Lennart Nilsson); Phanie Paris, S. 174/175 (Véronique Burger); Photo- und Presseagentur Focus Hamburg, S. 34/35, 36/37, 40/41, 48, 49, 50, 55, 56, 62, 66/67, 70, 84, 91, 93, 98, 111, 112/113, 114/115, 124/125, 126, 127, 133, 170, 176/177, 184, 189, 194, 195, 204, Umschlagrs.; Picture Press Hamburg, S. 28 (Karin Gozzano); Premium Düsseldorf, S. 198, 199 (W.M. Westlight, J.P. Nova, L. Benett); Stock Food/Maximilian, S. 192/193; Süddeutscher Verlag Bilderdienst München, S. 54/55, 78/79, 203; Time Life Syndication/InterTopics Hamburg, S. 33 (Ted Thai); Tony Stone München, S. 42/43; Visum Hamburg, S. 148.

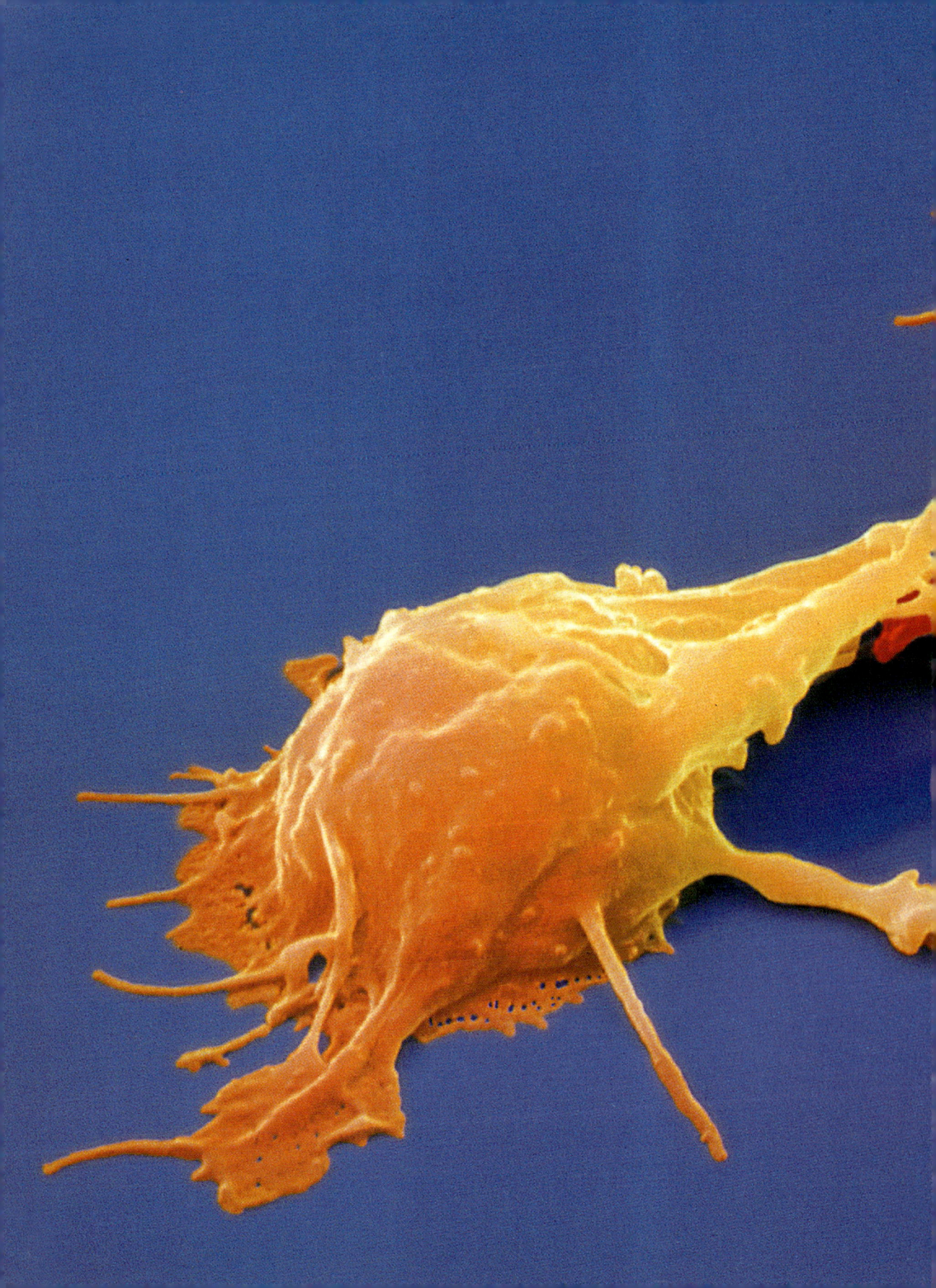